3rd EDITION

순환생리기능검사 및 기타생리검사학

| 대한의사협회 **의학용어집 제6판** 적용 |

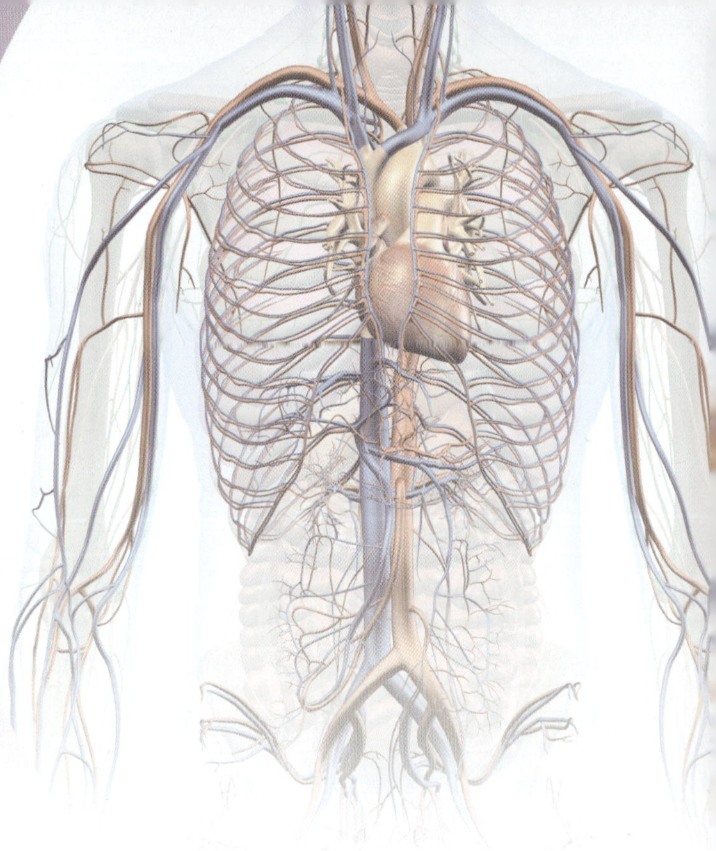

공동저자

강윤정 (동의과학대학교)
강윤정 (안산대학교)
강지혁 (대전대학교)
김근식 (건양대학교)
김대진 (경복대학교)
김병원 (김천대학교)
김선규 (동남보건대학교)
김성희 (대전보건대학교)
김시현 (인제대학교)
김정남 (경남정보대학교)
김지용 (전주기전대학교)
김철승 (광주보건대학교)
김판길 (진주보건대학교)
김효신 (대경대학교)
박성배 (마산대학교)
박신애 (순천향대학교)
박신영 (제주한라대학교)
배난영 (광양보건대학교)
배형준 (전 대전과학기술대학교)
설재웅 (을지대학교 성남캠퍼스)
신경아 (신성대학교)
신환호 (서영대학교 광주캠퍼스)
오지은 (극동대학교)
유성률 (세명대학교)
유정윤 (연세대학교 미래캠퍼스)
유태현 (수원과학대학교)
윤진영 (충북보건대학교)
이길현 (원광보건대학교)
이선경 (동강대학교)
이원준 (대전과학기술대학교)
정동주 (호서대학교)
정세훈 (대구보건대학교)
정한나 (김해대학교)
조은경 (경운대학교)
최고은 (부산가톨릭대학교)
최선영 (대구보건대학교)
최소라 (삼성서울병원)
최화식 (전 신한대학교)
현경예 (동의대학교)
황경희 (대구보건대학교)
황수미 (상지대학교)

대한의사협회
의학용어집 제6판
적용

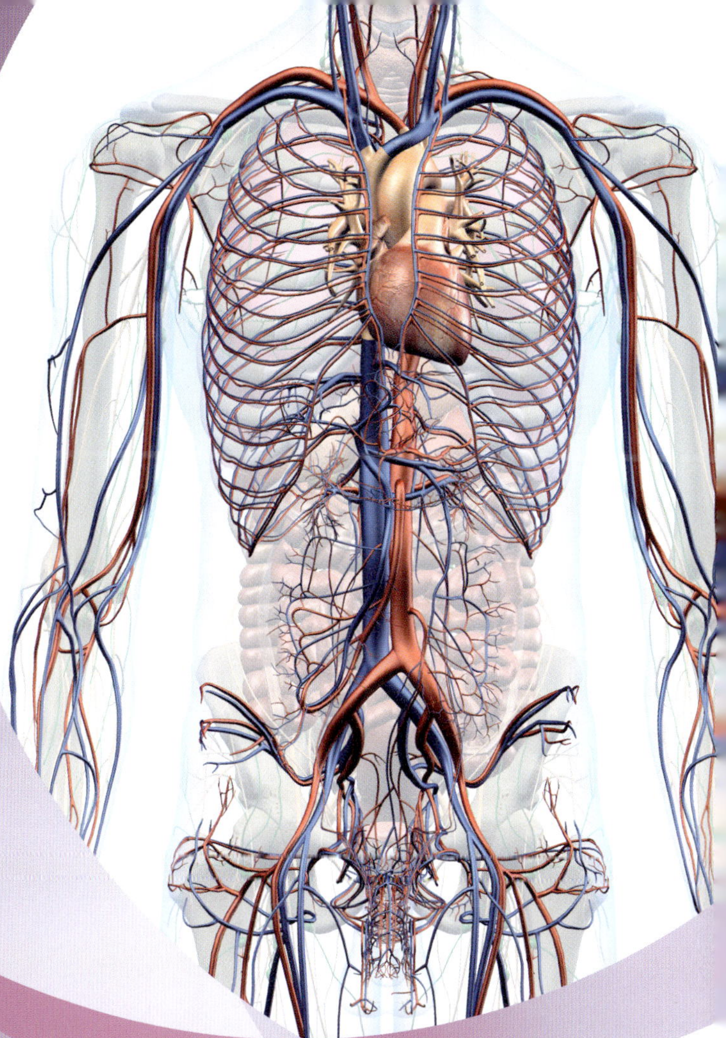

3rd EDITION

순환생리기능검사 및 기타생리검사학

심전도 검사 · 심음도 검사 · 기립경사 검사 · 소화기계 검사
인체공학 검사 · 뼈대계통 검사 · 체열 검사

김효신 · 유성률 · 김병원 · 김성희 · 오지은
유정윤 · 조은경 · 최고은 · 황수미 · 최소라

머리말

순환계통은 심장, 혈관, 림프로 구성되며, 사람 몸의 각 기관에 필요한 영양분, 산소, 에너지 등을 공급할 뿐만 아니라 생명현상을 유지하기 위한 활동인 대사과정을 통하여 생성되는 이산화탄소, 노폐물 등을 호흡계통, 비뇨계통 등으로 전달하여 몸 밖으로 배출하고, 체온의 유지 및 호르몬의 운반 등을 담당하는 역할을 한다. 순환계통에서 혈액 순환의 중추적 역할을 하는 심장은 주먹정도 크기의 장기로서 혈액공급을 필요로 하는 온몸의 장기에 혈액을 규칙적으로 적절하게 보내주는 기능을 담당한다. 또한 혈액을 온몸의 장기로 운반해 주는 펌프 기능을 담당하는 심장이 수축하기 위해서는 심장근육에 전기신호가 공급되어야 한다. 근육을 조절해 주는 대부분의 신호는 뇌로부터 전달되지만 심장근육은 굴심방결절이라는 특수근육조직에 의해서 스스로 전기신호를 만들어 우리 의지와 관계없이 불수의적으로 수축하는 특성이 있다. 따라서 굴심방결절의 이상 또는 심장근육의 질병 등이 발생할 경우 비정상적인 전기신호가 발생하게 되고, 그 결과 여러 가지 부정맥 등이 발생할 수 있다.

이와 같이 심장의 전기적 현상을 과학적으로 분석, 평가함으로써 환자의 질병 진단에 필요한 의학적 주요 정보들을 제공해주는 의학적 검사 분야가 바로 순환생리기능검사이다. 즉, 심장의 전기신호(일반 심전도), 일과성 부정맥과 허혈성 심장질환 추적(홀터 심전도), 심장판막 이상 등에 기인한 심장의 잡음(심음도), 동맥의 경직도 예측(동맥경화진단검사), 발생기전과 그 원인이 확실치 않은 재발성 실신 및 혈관미주신경성 실신의 진단(기립경사도검사) 등을 연구하는 분야가 바로 순환생리기능검사 분야이다.

본 교재에서는 다양한 그림과 그래프를 이용하여 심전도검사를 위한 해부생리 기초, 심전도 검사방법 및 검사결과의 해석 등을 학생들이 쉽게 이해할 수 있도록 설명하고자 노력하였다. 특히 심전도 결과를 쉽게 해석할 수 있도록 임상에서 자주 나오는 다양한 정상과 비정상 심전도를 비교 분석하여 설명하였다. 또한 국가시험원에서 제시하는 학습목표에 따라 병원 근무에 필요한 여러 가지 기초지식을 학생들이 습득할 수 있도록 최신의 검사기법 및 의학적 기초정보를 제공하고자 노력하였다.

한편 본 교재에서는 국가시험원에서 설정한 『의학용어집』 제6판(대한의사협회, 2020년)을 기준으로 임상병리사 국가고시에 필요한 우리말 새 용어로 대체하였다. 부족한 부분 및 최신 분석기술에 관한 내용은 계속 수정 보완할 것을 약속드리며 이 책을 활용하시는 분들의 많은 관심과 지도편달을 부탁드리는 바이다.

끝으로 이 책을 펴내기까지 수고를 아끼지 않으신 임상생리학교수회 교수님, 임상생리학검사 분야에 종사하시는 임상병리사 선생님 그리고 물심양면으로 노고를 아끼지 않으시고 출판을 도와주신 고려의학 김영환 대표님과 편집부 직원 여러분들에게 감사를 드리는 바이다.

2024년 8월

편집위원 일동

목차

CHAPTER I 임상생리학의 개요

01 임상생리학적 검사 / 3

1. 임상생리학(Clinical physiology)이란? 3
2. 임상생리학적 검사의 중요성 3
3. 업무범위 4

02 임상생리학적 검사의 업무영역 / 5

1. 순환기능 검사 5
2. 호흡기능 검사 6
3. 신경기능 검사 7
4. 초음파 검사 8
5. 기타 생리학적 검사 8

03 임상생리학적 검사의 특이성 / 11

1. 생리기능 검사실의 설치조건 11
2. 검사자의 자세 11
3. ME 기기란? 13
4. 생체의 전자 계측 13

CHAPTER II 심전도

04 심전도 검사를 위한 해부생리 / 17

1. 심장의 해부 17
2. 심장 자극전도계통 26
3. 심장의 전기생리학 30
4. 심장의 기능적 특성 34
5. 심장의 주기 39
6. 심장의 박동수와 박출량 41

05 심전도 검사의 기본개념 / 43

1. 심전도 검사의 기본개념 43
2. 심전도 파형 및 정상치 46
3. 심전도 파형의 여러 가지 형태 55
4. 심전도 파형의 측정방법 57
5. 심전도기(심전계) 59

06 심전도 유도법 / 71

1. 심전도 유도법(표준12유도) 71

07 심전도 측정법 / 87

1. 심박수 측정법 87
2. 전기축 측정법 91
3. 심장축의 회전 100

08 심전도 기록 / 107

1. 심전도 검사 기록 시 주의 사항 107
2. 인공산물의 원인 및 제거 111
3. 우심증 심전도 120
4. 심전도 검사실 환경 122

09 심전도 결과해석 / 127

1. 정상 심전도 127
2. 소아 심전도 129
3. 심장비대 심전도 132
4. 관상동맥질환 심전도 140
5. 부정맥 심전도 146
6. 심전도 판독: 단계별 접근 178

10 24시간(홀터) 심전도 / 189

1. 24시간(홀터) 심전도의 임상적 의의 189
2. 24시간(홀터) 심전도의 검사법 190
3. 24시간(홀터) 심전도의 결과해석 192

11 부하심전도 / 203

1. 부하 심전도의 검사법 203
2. 부하 심전도의 임상적 의의 203

CHAPTER III 심음도

12 심음도 / 217

1. 심음도의 기본개념 217
2. 심음과 심잡음 219
3. 심음과 심장의 주기의 관계 220
4. 심음도와 심장주기, 심전도의 시상 관계 221
5. 정상 심음도 225
6. 심음도의 기록법 228
7. 피검자의 준비 231
8. 기록상의 주의 231

CHAPTER **IV**

동맥경화진단 검사

13 동맥경화진단 검사 / 235

1. 동맥경화의 정의 및 동맥경화진단검사의 기본개념 235
2. 동맥경직도 236
3. 맥박파속도 236
4. 혈압지수 검사 238
5. 혈량측정법 243
6. 각 검사 별 장점과 단점 및 시행 전략 247

CHAPTER **V**

기립경사

14 기립경사 / 253

1. 검사 개요 253
2. 기립경사검사의 방법 254
3. 결과판독 255

CHAPTER **VI**

소화기계 검사

15 내시경 검사 / 259

1. 위내시경 검사 259
2. 대장 내시경 검사 263
3. 내시경적 역행성 쓸개이자조영술(내시경적 역행성 담췌관조영술) 265
4. 상부소화관의 내시경적 초음파단층 촬영술 268

CHAPTER VII 인체공학 검사

16 인체동작분석 검사 / 275

1. 인체동작분석 검사의 기본 개념 275
2. 인체동작분석 검사법 275

CHAPTER VIII 뼈대계통 검사

17 골밀도 검사 / 283

1. 골밀도 검사의 기본 개념 283
2. 골밀도 검사법 284

CHAPTER IX 체열 검사

18 체열 진단 검사 / 291

1. 체열 진단 검사의 기본 개념 291
2. 체열 진단 검사의 유용성 및 임상적용 질환 293
3. 체열 진단 검사법 294
4. 체열 진단 검사의 임상적 판단 기준 297

찾아보기 / 299

순환생리기능검사학 및
기타 생리검사학

CHAPTER I

임상생리학의 개요

Section

01 임상생리학적 검사

학습목표

1. 임상생리학적 검사의 업무영역을 이해할 수 있다.(A)
2. 임상생리 검사의 특이성을 설명할 수 있다.(A)

1. 임상생리학(Clinical physiology)이란?

임상생리학은 인체의 생리학적 기능현상이 적절하게 조절되고 있는지를 연구하고 평가, 분석하고자 하는 학문 영역으로 해부학과 생리학 지식을 기초로 한다. 특히, 최근 의료용 기기의 혁신적인 발달로 이들 각종 기계 및 기구 등을 활용한 생체 내 생리기능 현상을 분석 · 평가하여 질병의 진단과 치료 · 경과 및 예후 판정에 중요한 임상적 자료를 제공하는 의과학적 기초 학문이다.

2. 임상생리학적 검사의 중요성

임상생리학적 검사는 인체에 직접 시행하는 검사라는 것을 자각시키는 것이 중요하다. 즉, 피검자에게 고통을 주지 않고 진단에 직접 연결되는 검사이다.

의과학(medical science)은 첨단과학의 한 분야인 전자공학(electronics)의 접목으로 인하여 많은 검사방법이 전문화, 자동화, 간이화, 세분화되고 있어 의학정보를 신속, 정확하게 얻을 수가 있다. 그 중에서도 임상생리학적 검사에서 직접 1차적 의학정보를 얻는 것은 임상의사들에게 매우 도움이 되는 일이다.

최근 노령인구의 증가, 식생활의 서구화, 성인병 증가, 각종 교통재해 및 공해 등으로 심장, 신경, 근육계통 등의 질병이 증가하는 추세로 임상생리학적 검사는 1차적 의학정보를 이용하여 질병의 진단과 치료, 치료 경과와 예후 판정 등 매우 중요한 임상적 의의를 갖고 있다.

3. 업무범위

임상병리사의 업무범위에 대해서는 의료기사법 등에 관한 법률 시행령 제2조 제1호에서 다음과 같이 정의하고 있다. '임상병리사는 병리학 · 미생물학 · 생화학 · 기생충학 · 혈액학 · 혈청학 · 법의학 · 요화학 · 세포병리학의 분야 · 방사성 동위원소를 사용한 가검물 등의 검사 및 생리학적 검사의 분야에서 임상병리 검사업무에 필요한 기계 · 기구 · 시약 등의 보관 · 관리 · 사용, 가검물의 채취 · 검사, 검사용 시약의 조제, 혈액의 채혈 · 제제 · 제조 · 조작 · 보존 · 공급, 그 밖의 임상병리 검사 업무에 종사한다'고 규정하고 있다. 즉, 임상병리사의 업무범위는 크게 생체 검사와 검체 검사로 나눌 수 있으며 생체 검사는 피검자의 인체를 직접 취급하는 검사로 인체 내 장기 · 기관 및 조직 등의 구조 · 기능뿐만 아니라 대사과정 중에서 발생하는 전기현상을 인체 내외로 유도하고 기록 · 분석 · 평가하여 질병의 진단은 물론, 치료경과 및 예후를 판정하는데 중요한 임상적 의의를 제공하고 있다.

생체를 직접 취급하는 생리학적 검사라 함은 '심전도, 뇌파, 심폐기능, 기초대사, 유발전위 검사, 근전도 검사, 안전기 생리 검사, 전기생리학적 검사, 안뜰기능 검사(전정기능검사), 신경전도 검사, 뇌혈류 검사, 심장초음파 검사' 등을 포함하고 있다. 선진국에서는 이미 오래 전부터 임상병리사가 유사한 영역 또는 전문화된 직종에 따라 그 업무범위가 세분화되고 있으며 그 검사 종목이 확대 · 실시되고 있다.

Section

02

임상생리학적 검사의 업무영역

1. 순환기능 검사

1) 심전도(Electrocardiography, ECG) 검사

- 표준12유도 심전도(I · II · III유도, $_aV_R$ · $_aV_L$ · $_aV_F$유도, V_1~V_6유도)
- 부하심전도[운동법(Master법 · Treadmill법 · Ergometer법), 약물법, 저산소법]
- 24시간(홀터) 심전도
- 소아심전도
- 24시간혈압검사(ambulatory blood pressure monitoring)

임상병리사는 비침습적 검사(noninvasive test)만 시행하고 침습적 검사(식도유도, 히스유도 등)는 의사가 시행한다.

2) 심음도(Phonocardiography, PCG) 검사

- 정상 심음도(normal phonocardiography)
- 이상 심음도(abnormal phonocardiography)

3) 동맥경화진단(Atherosclerosis diagnostic test) 검사

4) 기립경사도(Head-up tilt table) 검사

5) 심빅곡선도(맥파 검사, Mechanocardiography, MCG; 심기도)

- 심장끝 심장도(apex cardiogram)
- 목동맥 맥파도(carotid sphygmogram)
- 목정맥 맥파도(jugular sphygmogram)
- 부피 맥파도(volume sphygmogram)
- 우심실 박동도(right ventricle cardiogram)

6) 기타

- 심장도관삽입술(심도자술, cardiac catheterization)
- 심혈관조영술(angiocardiography)
- 전기생리검사(electrophysiological study, EPS)

2. 호흡기능 검사

1) 폐기능(Pulmonary function test, PFT) 검사

(1) 환기기능 검사(Ventilation function test)

- 폐기량 분획 측정: 폐활량(VC), 강세폐활량(FVC)
- 용적-시간 곡선(최대 노력성 날숨곡선) 측정
- 유량-용적 곡선 측정
- 최대환기량(MVV) 측정
- 체적변동기록법(body plethysmography) 측정: 폐용적(lung volume), 기도저항

(2) 폐포기능 검사(Alveolar function test)

- 기체검사: 폐 내 가스 분포측정, 폐쇄용적(CV), 폐확산능력, O_2 섭취량 및 CO_2 배출량 등
- 혈액검사: 동맥혈액의 O_2 및 CO_2 함량, Oxymeter 검사 등

(3) 폐순환기능 검사(Pulmonary circulation test)

- 폐순환 시간
- 폐동맥계 압력측정
- 폐순환 혈액량
- 폐순환 혈액가스 분석

(4) 특수폐기능 검사

- 알레르기 검사
- 기관지과민성 검사
- 운동부하심폐기능 검사
- 기타 검사

3. 신경기능 검사

1) 뇌파(Electroencephalography, EEG) 검사

- 각성뇌파(기본뇌파, waking EEG)
- 수면뇌파(sleep EEG)
- 왕진뇌파(portable EEG)
- 연장뇌파검사(prolonged EEG): 1시간, 2시간, 3시간, 4시간
- 수면다원검사(polysomnography)
- 뇌사뇌파(brain death EEG)
- 와다검사(Wada test)
- 유발뇌파(evoked EEG)
- 양전자방출단층촬영(PET) 뇌파
- 단일광자방출컴퓨터단층(SPECT) 뇌파
- 코인두(nasopharingeal) 뇌파

2) 근전도(Electromyography, EMG) 검사

- 신경전도속도(nerve conduction velocity, NCV) 검사
- 침근전도(needle EMG)
- 단일근육섬유근전도(single muscle fiber EMG) 검사
- 반복신경자극(Jolly test, repetitive nerve stimulation test) 검사
- 눈깜박반사(순목반사, blink reflex) 검사

3) 유발전위(Evoked potential, EP) 검사

- 시각유발전위(visual evoked potential, VEP)
- 뇌줄기청각유발전위(뇌간청각유발전위, brainstem auditory evoked potential, BAEP)
- 몸감각유발전위(somatosensory evoked potential, SEP)
- 운동유발전위(motor evoked potential, MEP)

4. 초음파 검사

(1) 심장초음파(Echocardiography) 검사

- 흉벽경유심초음파검사(transthoracic echocardiography, TTE): 2D echo(이면성), M-mode, Doppler
- 부하 심장초음파 검사(stress echocardiogrphy)
- 조영 심장초음파 검사(contrast echocardiogrphy)
- 식도경유 심장초음파 검사(경식도 초음파 검사, transesophageal echocardiography, TEE)

(2) 머리뼈경유 도플러(Transcranial doppler, TCD) 검사

- 일상(기본, routine) TCD 검사
  - 머리뼈경유 도플러(transcranial doppler) 검사
  - 열린타원구멍(patent foramen ovale) 검사
- 간헐감시(intermittent monitering) TCD
- 연속감시(contineous monitering) TCD

(3) 목동맥초음파(경동맥초음파, Carotid Duplex Sonography) 검사

5. 기타 생리학적 검사

1) 이비인후과 검사

(1) 평형기능 검사

비디오 눈떨림 검사, 몸통 팔다리의 평형검사

(2) 청각 검사

순음 청력검사, 역치상 검사, 어음 청력검사

(3) 미각 검사

(4) 후각 검사

2) 안과 검사

(1) 망막전위도 검사

(2) 다초점 망막전위도 검사

(3) 눈전위도 검사

(4) 안과 초음파 검사

(5) 시각유발전위 검사

(6) 시야 검사

(7) 빛간섭단층촬영 검사

(8) 형광 안저 조영술 검사

3) 소화기계 검사

(1) 진단내시경

(2) 치료내시경

4) 인체공학 검사

(1) 인체동작분석 검사

5) 뼈대계통 검사

(1) 골밀도 검사

6) 체열 검사

(1) 체열진단 검사

이상의 검사항목이 주로 생리학적 검사에 포함되고 있으며 검사영역의 한계에 대해서는 세심한 주의를 요하지 않으면 안 된다. 임상병리사의 업무범위는 법적으로 허용된 영역 내에서 반드시 실시하여야 하며, 임상병리사가 생리기능 검사를 시행할 경우 인체의 체표면으로 제한하는 것이 바람직하다. 예를 들면 심전도 검사의 경우 식도유도, 히스다발 심전도법에서 카테터를 사용할 때, 근전도 검사에서 침전극을 찔러 넣을 때, 뇌파검사에서 뇌실질에 전극을 찔러 넣을 때 등과 같은 검사 행위의 제한은 법적으로 허용된 영역 내에서 반드시 실시해야 한다.

순환생리기능검사학 및 기타 생리검사학 실습보고서

학교명: 학번: 이름:

Section

03

임상생리학적 검사의 특이성

1. 생리기능 검사실의 설치조건

① 최적온도: 20~25℃

② 최적습도: 60±5% 이하

③ 물로부터 격리된 장소

④ X선, 초음파 장치 등과 독립된 곳

⑤ 뇌파, 근전도실: 차폐실(shield room)과 소방 장치 설치

⑥ 제1종 전용접지 설치와 EPR (equipotential patient reference)이 된 곳

⑦ 화학물질 또는 유해 가스 발생이 없는 곳

⑧ 직사광선이 차단된 곳

⑨ 건조하고 이온, 염분 등이 없는 청결한 곳

⑩ 정도관리가 쉬운 곳

⑪ 전자유도나 정전유도 등의 교류장애의 영향이 적은 장소

2. 검사자의 자세

1) 기기의 올바른 조작기술을 익힌다.

기기를 사용하기 전에 기기의 조작기술에 대한 설명서를 주의 깊게 숙지해야 하며 작동 방법을 이해한 후 사용하고 특히 기기의 사용전압을 확인해야 한다.

2) 임상 성적의 결과를 누설하면 안된다.

피검자의 인체를 직접 시행하는 검사이기 때문에 타인에게 피검자의 신체 결함을 누설하거나 피검자의 의학정보를 누설하여서는 안된다(의료기사 등에 관한 법률 제30조에 의거하여 업무상 알게 된 비밀을 누설한 사람은 3년 이하의 징역 또는 1천만 원 이하의 벌금에 처한다).

검사결과에 관한 질문을 받으면 직무상 제약을 나타내어 거절하고 '담당 주치 의사에게 물어 보십시오.'라고 대답해야 한다.

3) 윤리적·도덕적 관념으로 검사에 임한다.

피검자에게 혐오감을 일으키거나 부도덕한 행위로 검사에 대한 공포감을 주어서는 안 된다. 또한 검사자는 복장 및 세심한 언어 그리고 행동에 있어서 오해되는 일이 없도록 세심한 주의를 기울여야 한다.

4) 피검자와의 접촉 방법은 편안하게 한다.

피검자는 자신의 질병에 대한 불안감 및 검사에 대한 긴장감이 많다. 그래서 검사자는 친절하고 부드러운 언어와 행동으로 검사에 대한 설명을 차분히 이해시킨 후 검사가 시행되도록 해야 한다. 검사에 들어가기 전에 우선 피검자에 대한 예비지식을 피검자의 검사 의뢰서를 통하여 검사 목적, 임상상태, 병명 등을 정확히 이해해야 한다. 특히 어린이, 장애인, 노인 등의 경우에는 어머니나 보호자에게도 검사의 필요성과 내용을 충분히 설명하여 협력을 얻는다. 또한 검사 중에는 피검자의 상태를 주시하여야 하며 긴급한 상태일 때는 즉시 의사에게 연락하여 적절한 조치를 취할 필요가 있다.

5) 생리기능 검사의 긴급성은 매우 높기 때문에 응용능력이 필요하다.

긴급 검사는 일상적으로 정해진 검사가 아니라 심장질환이나 수술 후에 의식장애가 있는 환자를 상태에 따라 응급으로 검사하는 경우가 대부분이다.

내과집중치료실(MICU), 외과집중치료실(SICU), 심장질환집중치료실(CCU), 수술실 등에는 여러 사람이 의용전자공학(ME) 기기를 사용하기 때문에 장비는 누구든지 사용할 수 있는 상태로 준비되어야 한다. 시시각각 환자의 변화하는 상태를 검사해야 하기 때문에 의사 및 간호사와 상호 긴밀한 연락을 취할 필요가 있다.

6) 검사기기의 전기 안전성에 대하여 정확히 숙지해야 한다.

임상생리학적 검사에 사용하는 검사 기기는 거의 교류전원을 사용한다. 검사 중 피검자의 인체에 직접 전기가 누전되어 피검자에게 치명적인 손상이나 생명을 잃게 할 수가 있다. 자신이 사용하는 ME 기기에 대해서는 사용목적, 작동원리, 사용방법, 기기의 성능 등 문제점을 반드시 숙지하고 또한 해결능력을 갖추어야 될 것이다. 검사 기기는 정기적으로 보수점검과 내 · 외부 정도관리를 시행함으로써 최적의 상태로 유지 · 관리해야 한다.

3. ME 기기란?

전자공학의 의학적 응용에서 출발한 의용전자공학(medical electronics, ME)이 의학 연구나 임상면에서 큰 공헌을 해온 것은 사실이다. 최근 전자공학(electronice)의 발달로 전기로 인한 생리검사의 응용이 광범위하게 확대되고 있으며 여기에 사용되는 기기를 ME 장치 또는 ME 기기라고 한다.

현재 ME가 의학 · 생물학에 대한 미지의 영역 탐구를 수행한 역할도 빼놓을 수는 없다. 즉, 인간이나 생물을 대상으로 한 미지 영역 탐구, 의료 · 보건에 도움이 되는 기기, 소프트웨어의 개발, 생체 메커니즘을 도입한 이론이나 기기의 개발 등에서 ME 기술은 기본기술이 되었다.

4. 생체의 전자 계측

생체 측정의 목적은 주로 보건 · 의료에 관련된 진단과 생체공학 · 기초의학에서 구조와 기능의 해석에 있다.

최근의 계측기술, 특히 ME 기기 영역에서의 계측은 주로 전자 기술을 기초로 한 것으로, 생체의 여러 종류의 신호는 전기 신호로 변환되어서 측정된다.

계측에는 혈액이나 요를 취급하는 검체 검사로서의 생체 외(in vitro) 계측과 생제를 대상으로 직섭 검사하는 생체 내(in vivo) 계측으로 크게 나누어진다.

① 심전도나 뇌파 등의 생체 전기 현상의 계측

② 혈압이나 혈류 등 순환계 현상의 계측

③ 생체 각 부위에 발생하는 힘이나 동작과 운동계의 여러 가지 양을 계측할 수가 있다.

특히 중요한 것은 생체고유의 잡음뿐만 아니라 생체 외부에서 기인하는 잡음이 있다. 외부잡음으로는 교류혼입에 의한 잡음과 전극잡음 및 신호를 증폭하는 경우 증폭기의 잡음 성분을 가급적 작게 해야 한다. 따라서 임상생리학적 검사에 근무하는 임상병리사는 측정대상에 영향을 미칠 수 있는 요인들을 잘 이해하여야 한다.

생체에서 발생되어 나오는 전기 신호를 증폭하고 잡음을 억제하기 위해서는 신호대잡음비(signal to noise ratio)를 높이는 것인데, 이 경우 신호의 성질과 잡음의 성질을 이해하고, 그 성질의 차이를 이용하는 것이 하나의 기본적인 방책이다. 예를 들면 필터(filter)에 의한 교류장애(hum)의 제거는 신호와 잡음의 주파수 대역차를 이용하고 있다.

표 3-1은 생체전극 현상의 특성 예이다.

표 3-1. 생리학적 검사의 주파수 영역

종류	주파수(Hz)	전압	임피던스(kΩ)
심전도(ECG)	0.1~200	1 mV 전후	1~12
뇌파(EEG)	0.5~70	수 μV~300 μV	10~50
근전도(EMG)	10~2,000	10 μV~15 mV	1~수십
피부전기반사(GSR)	0.03~15	수십 μV~수 mV	1~수십
망막전위도(ERG)	*DC~200	50 μV~1 mV	수십
세포내 활동전위	DC~3,000	수십 mV	$10{\sim}50 \times 10^3$

*DC(직류 direct current)

순환생리기능검사학 및
기타 생리검사학

CHAPTER II

심전도

Section

04 심전도 검사를 위한 해부생리

1. 심장의 해부

1) 심장의 구조 및 위치

혈액의 순환에 관여하는 심장은 원뿔모양이 속이 빈 근육성 기관이며 수축 시 자신의 주먹만한 크기가 된다. 성인의 경우 평균 무게는 남자가 280~340 g 정도(체중의 약 1/200)이고, 여자는 230~280 g이다(그림 4-1).

심장의 앞면에는 복장뼈(흉골, sternum)와 갈비뼈(늑골, rib)가 있고, 뒷면에는 식도, 기관, 으뜸기관지(주기관지)가 있으며, 아래면에는 가로막(횡격막, diaphragm)이 위치하고, 심장의 약 ⅔는 기슴중앙선 왼쪽에 치우쳐 있다. 심장의 정확한 위치는 앞면에서 심장을 바라볼 때 오른심장이 앞쪽에 위치하고 있으며, 왼심장은 왼뒷쪽에 위치하고 있어 앞에서는 잘 보이지 않거나 일부만 조금 보인다(그림 4-2).

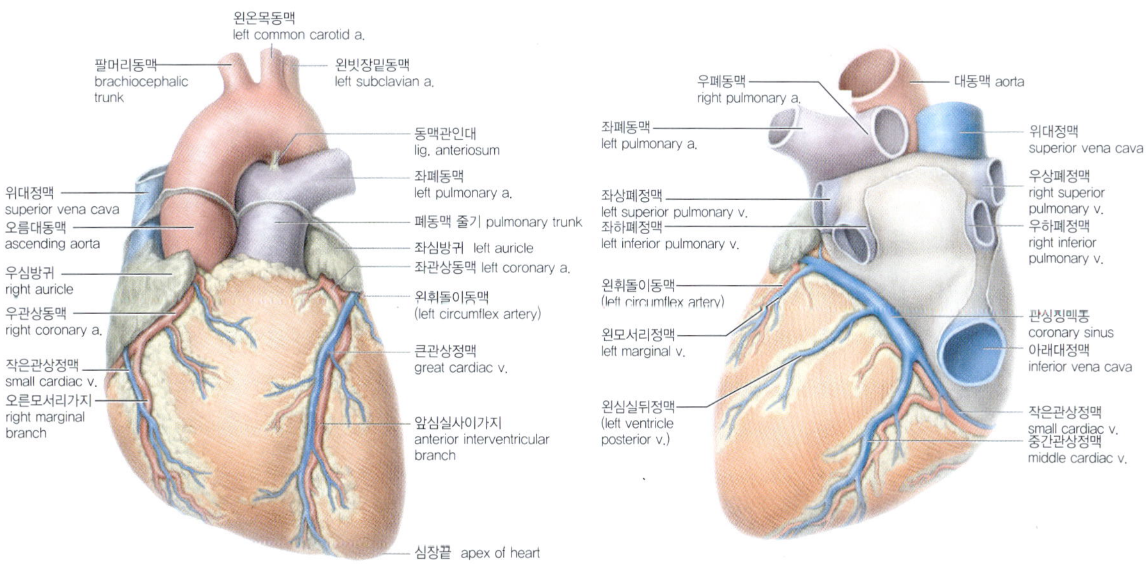

〈앞면〉 〈뒷면〉

그림 4-1. 심장의 형태

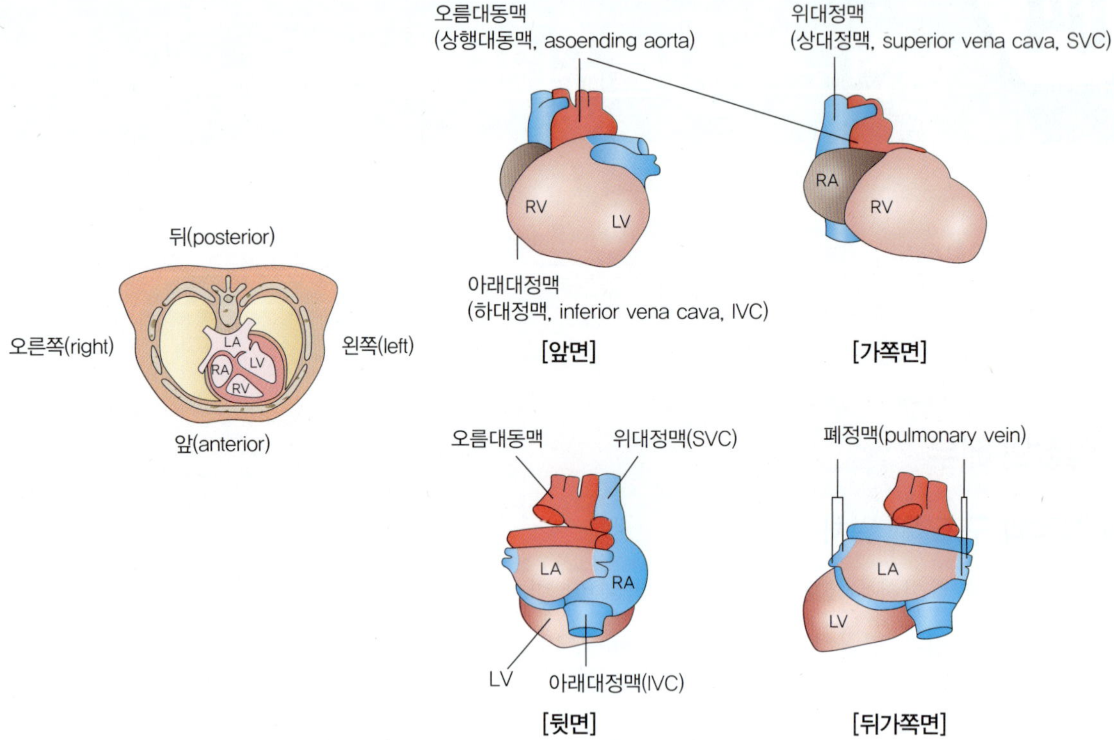

그림 4-2. 절단 방향에 따른 심장의 형태

심장의 해부학적 위치는 가슴 세로칸(mediastinum)에 있으며, 가로막의 위쪽, 폐 사이 그리고 가슴(흉곽, thorax) 속에 존재한다.

심장의 위끝은 굵은 혈관으로 대동맥과 폐동맥이 있으며 이곳을 심장바닥(심기저부, base)이라 한다. 또한 심장의 아래끝은 심장끝(심첨, apex)이라 하는데 왼쪽 가슴의 다섯째 갈비사이공간(제5늑간)에 위치하며 심장끝은 고정되어 있지 않기 때문에 심장박동에 의해 움직이고 있으며 두 겹의 심장막(pericardium)으로 싸여진 속빈장기(유강장기, hollow organ)이다(그림 4-3).

심장은 4개의 방(chamber)으로 구성되며, 중격(사이벽, septum)에 의해 왼쪽 · 오른쪽으로 구분된다. 심장은 두 개의 심방(atrium)과 심실(ventricle)로 구분되며 좌 · 우심방의 앞벽에는 귓바퀴 모양의 돌출물인 좌 · 우심방귀(left and right auricle)가 있는데 우심방귀가 더 크다.

우심방(right atrium, RA)은 우심실(right ventricle, RV)로 연결되고 좌심방(left atrium, LA)은 좌심실(left ventricle, LV)로 연결된다.

우심방에는 위대정맥(상대정맥, superior vena cava, SVC)과 만나는 부분에 굴심방결절(동방결절, sinoatrial node, SA node)이 있고, 우심실은 가장 앞쪽에 있다. 좌심방은 가장 뒤쪽에 위치하면서 좌 · 우폐정맥으로부터 산소가 풍부한 동맥혈액을 받는다.

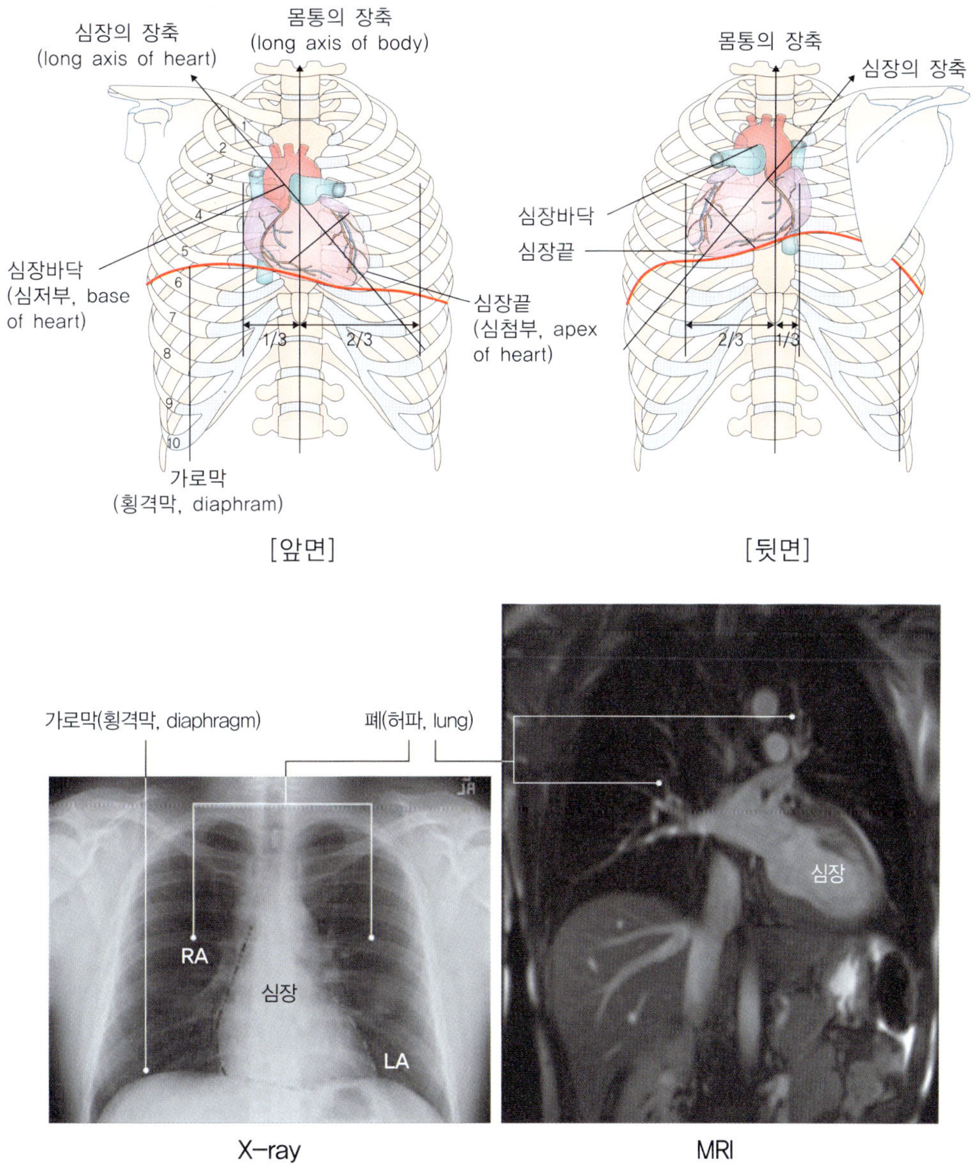

그림 4-3. 심장의 위치

2) 심장의 판막

심장은 중격(septum)에 의해 왼쪽 · 오른쪽으로 나누어진 후 각각 2개의 심방(atrium)과 심실(ventricle)로 구분된다. 우심방은 대정맥으로부터 산소가 적은 정맥혈액을 받아 우심실을 거쳐 폐동맥으로 보내며, 폐정맥과 좌심방으로부터 좌심실을 거쳐 대동맥을 통해 몸의 모든 부분으로 산소가 풍부한 동맥혈액을 보낸다.

심방중격(심방사이벽, interatrial septum)에 의하여 우심방(right atrium, RA)과 좌심방(left atrium, LA), 심실중격(심실사이벽, interventricular septum)에 의하여 우심실(right ventricle, RV)과 좌심실

(left ventricle, LV)로 나누어진다. 심방과 심실의 연결부위에는 방실판막(atrioventricular valve, AV valve)이 있다.

우심방은 위대정맥과 아래대정맥(하대정맥, inferior vena cava, IVC)을 받아들이며, 우심방과 우심실 사이에 삼첨판(tricuspid valve)이 있고, 좌심방과 좌심실 사이에는 승모판(mitral valve) 또는 이첨판(bicuspid valve)이 있다(그림 4-4).

방실판막인 승모판은 앞첨판(전첨, anterior leaflet)과 뒤첨판(후첨, posterior leaflet)으로 구성되어 있고, 판막첨(판첨)은 힘줄끈(건삭, tendinous cord)과 2개의 큰 유두근(꼭지근, papillary muscle)에 의해 좌심실벽에 고정되어 있다. 또한 삼첨판(tricuspid valve)은 앞첨판, 뒤첨판, 중격첨판(내측첨, septal leaflet)으로 구성되며 승모판과 거의 같은 구조이다.

우심실과 폐동맥(pulmonary artery, PA) 사이에는 폐동맥판(pulmonary artery valve)이 있으며, 좌심실과 대동맥(aorta) 사이에는 대동맥판(aortic valve)이라는 각각 3개의 첨판으로 구성된 반달판막(반월판, semilunar valve)을 갖고 있어서 혈액이 심장으로 역류하는 것을 막아준다.

대동맥판(aortic valve)은 앞쪽의 우관상동맥판막(우관첨, right coronary cusp)과 좌관상동맥판막(좌관첨, left coronary cusp), 뒤쪽의 무관상동맥첨판(무관첨, non-coronary cusp)으로 구성되며, 폐동맥판(pulmonary valve)은 앞쪽의 앞첨판(anterior cusp)과 우뒤첨판(right posterior cusp), 뒤쪽의 좌뒤첨판(left posterior cusp)으로 구성된다(그림 4-4, 5).

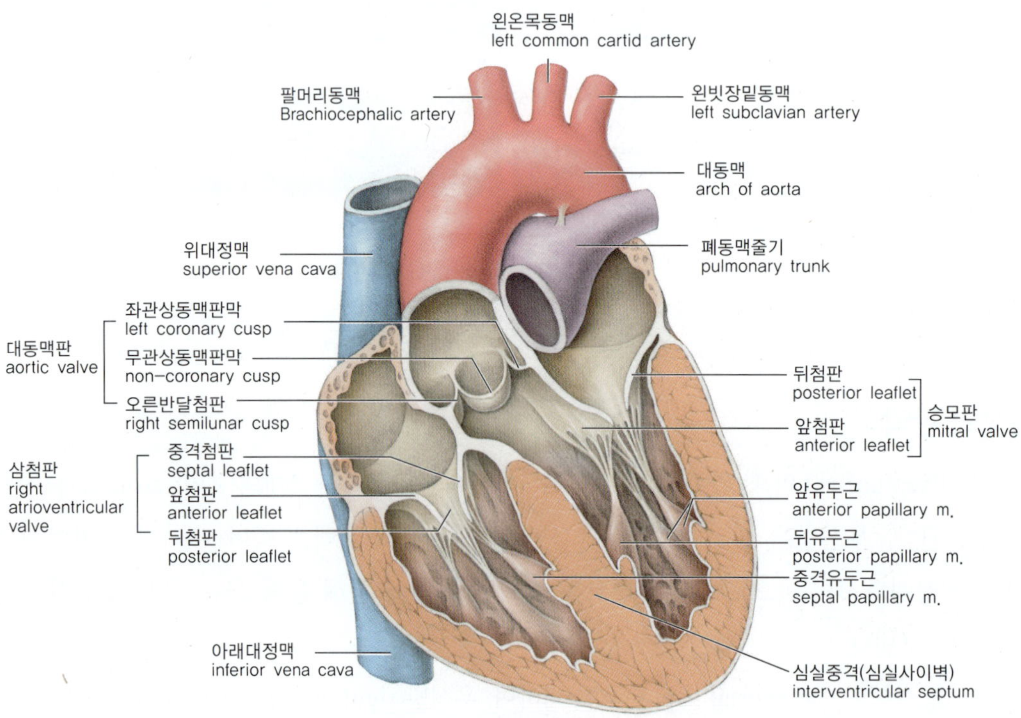

그림 4-4. 심장의 혈관과 판막

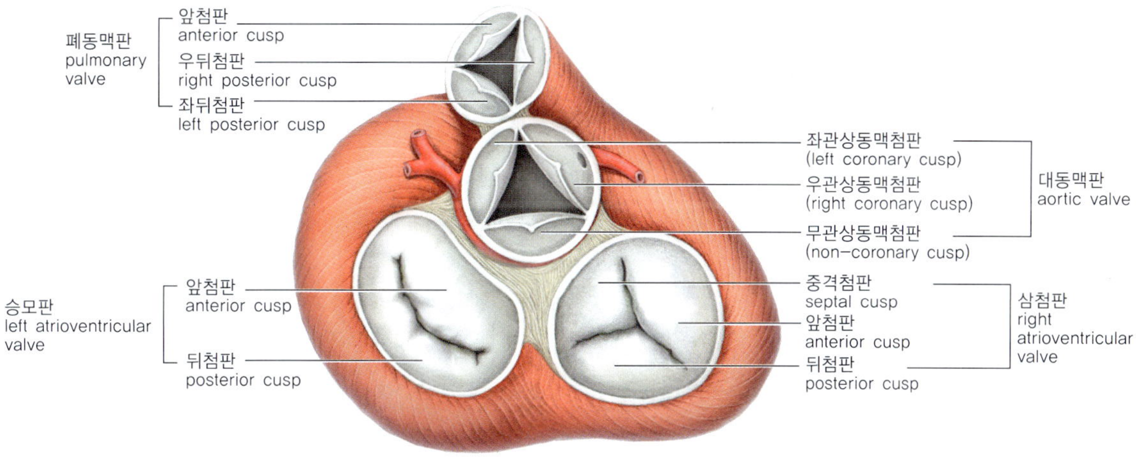

그림 4-5. 심장의 혈관과 판막

심실의 압력이 심방의 압력보다 커지면 판막이 방실 사이를 폐쇄하며 힘줄끈과 유두근은 판막이 심방쪽으로 뒤집어지지 않도록 해준다.

심장의 판막은 오직 한 방향으로만 혈류를 보내는데 판막에 이상이 생기면 혈액이 역류되어 심잡음이 발생한다. 판막병(valvular disease)이란 심장판막 이상에 의한 판막폐쇄부전증이 발생할 경우 판막이 잘 닫히지 않아서 혈액의 일부가 역류하거나 또는 판막협착에 의해 판막이 잘 열리지 않아 혈액이 잘 이동하지 못하여 생기는 질환이다.

표 4-1. 심장의 판막

구분	위치	명칭
방실판막	우심방과 우심실 사이의 우방실구멍	삼첨판(오른방실판막)
	좌심방과 좌심실 사이의 좌방실구멍	승모판(이첨판, 왼방실판막)
반달판막	우심실과 폐동맥 사이의 폐동맥구멍(폐동맥구)	폐동맥판(오른반달판막)
	좌심실과 대동맥 사이의 대동맥구멍(대동맥구)	대동맥판(왼반달판막)

3) 심장의 벽

심장벽은 안쪽(내측)의 얇은 층인 심내막(심장속막, endocardium), 두꺼운 중간층인 심근층(심장근육층, myocardium), 그리고 바깥쪽(외측)의 얇은 층인 심외막(심장바깥막, epicardium)으로 구성되는데, 그중 심근층(myocardium layer)이 가장 두껍고 심실 두께의 75%를 차지한다. 좌심실의 두께는

8~14 mm, 우심실의 두께는 3~4 mm로 좌심실이 우심실에 비해 약 3배 정도 더 두껍다. 이것은 온몸순환(체순환계, systemic circulation)이 폐순환(pulmonary circulation)에 비해 혈류에 대한 저항이 크기 때문에 좌심실이 혈액을 밀어내기 위해 더 높은 압력이 필요하기 때문이다.

심장을 싸고 있는 주머니 모양의 심장막(pericardium)은 안쪽(내장쪽)에 위치한 장막심장막(serous or visceral pericardium)과 바깥부분에 위치한 질긴 섬유조직의 섬유심장막(fibrous pericardium)으로 구성되며 폐를 싸고 있는 가슴막(흉막)과 직접 접하게 된다.

섬유심장막은 가장바깥쪽에 있는 장막심장막의 가쪽벽(외측벽)을 따라 배열한 거친 흰색의 섬유질 조직으로 이루어지며 심장주위에 느슨하게 위치하고 있을 뿐만 아니라 심장 자체에 붙어 있지 않고 심장끝에서 나오는 큰 혈관에 붙어 있다. 상대적으로 탄력성이 없고 심장과 장막심장막을 보호한다.

장막심장막은 안쪽에서 내장(visceral)과 벽(parietal)으로 나뉘며 수액을 분비한다. 내장심장막은 심장을 직접 둘러싸고 있는 심외막에 해당한다(그림 4-6). 내장과 벽으로 구성되는 장막심장막 사이에는 심장막안(심낭, pericardial cavity)이 있는데, 이곳에는 약 10~30 mL 정도의 심장막액(pericardial fluid)이 고여 있다. 심장막액은 심장의 수축과 확장에 의한 마찰을 방지한다.

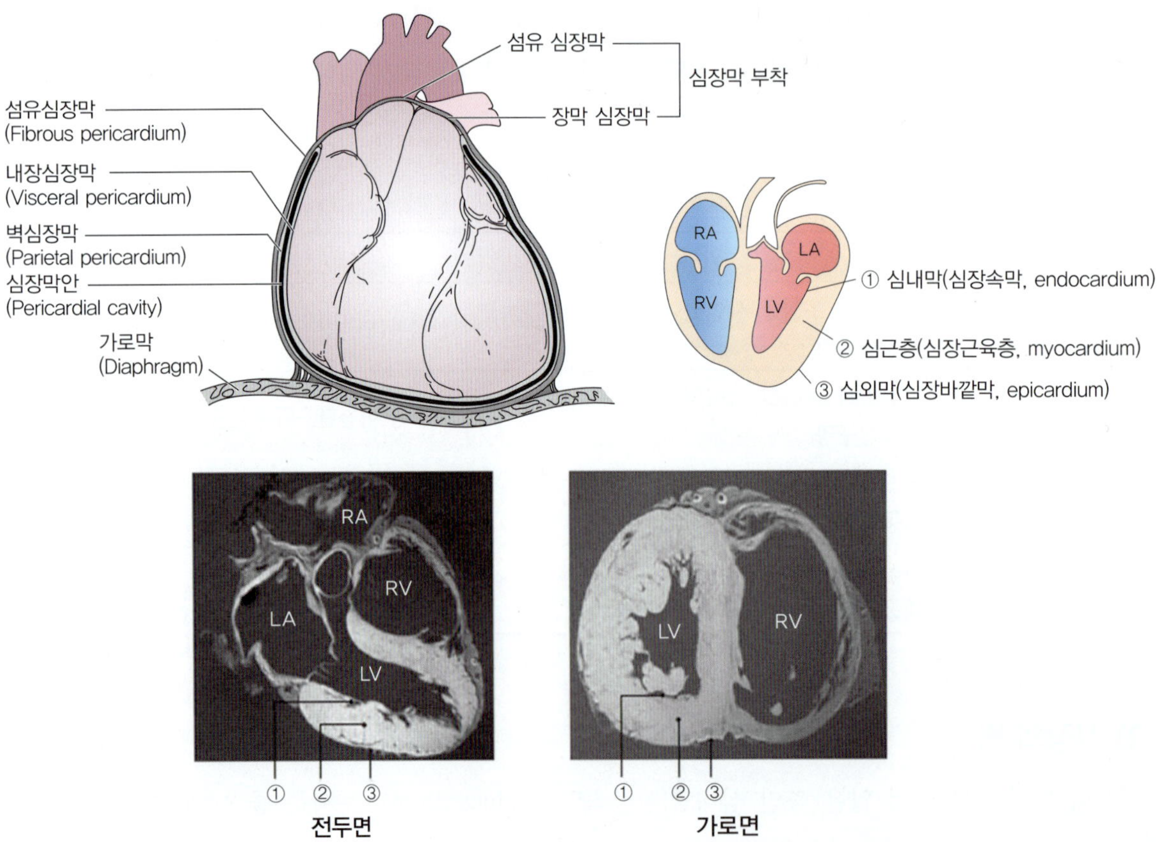

그림 4-6. 심장의 벽

① 심내막(심장속막, endocardium), ② 심근층(심장근육층, myocardium), ③ 심외막(심장바깥막, epicardium)

4) 심장의 혈액순환

혈액의 펌프작용을 하는 심장의 주기는 수축기와 확장기로 구분된다. 심방이 확장되면서 온몸순환과 폐순환 과정을 거친 혈액이 심방으로 유입되어 심방에 혈액이 충분히 채워지면 심방의 압력이 심실보다 높아지게 된다. 이때 굴심방결절(동방결절, sinoatrial node, SA node)에서 심장의 흥분이 생성되면서 그 자극이 좌·우심방을 수축시킨다. 심방이 수축되면 심방의 압력이 높아져 방실판막(삼첨판, 승모판)이 열리고, 혈액은 심방에서 심실로 이동된다. 심실이 혈액으로 채워졌을 때 흥분은 심장전도계통(자극전도계)을 거쳐서 심실근육 전체로 퍼지고 좌·우심실이 동시에 수축한다. 이러한 수축과정을 심실수축기(ventricular systole)라 한다.

심실의 수축에 의해 심실의 압력이 심방의 압력보다 높아지면 방실판막이 닫히면서 차차 심실의 압력이 높아져서 좌·우심실의 압력이 대동맥압력이나 폐동맥압력보다 증가하게 되면 대동맥판과 폐동맥판이 열리면서 심실 내의 혈액이 동맥 쪽으로 나가게 된다. 곧이어 심실의 수축이 끝나고 확장이 시작되면서 왼쪽·오른쪽 심실 내압은 대동맥압력, 폐동맥압력 이하로 내려가면서 대동맥판과 폐동맥판이 닫히게 되는데, 이 시기를 심실 확장기(ventricular diastole)라고 한다. 이와 같은 현상을 심장주기(cardiac cycle)라 하며, 이는 하나의 심장박동이 시작해서 다음 심장박동이 시작되기 전까지를 말한다(그림 4-7, 8).

혈액순환은 온몸순환과 폐순환으로 구성된다. 심장은 우리 몸의 혈액을 계속 순환시켜 신진대사를 원활하게 유지시킨다. 즉, 온몸을 순환한 혈액은 우심방과 우심실을 거쳐 폐포에서 이산화탄소를 교환한 다음, 산소가 풍부한 동맥혈액이 되어 다시 좌심방과 좌심실을 통해서 온몸의 모세혈관으로 전달되어 우리 몸에 필요한 산소와 영양분이 세포와 조직 등에 공급된다(그림 4-9).

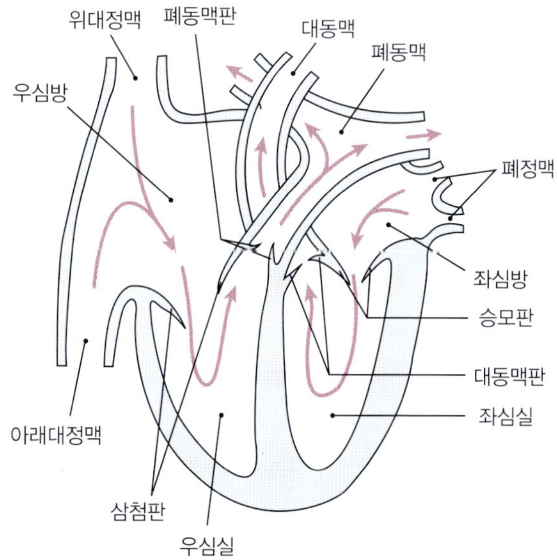

그림 4-7. 심장의 혈액 순환

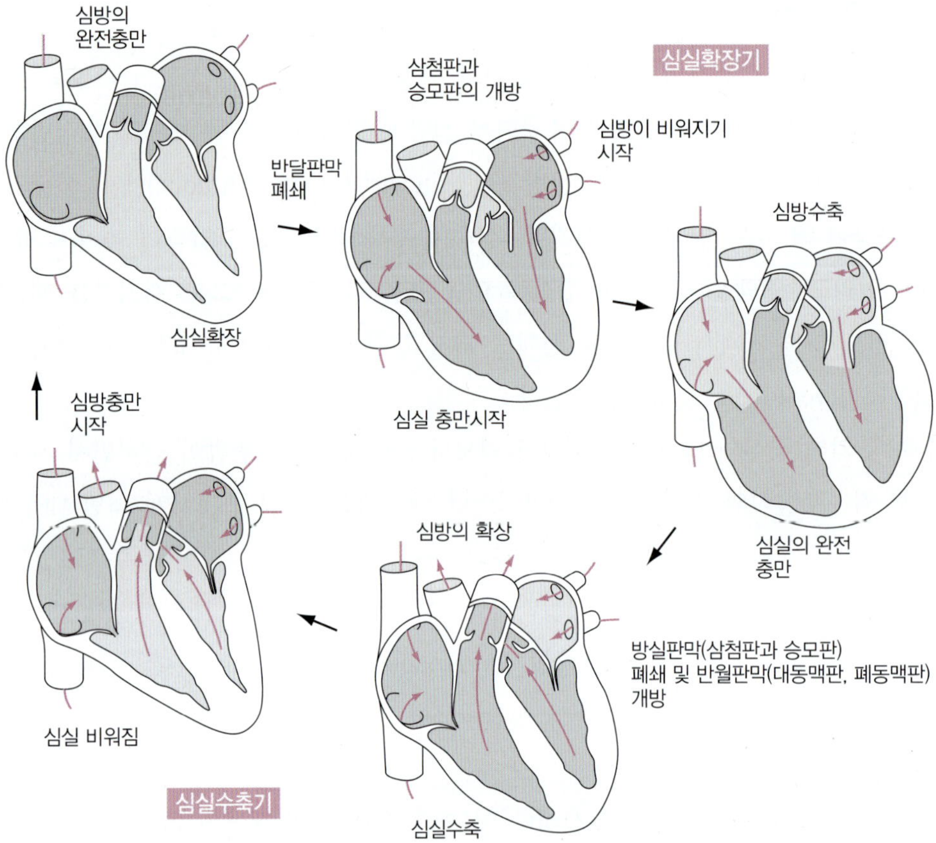

그림 4-8. 심실수축기와 확장기

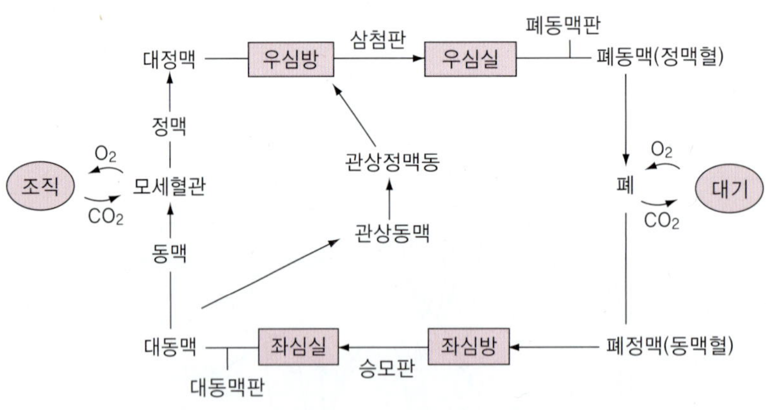

그림 4-9. 혈액순환계

- 온몸순환(체순환)

좌심실(수축) → 대동맥 → 중동맥 → 세동맥 → 모세혈관 → 세정맥 → 중정맥 → 대정맥 → 우심방

• 폐순환

우심실(수축) → 폐동맥(정맥혈) → 폐 → 폐정맥(동맥혈) → 좌심방

• 관상순환(심장순환, coronary circulation)

온몸순환과 폐순환은 인체 내 세포나 조직 등의 영양공급과 물질교환에 이용되기 위한 것이며 심근 자체에 공급되는 것은 아니다. 따라서 심근에는 심장 자체에 관여하는 특수혈관계인 심혈관계가 있는데, 이것은 관상동맥(심장동맥, coronary artery)과 관상정맥(coronary vein)으로 구성된다. 관상동맥은 심근대사에 필요한 효소 및 영양분을 공급하는 역할을 하고 관상정맥은 노폐물의 배설에 관계하는 역할을 한다(그림 4-10).

따라서 관상동맥을 흐르는 혈액이 감소하여 심장 자체에 영양을 공급하는 혈액량이 결핍되면 가슴과 왼쪽어깨에 심한 통증이 나는데, 이것을 협심증(angina pectoris)이라 한다. 또한 결핍상태가 더욱 심하면 심장의 근육조직에 변성이 일어나는데, 이것을 심근경색증(myocardial infarction, MI)이라 한다.

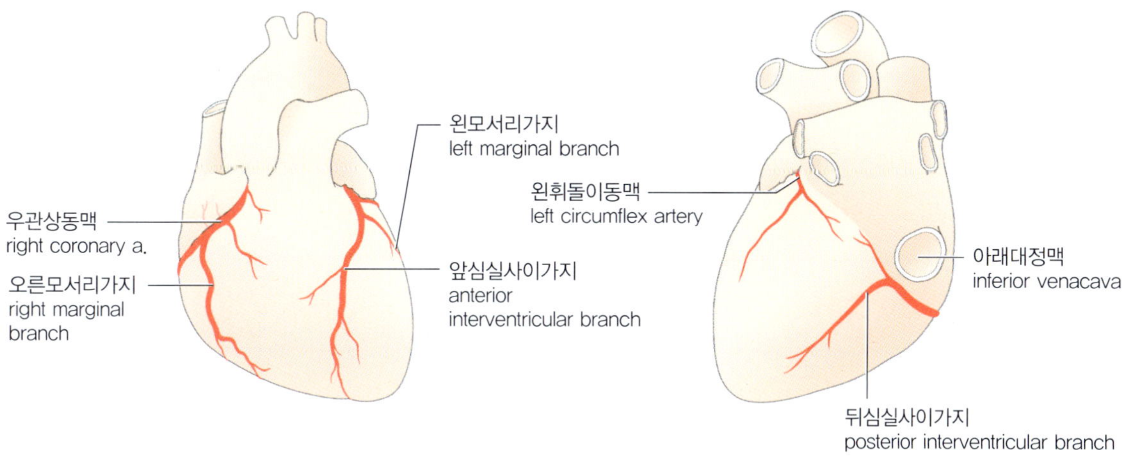

그림 4-10. 관상동맥 순환

5) 심근의 자율신경계통

심장의 활동은 신체의 요구에 따라서 자동으로 조절되므로, 심근은 자발성(자동성,automaticity)을 갖고 있다. 이 조절기능은 자율신경계에 속하는 교감신경과 부교감신경에 의하여 지배받으며 일반적으로 교감신경(sympathetic nerve)은 심장기능을 촉진시키는 작용을 하고 부교감신경(parasympathetic nerve)은 억제시키는 작용을 한다. 이들 신경의 중추는 뇌줄기(뇌간, brain stem)의 일부분인 숨뇌(연수, medulla oblongata)에 있으며 신경활동의 균형이 깨어지면 심장의 활동에 이상이 나타난다(표 4-2).

표 4-2. 심장의 자율신경 효과

자율신경 \ 심장기능	심박수	심장전도속도(자극전도속도)	흥분성	수축력(속도)	PR 시간
교감신경	증가	증가	증가	강함(빠름)	단축
부교감신경	감소	감소	감소	약함(느림)	연장

2. 심장 자극전도계통(Cardiac conducting system)

1) 심장의 특수 자극전도계통

자동적으로 발생하는 심장의 흥분은 특수 심근세포에 의하여 조절된다. 정상적으로 심장에서 제일 먼저 흥분이 발생하는 곳은 우심방이 위대정맥과 접하는 부분에 있는 굴심방결절이다. 굴심방결절에서 시작된 흥분은 매분 평균 60~100회 정도의 빈도로 반복하며 자동으로 흥분을 발생하기 때문에 굴심방결절을 박동조율기라 한다. 박동조율기에서 시작된 흥분은 세 개의 결절사이심방전도로(결절간심방전도로, internodal atrial conduction tract)를 통해 굴심방결절에서 방실결절로 전달되며 결절사이심방전도로의 또 하나의 가지인 심방사이전도로(심방간전도로, interatrial conduction tract)는 Bachmann's bundle로서 좌심방으로 전달되게 한다.

결절사이심방전도로와 심방사이전도로는 좌 · 우 심방 전체에 전달된 후 심방의 흥분을 심실로 전달하는 방실결절(atrioventricular node, AV node)로 전달된다. AV node에서 나온 흥분은 심실중격(심실사이막)으로 연결된 히스다발 또는 방실다발(His bundle or AV bundle), 왼 · 오른다발갈래(좌 · 우각, left and right bundle branches)를 따라 전도된 다음 심근 안쪽에 그물형태로 분포되어 있는 가장 말단인 심장전도근육섬유(푸르키네섬유, Purkinje fiber)를 거쳐 심실근육 전체로 흥분이 전달된다. 이때 흥분은 심내막, 심근층, 심외막의 순으로 전달되어 심실근육이 수축하게 되고 그 결과 심장 박동이 일어난다.

심장은 자발성(자동성, automaticity)이 있어 심장 내의 심장전도계통에서 전기자극을 형성하여 심장 근육에 전도됨으로써 심장을 박동하며 정상인의 전기자극이 굴심방결절에서 심실의 심장전도근육섬유까지 도달되는 데는 0.2초 정도가 걸린다(그림 4-11, 12).

심장전도계통에서 자극전달 순서는 굴심방결절 → 심방전도로 → 방실결절 → 히스다발 → 왼 · 오른다발갈래(좌 · 우각) → 심장전도근육섬유(푸르키네섬유) → 심실근육의 순으로 전달된다(표 4-3).

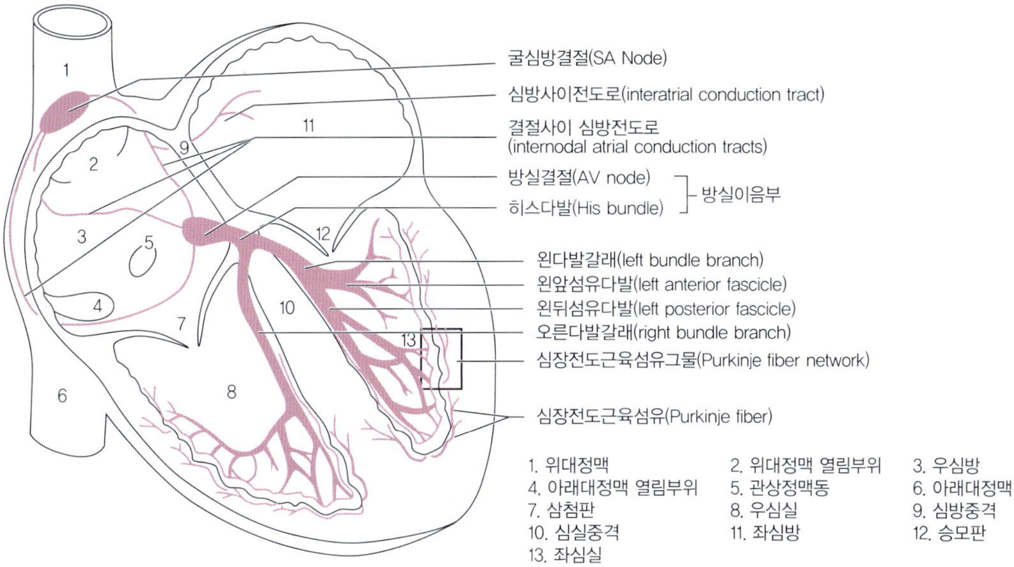

그림 4-11. 심장전도계통

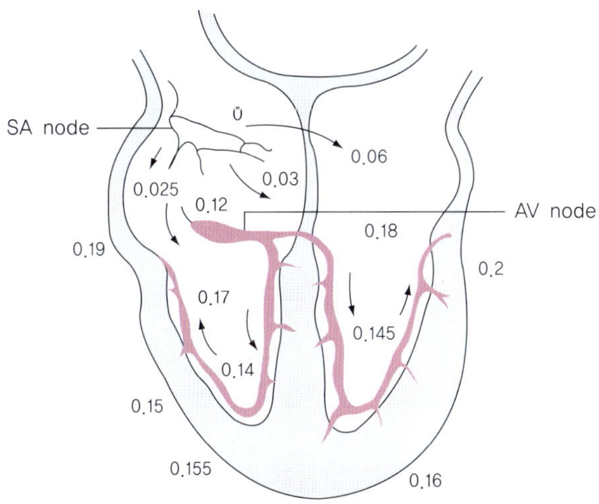

그림 4-12. 심장의 자극전도 시간

표 4-3. 심장자극계통

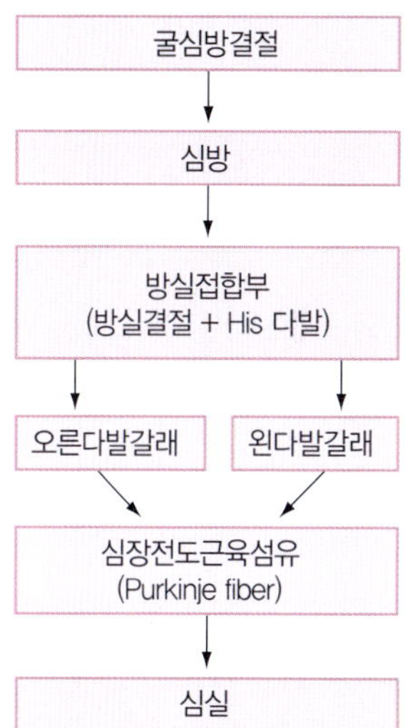

(1) 굴심방결절(동방결절, Sinoatrial node, SA node)

- 위대정맥과 우심방이 만나는 부위에 위치
- 자동적, 규칙적으로 심장이 박동되게 하는 전기 자극을 발생시키는 심장박동조율기 성인의 경우 안정 시 60~100회/분으로 전체적인 심박수를 결정함
- 굴심방결절이 아닌 심장의 다른 곳에서 비정상적인 흥분파가 발생할 경우 이소성 심박조율기라 함

(2) 결절사이심방전도로(Internodal atrial conduction tract)

- 앞결절사이전도로(전결절간전도로), 중간결절사이전도로(중결절간전도로), 뒤결절사이전도로(후결절간전도로)의 3종류로 구분
- 굴심방결절과 방실결절 사이의 우심방 벽을 따라 0.03초 동안에 전달
- 굴심방결절에서 생성된 전기적 흥분파를 방실결절로 전달하는 역할

(3) 심방사이전도로(Interatrial conduction tract, Bachmann's bundle)

- 세 가닥의 결절사이심방전도로 중 한 가닥이 좌심방쪽으로 연장된 전도로
- 굴심방결절에서 생성된 전기적 흥분파를 좌심방으로 전달함

(4) 방실결절(Atrioventricular node, AV node)

- 방실접합부(AV junction)의 시작 부분으로 심방중격의 관상정맥동의 열림부위에 위치
- 심방의 흥분을 히스다발로 0.06~0.12초 동안에 히스다발을 통하여 전도하여 심실에 전달함
- 방실결절의 흥분속도는 약 0.02~0.05 m/sec로 매우 느림
- 심장전도계통 중에서 흥분전도 속도가 가장 느림(심전도 PR 간격의 대부분을 차지)
- 하벽부심근경색증에서 방실결절 내 전도장애가 잘 발생됨
- QRS 벡터 시작부위

(5) 히스다발(히스속, His bundle)

- 방실이음부(AV junction)의 아랫부분에서 심실중격 위쪽에 위치
- 방실결절과 2개의 오른다발갈래(우각) 및 왼다발갈래(좌각)를 잇는 가는섬유다발, 흥분전달속도는 약 0.8~1.2초로 빠름

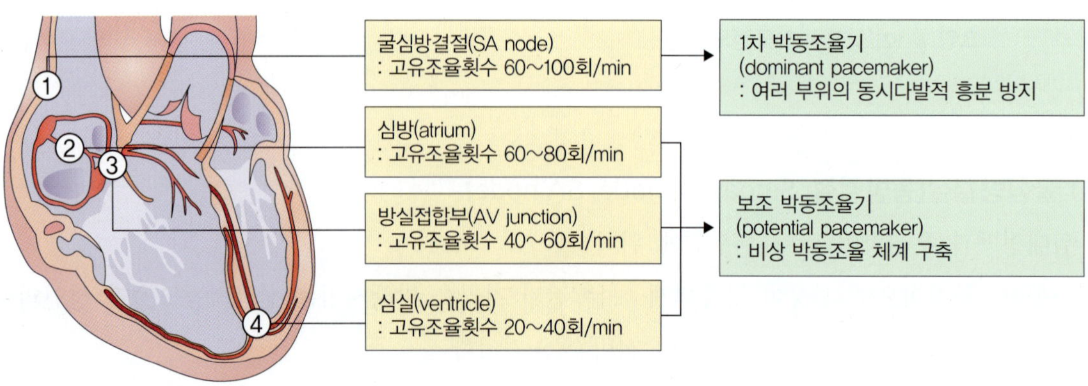

그림 4-13. 심장박동 조율기

(6) 다발갈래(각, Bundle branch)

- 오른다발갈래(우각, right bundle branch, RBB): 심실중격의 우심실쪽을 타고 심내막아래쪽으로 주행함
- 왼다발갈래(좌각, left bundle branch, LBB): 심실중격의 좌심실쪽 심내막아래쪽으로 주행하며, 앞섬유다발(anterior fascicle)과 뒤섬유다발(posterior fascicle)로 분지함

(7) 심장전도근육섬유(푸르키네섬유, Purkinje fiber)

- 왼 · 오른다발갈래(좌 · 우각)가 점점 가늘어져서 심장전도근육섬유가 됨
- 좌 · 우심실의 심내막밑에 그물 모양처럼 퍼져 있음
- 왼 · 오른다발갈래에서 심장전도근육섬유까지의 전기자극의 전달 속도는 0.01초로 빠름
- 심장전도근육섬유의 흥분속도는 약 2~4 m/sec로 매우 빠름

2) 심장의 부전도로(덧전도로, Accessory pathway)

부전도로란 심장 내 존재하는 정상적인 전기적 자극의 전달경로인 특수자극전도로가 아닌 비정상적으로 존재하는 전도로를 말한다. 이것에 의해 발생하는 자극형성장애 및 전도장애가 혼합될 경우 조기흥분증후군(preexcitation syndrome), pararrhythmia라는 부정맥이 발생하게 된다. 부전도로의 종류로는 Kent 섬유, Mahaim 섬유, James 섬유 등이 있다.

(1) Kent 섬유

심방과 심실을 연결하는 방실사이에 있는 부전도로(방실우회로)로 조기흥분증후군의 한 종류인 Wolff-Parkinson-White (WPW) syndrome을 일으킨다.

WPW 증후군의 심전도상 특징은 비정상적으로 짧아진 PR 간격(0.12초 이하), QRS군의 ⊿(delta)파, 폭넓은 QRS 간격(0.12초 이상) 등의 소견을 보인다.

(2) Mahaim 섬유

방실결절 아래 부분과 심실 혹은 히스다발과 심실을 연결하는 덧전도로로 PR 간격은 정상이지만, QRS 간격은 비정상적으로 넓어지는 조기흥분증후군을 유발시킨다.

(3) James 섬유

심방에서 방실결절을 우회하여 바로 아래쪽의 히스다발에 연결되는 덧전도로로 심전도상 PR간격은 0.12초 이하로 단축되지만 정상적인 QRS 간격을 유지하는 Lown-Ganong-Levin (LGL)증후군을 발생시킨다.

3. 심장의 전기생리학(Electrocardiophysiology)

심근세포의 전기적 현상은 세포막 내 · 외의 이온 농도 차이로 발생한다. 심근세포에서 세포외액은 Na^+ 농도가 높으며 K^+ 농도가 낮은 반면, 세포내액은 K^+ 농도가 높으며 Na^+ 농도가 낮다(표 4-4). 한편 이들 이온들은 세포막 바깥쪽에 양이온, 안쪽에 음이온이 배열되면서 전기적 등가 이중층을 만들고 있다. 이와 같이 세포막에 있는 이온 농도의 차이를 전위차(electrical potential)라고 하는데, 심전계는 이것을 mV 단위로 측정한다.

표 4-4. 세포 내·외의 이온농도 (단위: mmol/L)

이온	세포 외	세포 내	비율
Na^+	135~145	10	14 : 1
K^+	3.5~5.0	155	1 : 30
Cl^-	95~110	10~20	4 : 1
Ca^{2+}	2	10^{-4}	2×10^4 : 1

1) 분극(Polarization)

심근세포가 휴식하고 있는 안정상태를 안정막전위(resting membrane potential)라 하며 미세전극을 사용하여 세포 내 · 외의 전위차를 측정하면 세포내부는 세포외부에 대해 음(−)전압을 가지며 굴심방결절 및 방실결절을 제외한 특수세포전도계통 세포와 심방 및 심실의 심근세포의 안정막전위는 −90 mV이고, 굴심방결절과 방실결절 세포는 −70 mV이다. 이것은 주로 K^+의 투과성 차이 때문이다. 세포 내에서는 K^+은 150 mEq/L가 되고, 세포외부에서는 5 mEq/L이 되므로 K^+의 농도차이는 30:1 정도가 되고, −90 mV의 전위차를 나타나게 된다. 한편 심근은 수축 직전에 세포 내 · 외 사이에 전기흐름이 없는 휴식 상태일 때 세포내부는 음이온으로, 외부는 양이온으로 대치되어 있다. 이온들이 이렇게 일직선으로 정렬한 휴식상태를 분극(polarization)이라 한다(그림 4-14).

2) 탈분극과 재분극(Depolarization & Repolarization)

심근세포는 전해질이 포함된 용액에 들어 있고 더구나 세포 자체도 전해질로 가득 차 있다. 특히 중요한 것은 Na^+, K^+, Ca^{2+} 등 세 가지 이온이다. 심근세포는 안정기에 세포막 내부는 음전하, 외부는 양전하를 보인다. 따라서 여러 가지 이온이 세포 내로 유입되거나 세포 외로 유출되면서 전류가 흐르게 되는데, 심전도는 이것을 기록한 것이다. 심장 속에서 전기흥분이 시작되면 심근 세포내부는 세포외부보다 양성이 된다. 이처럼 전기 자극에 따라 세포의 흥분이 발생하여 세포막의 전기부하 변화가 일어나는 것을 탈분극(depolarization)이라 한다.

전기 자극에 의한 탈분극 파동은 심근세포의 한쪽 끝에서 시작하여 다른 끝쪽으로 파급된다. 흥분된 심근세포가 안정상태로 되돌아오는 것을 재분극(repolarization)이라 한다. 이와 같이 심근세포에서 흥분이 전달되는 일련의 과정을 등가이중층이라 한다(그림 4-14, 표 4-5).

3) 문턱전위(역치전위, Threshold potential)

문턱강도(threshold intensity)란 흥분을 일으킬 수 있는 최소한의 자극강도이다. 심장세포는 –60 mV 또는 –90 mV로 완전히 재분극된 후에만 자극을 받아 탈분극을 시작하는 것은 아니다. 굴심방결절과 방실결절 세포는 –30 mV 또는 –40 mV 정도로 재분극되었을 때 탈분극할 수 있게 되며, 심근세포는 –60 mV 또는 –70 mV로 재분극되었을 때 탈분극할 수 있다. 세포가 탈분극할 때 활동전위를 만들어낼 수 있는 전위를 문턱전위라 한다. 만약 심근세포가 세포의 문턱전위로 재분극되지 않으면 전기 자극의 발생 및 전달이 불가능하여 심근을 수축시킬 수 없다.

4) 심장 활동전위(Cardiac action potential)

심근세포가 흥분에 의해 심근세포의 막투과성 변화가 발생하면 세포 밖의 Na^+이 세포막을 통과하여 세포 내로 다량 유입된다. 그 결과 세포질 내의 전기적 양성도가 급격히 올라가면서 탈분극이 시작되고, 이어 0 mV를 넘는 지나치기전위(초과전위, overshoot potential) +30 mV가 발생한다. 그 후 흥분이 가라앉으면 다시 안정상태로 돌아가는데 이 시기를 재분극상태라고 한다(그림 4-15). 재분극을

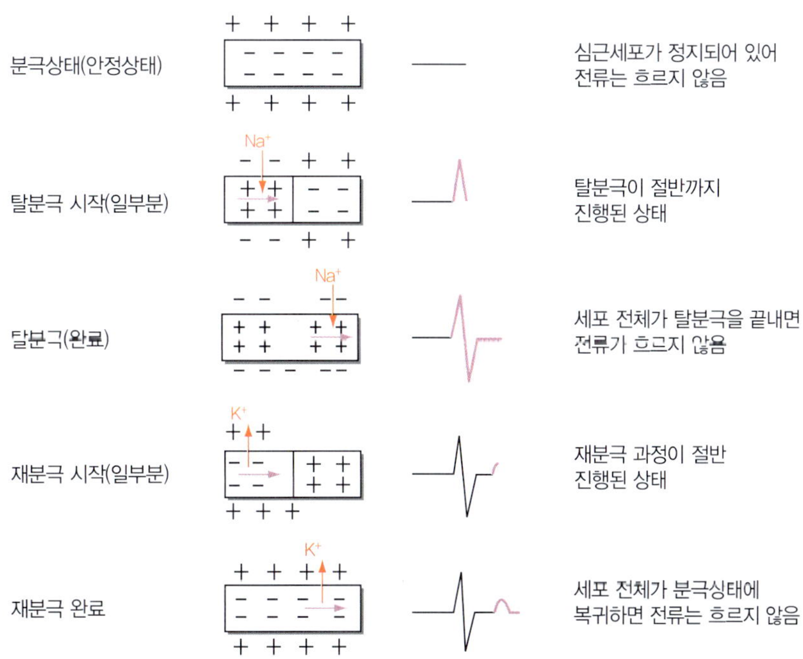

그림 4-14. 탈분극과 재분극의 진행과정(등가이중층)

거쳐서 원래의 안정막전위으로 돌아가는데 이러한 일과성 전위변화를 활동전위(action potential)라고 한다. 심장세포 내 전위변화를 곡선으로 나타낸 것을 활동전위곡선(action potential curve)이라 부르며 0단계, 1단계, 2단계, 3단계, 4단계로 나눈다(그림 4-16). 심전도에서 0단계 전위에 의해 P파나 QRS 군이 발생되며, 2단계 전위에 의해 ST 분절, 3단계 전위에 의해 T파가 발생된다. 0단계, 1단계, 2단계 및 3단계의 일부가 절대 불응기에 속한다.

표 4-5. 등가이중층

- 분극(polarization): 세포 내(−), 세포 외(+): 안정막전위(−90 mV)
- 탈분극(depolarization): 세포 내(+), 세포 외(−): 지나치기전위(+30 mV)
- 재분극(repolarization): 세포 내(−), 세포 외(+)로 환원
- 활동전위(action potential): 120 mV

(1) 0단계(Phase 0): 탈분극 단계

0단계는 활동전위 곡선이 수직상승하는 시기이다. 심장세포가 자극을 받게 되면 세포막이 문턱전위에 도달하게 되고 그 결과 대량의 Na^+과 소량의 Ca^{2+}에 대한 투과력이 갑자기 증가하여 세포 안으로 이들 이온(특히 Na^+)이 다량 유입되면 세포 내 전압이 약 +20～+30 mV로 급격히 증가한다. 이러한 상승곡선을 나타내는 동안에 세포는 탈분극하고 심근은 수축하기 시작한다. 정상 심근세포와 심장전도근육섬유는 Na^+ 통로를 통하여 Na^+의 농도가 빠르게 증가하면서 탈분극이 일어나며, 굴심방결절이나 방실결절은 Ca^{2+} 통로를 통하여 Ca^{2+} 농도가 서서히 증가하면서 탈분극이 일어난다.

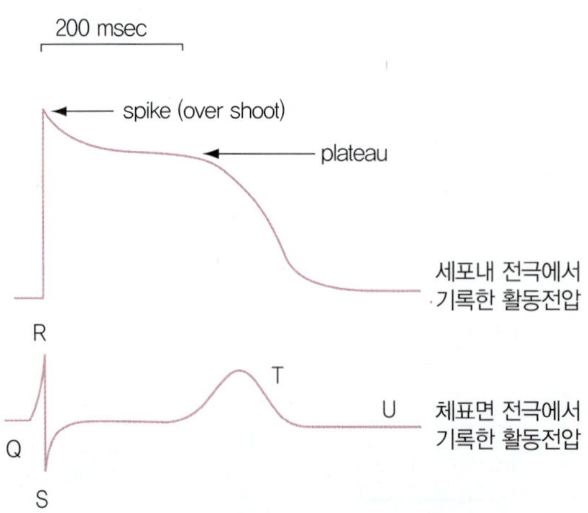

그림 4-15. 심실근육세포의 활동전위

흥분이 일어나면 세포 내의 막전압은 급속하게 양(+)전위가 되면서 spike (over shoot)를 형성한다. 그 후 곧 하강해서 정점지속(고원, 고평부, plateau)를 거쳐 재분극 상태가 되면서, 원래의 안정막전위로 회복된다. 이것을 세포 외에서 기록하면 심전도와 유사한 파형을 얻게 된다.

(2) 1단계(Phase 1): 초기의 빠른 재분극 단계

빠른 Na^+ 통로(fast sodium channel)가 갑자기 닫히면서 세포외부의 Na^+이 세포내부로 유입되는 것이 중단되고 K^+ 통로가 열려 세포내부의 K^+이 세포외부로 유출된다. 그 결과 세포 내의 양전하가 감소하여 전압이 0 mV로 급격히 감소된다.

(3) 2단계(Phase 2): 느린 재분극 단계

느린 재분극이 연장된 단계로 심근세포가 수축을 마치고 확장을 시작한다. 심근세포가 매우 느리게 재분극하기 때문에 막전위는 0 mV 상태로 유지된다. 세포막 사이의 이온 교환을 통하여 K^+은 계속해서 세포 밖으로 나오고 세포 외부의 Ca^{2+}이 세포 내부로 서서히 유입되어 세포 안으로 유입되는 양이온(Na^+, Ca^{2+})과 밖으로 나가는 양이온(K^+)의 양이 균형을 이루어 세포 내 전위가 더 떨어지지 않고 막전위가 0 mV로 유지된다. 곡선의 형태가 산 위의 평지처럼 평평하게 보인다고 하여 정점지속(plateau) 혹은 고원이라고도 한다.

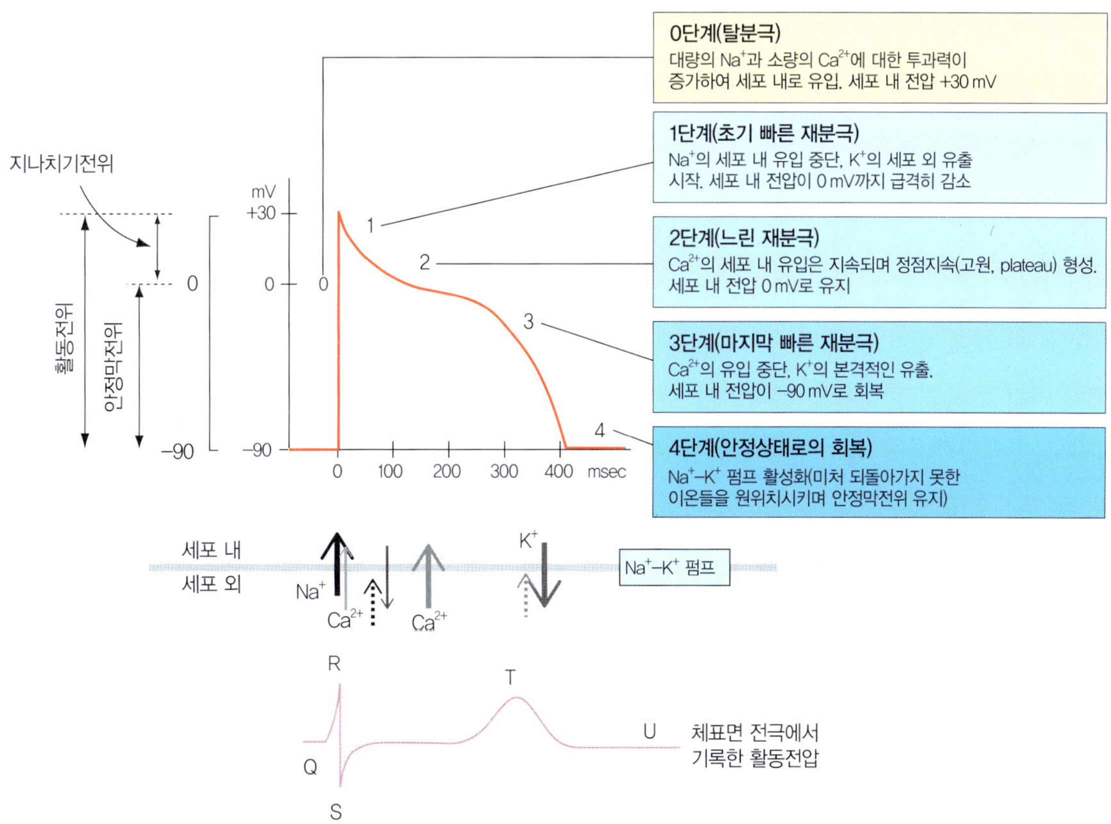

그림 4-16. 심근세포의 활동 전위곡선

(4) 3단계(Phase 3) : 마지막 빠른 재분극 단계

빠른 재분극의 마지막 단계로 Ca^{2+} 통로가 닫히고 세포 내 K^{+}이 일차적으로 세포 밖으로 유출이 계속 일어나 세포 내부의 전압은 원래의 안정 상태인 –90 mV로 되돌아가면서 재분극이 완료된다.

1단계, 2단계, 3단계를 합쳐서 재분극기라 한다.

(5) 4단계(Phase 4) : 3단계와 0단계 사이

심장활동 전위곡선 사이의 기간(3단계와 0단계 사이)으로 심근세포 내 전압은 안정 상태인 –90 mV로 회복되어 새로운 전기적 자극에 대해 반응할 수 있는 단계이다. 그러나 이 시기의 심근세포 내부는 이미 일련의 흥분(탈분극)을 겪었기 때문에 세포 내부에는 아직도 Na^{+}이 많고 세포 외부에는 유출된 K^{+}이 많이 존재하고 있어 여전히 불완전한 상태이다. 이 시기에 바로 $Na^{+}-K^{+}$ pump 기전이 활성화되어 세포 내에 있는 Na^{+}은 세포 외부로, 세포 외부의 K^{+}은 다시 세포 내로 이동시킴으로써 세포막은 안정막전위를 유지한다.

5) 활동전위와 심전도 형성과의 관계

심근의 흥분에 의하여 일어나는 가장 뚜렷한 현상은 수축과 전기적 변화이다. 세포는 흥분하면 탈분극을 하고, 흥분이 끝나면 원래 상태로 돌아온다. 이런 현상은 심박조율기인 굴심방결절에서 시작하여 심방, 방실결절, 방실다발, 왼 · 오른다발갈래, 심장전도근육섬유, 심실의 순으로 반복하여 이루어진다.

P파는 심방세포의 탈분극을 나타내며 QRS군은 심실의 탈분극, T파는 심실의 재분극을 나타낸다. 이때에 재분극은 탈분극 직후에 시작되면서 Na^{+}의 유입에 의해 초기의 0 mV까지 급속히 떨어지는 시기와 Ca^{2+}이 세포 내로 서서히 유입되는 시기로 재분극의 고평부를 형성하면서 $Na^{+}-K^{+}$ pump 작용에 의해 완전히 회복되는 것을 반복하면서 주기적으로 P, Q, R, S, T, U의 심전도 파형을 유도해 낸다.

심전도는 심장에서 근육섬유의 수축을 자극하여 퍼져가는 방향을 전기적 자극의 방향이라 하며 전류의 크기와 방향의 변화를 그래프로 기록하여 보여준다. 즉, 심방과 심실의 탈분극과 재분극에 의해 발생된 전기의 활동이다. 이 전기적 활동은 전극을 통해 쉽게 기록되지만 굴심방결절 자체에서 발생된 전기적 활동과 전위를 발생시키지 않는 심방과 심실의 기계적인 수축과 확장은 너무 약하여 심전도상에서 나타나지 않는다.

4. 심장의 기능적 특성

심근의 기능적 특성은 전기적 성질인 자동성, 흥분성, 전도성과 기계적 성질인 수축성으로 구분되며 신경과 같이 실무율의 법칙을 따른다는 것이다.

1) 자발성(자동능, Automaticity)

심장의 각 부분은 각각 전기 자극을 발생시키는 능력이 있으며 심근에는 자동성이 있다. 이 자발성은 심장전도계통의 작용에 의한 것이며 정상적인 경우 가장 빠른 박동률을 가진 심장박동 세포가 심박수를 지배한다.

굴심방결절(SA node)은 가장 빠른 자발성을 가지고 있어 심장박동조율기라 하며, 또한 자발성이 굴심방결절에 의해서 지배되므로 굴심방결절에 의한 심장박동을 동성리듬(동조율, sinus rhythm)이라 한다.

심장은 부위에 따라 자극발생의 빈도가 달라서 굴심방결절(sinus node)은 60~100회/분, 방실이음부(AV junction)는 40~60회/분, 심실(ventricle)은 20~40회/분이다. 따라서 굴심방결절이 1차 박동조율기(primary pacemaker)로서 정상적인 심장박동을 주도하게 되나, 만일 어떤 원인으로 전기 자극을 방출하지 못하거나 전기 자극의 전달이 차단되면 잠재적인 박동조율기인 방실이음부가 좀 느리게 심장박동을 생성하는 박동조율기 역할을 하는데, 이것을 보충심박조율기라고 한다. 이때 방실이음부가 질병으로 심박조율기 역할을 하지 못하면 그 아래에 있는 심실이 더 느린 박동조율기 역할을 하게 된다. 그러나 정상 박동조율기에 비해 흥분파의 생성 횟수가 매우 낮기 때문에 이와 같은 상태로는 정상적인 심장기능을 수행하기 어려우므로 의학적으로 적절한 치료나 처치가 필요하다.

굴심방결절 이외의 부위에서 흥분이 형성되는 경우를 비정상 박동조율기라고 한다. 정상박동과는 관계없이 흥분이 굴심방결절 이외의 곳에서 발생하여 심장박동을 유발할 때 조기수축 또는 기외수축이라 한다.

2) 흥분성(Excitability)

심근의 흥분성이란 어떤 자극에 대해 반응할 수 있는 성질로 활동전위(활동전압)를 형성하여 흥분을 일으킬수 있는 성질을 말한다. 그리고 흥분을 일으키며 심근의 흥분은 실무율 법칙에 따라서 흥분한 다음에 어느 기간 동안 불응기를 갖는다.

불응기(refractory period)는 탈분극 초기와 재분극 종료까지의 기간에는 자극이 주어져도 탈분극되지 않는 시기이며 절대불응기(absolute refractory period)와 상대불응기(relative refractory period)로 구분된다. 그리고 보통이상기(supernormal period)는 탈분극이 쉽게 일어나는 시기이다**(그림 4-17, 18)**.

절대불응기(absolute refractory period, ARP)는 활동전위곡선(action potential curve)의 0단계 초기에 시작되어 2단계의 편평부와 3단계의 중간지점까지에 해당한다. 그리고 이 기간에 정상적인 심근세포는 완전히 탈분극되어 재분극 과정에 있게 되며 약 200~300 msec 사이를 말하며, 흥분 후에 강한 자극을 주어도 탈분극하지 않는 심전도의 QRS군에 속한다.

상대불응기(relative refractory period, RRP)는 활동전위곡선(action potential curve)의 3단계 후반부위의 대부분을 차지하며 T파의 하강곡선에 해당한다.

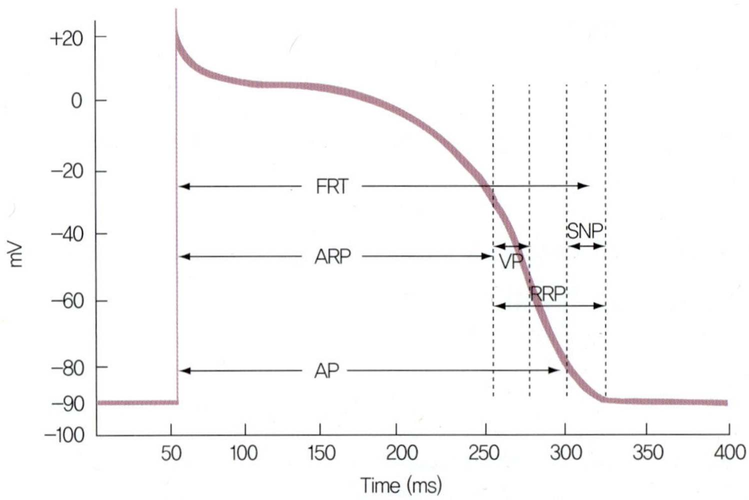

그림 4-17. 심근세포의 활동전위와 불응기

AP: 활동전위기(activity potential), ARP: 절대불응기(absolute refractory period), FRT: 총 회복시간(full recovery time), VP: 취약기(vulnerable period), RRP: 상대 불응기(relative refractory period), SNP: 보통이상기(supernormal period)

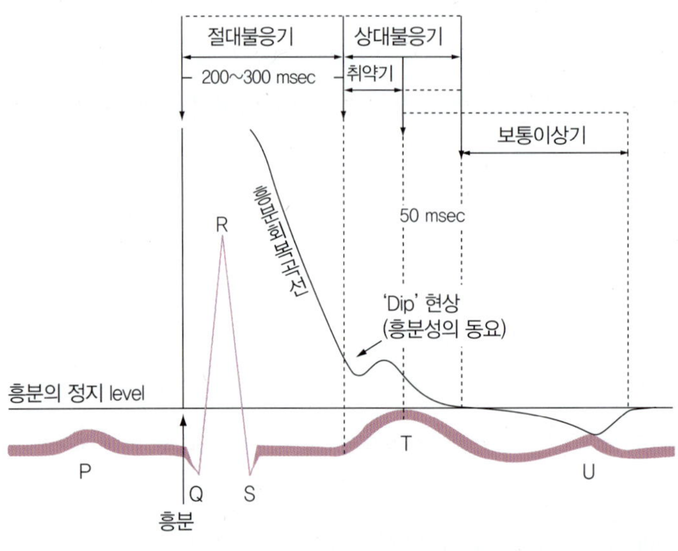

그림 4-18. 불응기와 보통이상기

흥분의 퇴조순서: 절대 불응기 → 취약기 → 상대 불응기 → 보통이상기

이 기간에 문턱전위까지 재분극된 심근세포가 강한 자극을 받게 되면 탈분극하며 약 50 msec 정도 지속되다가 흥분성이 회복된다(그림 4-19).

취약기(수공기, vulnerable period, VP)는 절대불응기 다음으로 상대불응기에 포함되어 있으며, 심전도 T파 정점보다 약 30 msec 앞쪽에 위치한다. 만약 이 시기에 심근세포에 강한 자극을 가하면 흥분성 동요를 일으켜 심실세동이 일어난다. 이와 같이 비정상적인 흥분성 동요를 dip 현상이라 한다.

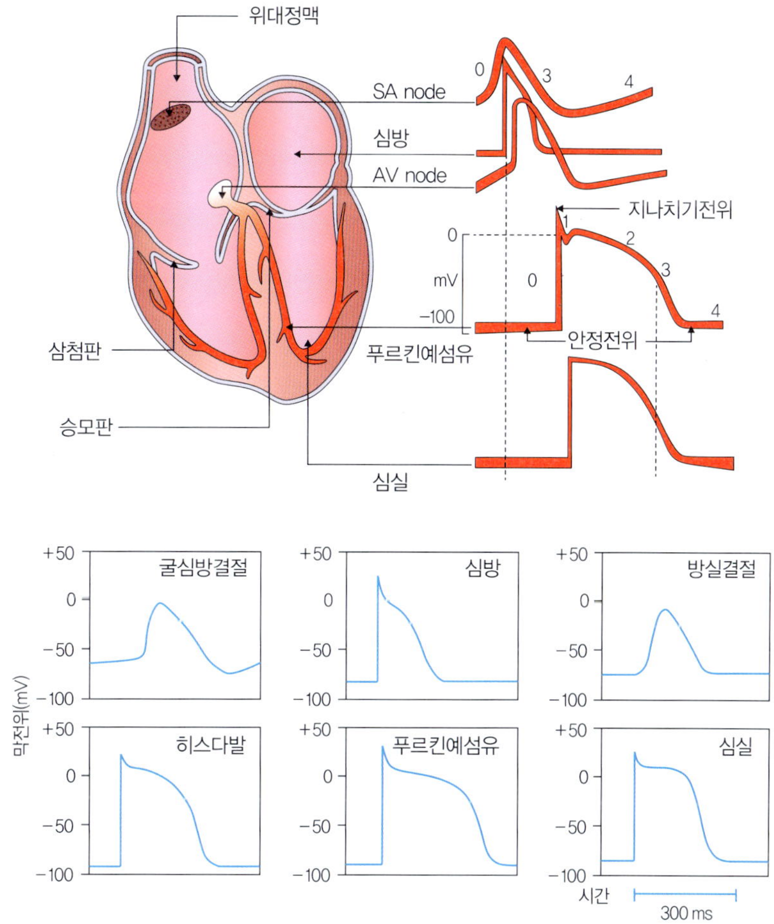

그림 4-19. 심장세포의 부위별 활동전위 곡선

보통이상기(과상기, supernormal period)는 세포들이 안정막전위로 되돌아오기 직전에 문턱전위보다 약한 자극에 심근세포가 탈분극될 수 있는 시기로 T파의 거의 끝에 해당하는 3단계의 짧은 부분을 말한다.

3) 전도성(Conductivity)

심장세포는 기본적으로 2종류의 세포로 분류되어 심근세포와 심장전도계통의 특수 세포로 나누어진다.

심근세포는 뼈대근육 세포처럼 가로무늬가 있고 근절의 형태로 액틴과 미오신 근육잔섬유를 갖고 있으므로 이들 근육잔섬유의 활주기전에 의해 수축된다. 또한 심근세포들은 끝이 둘 또는 세 개의 가지로 나누어진 후 인섭한 세포들과 연결되어 심장세포들의 조직망으로 구성된 기능적 융합체(세포결합체, syncytium)를 이룬다. 이 가지들의 이음부는 다른 세포와는 달리 사이원반(intercalated disc)이라 불리는 특별한 세포막으로 인접한 세포에 연결되어 있다. 이러한 막을 틈새이음(교통반, gap junction)

이라 하며 각 심근세포의 끝부분에 집중되어 있는데, 이는 전기적 충격이 긴 축을 따라 한 세포에서 다음 세포로 전달되도록 하고 있다. 심장세포의 이러한 전기 자극의 전달능력을 전도성이라 한다.

심장의 전기 전도계통의 특수 세포는 근원섬유가 없으므로 심장을 수축시키지는 못하지만 심근세포보다 많은 틈새이음을 가지고 있어서 전기 자극을 심근세포보다 6배 정도 더 빠르게 전달시킨다.

심근조직에서의 자극전도 속도는 굴심방결절 0.05 m/sec, 심방근육 0.8~1.0 m/sec, 방실결절 0.02~0.05 m/sec, 히스다발 0.8~1.2 m/sec, 심장전도근육섬유 2~4 m/sec, 심실근육 0.9~1.0 m/sec이며, 이 중 심장전도근육섬유의 흥분속도가 가장 빠르다. 또한 굴심방결절의 자동성이 정상이라도 그것이 방실결절에 전달되지 않으면 심방은 정상적으로 수축하지만 심실은 수축하지 않거나, 수축한다 하더라도 심장의 리듬과 관계없이 수축한다. 이와 같이 심방과 심실의 연결 장애를 자극전도 장애 중에서 방실차단(atrioventricular block, AV block)이라 한다.

4) 수축성(Contractility)

심근이 액틴과 미오신 근육잔섬유의 활주기전에 의해 수축될 때 활동전위(action potential)가 심근 전체로 퍼지면서 세포외액의 Ca^{2+}이 심근세포 내로 이동함으로써 수축이 일어난다.

심근의 수축력은 일정한 범위 내에서 심근섬유의 길이에 비례하는데 이런 현상을 스탈링(Starling)의 법칙이라 한다.

5) 실무율 법칙(All or None law)

문턱강도(threshold intensity)란 흥분을 일으킬 수 있는 최소한의 자극강도이다. 문턱 이하의 자극에는 반응을 하지 않으며, 문턱 이상의 자극에 대해서 자극강도에 비례하여 늘어나는 것이 아니라 항상 일정한 크기의 수축을 한다. 즉, 심근은 자극의 강도와는 상관없이 항상 일정하게 수축을 한다.

뼈대근육(골격근, skeletal muscle)은 실무율 법칙을 따르지 않지만, 심근은 기능학적으로 민무늬근(평활근, smooth muscle)과 같이 기능적융합체를 이루며 형태학적으로 가로무늬근(횡문근)을 가지고 있지만 생리학적으로는 불수의근(제대로근)이면서 실무율 법칙(all or none law)을 따른다(표 4-6).

표 4-6. 실무율 법칙

심근 —(반응 없음 / None)→ 문턱 —(반응 = 일정 / All)→ 반응

5. 심장의 주기

심장의 주기는 심방이 수축을 시작할 때부터 다음 심방수축 시작까지를 심장주기(cardiac cycle)라 하고 심방수축(artrial systole), 심실수축(ventricular systole) 및 확장기(diastole)이 하나의 주기를 형성한다. 안정상태에서 심방수축기는 0.11초, 심실수축기는 0.27초, 심실 확장기는 0.42초가 된다(수축기 0.3초 + 확장기 0.5초 = 약 0.8초).

안정 시 심박수가 75회/분이라면 심장주기는 0.8초가 된다. 심박수가 증가하여 심장주기가 짧아지면 수축기는 그대로 있고 확장기만 짧아진다. 따라서 심박수의 증가가 오래 계속되면 흥분한 심장은 휴식을 취하지 못하여 과로 상태가 지속된다(그림 4-20).

1) 수축기(Systole)

(1) 등용적수축기(Isovolumetric contraction period)

심실수축의 조기단계로 심실이 수축되면 심실내압이 올라가서 즉시 심방내압보다 커지므로 방실판막(AV valve)이 닫힌다. 이렇게 되면 심실은 방실판막과 반달판막이 완전히 닫힌 채로 심실내압이 급격히 상승하게 되어 대동맥압력까지 상승하게 되는데 이 시기를 등용적 수축기라 한다. 이때 심장은 심실용적의 변화 없이 형태만 바뀌어 구형에 가깝게 된다. 심전도상의 QRS파 출현 시기에 해당한다.

(2) 심실박출기(Ventricular ejection period)

좌심실 내압이 대동맥 내압보다 높게 되면 반달판막(반월판, semilunar valve)이 열리면서 혈액이 대동맥으로 박출되는데 이 시기를 박출기라고 한다. 심전도상의 T파가 발생하는 시기를 말하며 심실근육 재분극이 거의 완성된다.

2) 확장기(Diastole)

(1) 등용적확장기(Isovolumetric relaxation period)

심실확장 초기 단계로 심실 압력보다 동맥의 압력이 크기 때문에 반달판막이 닫히게 된다. 심실은 또 다시 반달판막과 방실판막이 모두 닫힌 상태로 확장이 진행됨에 따라 심실압력이 급격히 하강하는 시기를 등용적 확장기라고 한다. 심전도상의 바닥선(기준선, 등전위선)에 해당한다.

(2) 심실충만기(Ventricular filling period)

① 빠른 충만기(급속충만기, rapid ventricular filling period)

심실 내압이 하강하고, 심실 내압이 심방 압력보다 낮게 떨어지면 방실판막이 열리면서 심실로 혈액이 유입되는 시기이며, 심전도상에서는 바닥선에 해당한다.

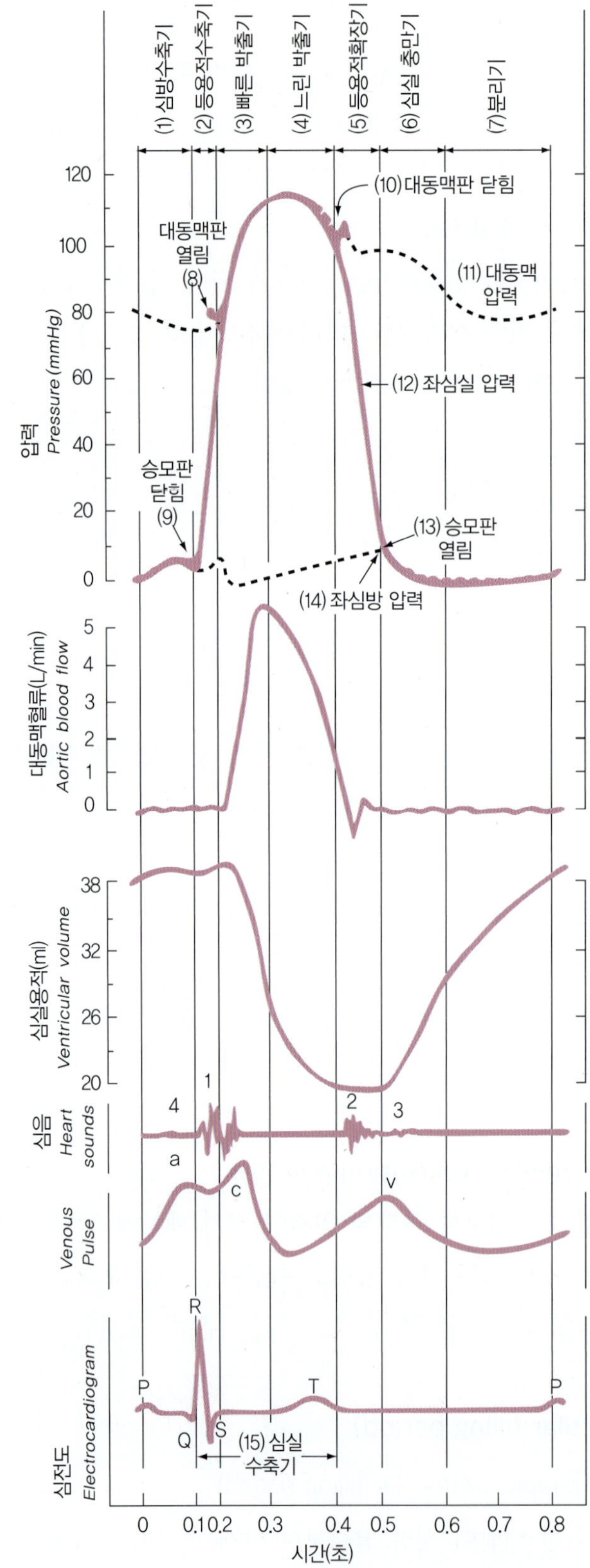
(1) 심방수축기
(2) 등용적수축기
(3) 빠른 박출기
(4) 느린 박출기
(5) 등용적확장기
(6) 심실 충만기
(7) 분리기
압력 Pressure (mmHg)
대동맥판 열림 (8)
승모판 닫힘 (9)
(10) 대동맥판 닫힘
(11) 대동맥 압력
(12) 좌심실 압력
(13) 승모판 열림
(14) 좌심방 압력
대동맥혈류(L/min) Aortic blood flow
심실용적(ml) Ventricular volume
심음 Heart sounds
Venous Pulse
심전도 Electrocardiogram
(15) 심실 수축기
시간(초)

그림 4-20. 심장의 주기

② 느린 충만기(완속충만기, slow ventricular filling period)

처음에는 확장된 심실로 혈액이 급속하게 유입되나 심방이 점차 비워지고 심실이 차오를수록 혈액 유입속도가 점차 느려지는 시기를 말한다.

(3) 심방수축기(Atrial systole)

심실확장기가 끝날 무렵에 심방수축이 일어나면 심방압력이 심실 내압보다 높아져서 방실판막이 열리면서 심방에 있던 혈액이 다시 심실로 유입되는 시기를 말한다. 이 시기에 심실 전체가 충만된다. 심전도상의 P파가 나타나는 시기에 해당한다.

이상과 같이 심장은 규칙적으로 끊임없이 수축과 확장을 반복하여 펌프 작용을 수행하여 혈액을 신체의 각 조직이나 장기로 보낸다.

6. 심장의 박동수와 박출량

심장은 혈액이 인체 각 조직으로 순환할 수 있도록 압력을 제공해 주는 펌프이다.

- 심장이 1분간에 박동하는 수를 심박수(심장박동수, heart rate, HR = beats per minute, BPM)라 하며 맥박수와 같다.
- 정상 심박수는 약 60~100회/분이며 정상 일회박출량(stroke volume)은 50~80 mL이다.
- 심장박출량(cardiac output) = 1회 박출량×심박수(HR), 심장박출량은 약 3~5 L/분
- 심박수는 굴심방결절에서 결정
  - 정상 동성 리듬(정상동조율, normal sinus rhythm): 60~100회/분
  - 동빈맥(sinus tachycardia): 100회 초과/분
  - 동서맥(sinus bradycardia): 60회 미만/분
- 심장의 박동수는 운동, 정신적인 흥분, 발열이 있을 때 증가하며 수면 시 감소한다.
- 들숨(흡식) 시 굴심방결절의 활동이 촉진되어 심박수가 증가하고, 날숨(호식) 때는 심박수가 감소한다.

순환생리기능검사학 및 기타 생리검사학 실습보고서

학교명: 학번: 이름:

Section

05

심전도 검사의 기본개념

학습목표

1. 심전도 검사의 임상적 의의를 설명할 수 있다(A).
2. 심전도 파형 및 정상치를 설명할 수 있다(A).
3. 심전도 파형의 여러 가지 형태를 설명할 수 있다(A).
4. 심전도 보정곡선을 설명할 수 있다(A).
5. 심전도기의 기본원리를 설명할 수 있다(A).

1. 심전도 검사의 기본개념

1) 심전도 검사의 역사

1856년 쾰리커(Kölliker)와 뮐러(Müller)는 개구리를 이용하여 최초로 심장박동과 관련된 활동전위을 기록하였다. 그 후 1887년 월러(Waller)와 루드비히(Ludwig)는 모세관 전위계(capillary electrometer)를 이용하여 인체에서 심장과 관련된 전기적 변화를 기록하였으나 의학적으로 실제 이용되기 어려웠다.

1902년 네덜란드의 생리학자인 윌리엄 에인트호벤(William Einthoven)은 현선전류계(string galvanometer)를 발명하여 비로소 의학적으로 이용 가능한 심전도 기록법을 창안해냄으로써 '심전도의 아버지'라 불리게 되었고, 그는 이 공로로 1924년 노벨상을 수상하게 되었다. 이후 심전도의 활발한 이용과 함께 많은 발전이 있었으며, 1933년 프랭크 윌슨(Frank N. Wilson)과 그의 동료들은 단극유도법이라는 새로운 심전도 기록법을 고안하게 되었다.

그러나 윌슨이 개발한 이 방법으로 기록한 단극팔다리유도의 심전도 파형은 그 크기가 작아서 판독에 어려움이 따랐다. 그 뒤 엠마누엘 골드버그(Emmanuel Goldberger)가 이 방법을 보완하여 파형은 변화시키지 않고 파의 크기만을 1.5배 증폭시켜 기록함으로써(증폭단극팔다리 유도법) 에인트호벤이 창안한 방법과 함께 오늘날 임상에서 일상적으로 이용하고 있는 12가지의 표준 심전도 기록법이 완성되었다.

또한 기록된 심전도에는 각 파의 이름을 P, Q, R, S, T, U라고 부르고 있으며, 이러한 각 파의 지칭은 특별한 순서로 불리는 것이 아니고 임상심전도의 창시자인 에인트호벤이 다른 학문분야에서 흔히 이용되는 용어들인 A, B, C와 구분하기 위하여 가장 첫 번째 심전도 파형을 임의로 'P'로 시작하여 차례대로 부른 것이 그 유래이다.

흔히 임상에서 심전도를 영어로 얘기할 때 전통적으로 'EKG'라고 불러 왔다. 원래 심전도의 영어

표현이 'Electrocardiogram'이므로 'ECG'라고 약칭함이 원칙이나 'EKG'라고 부르는 이유는 "Elektrokardiographie" 독일어에서 비롯된 약어로, 독일과 독일권 국가에서는 주로 EKG 사용하기 때문이다.

2) 심전도 검사의 기본개념

심전도란 심장근육세포에서 발생하는 전기적 변화를 이용하여 그래프로 기록한 파형을 말한다.

심전도 파형에 나타난 다양한 전기적 변화, 즉 탈분극과 재분극은 심장의 수축과 확장의 원동력이 된다. 심장은 다른 세포와는 달리 사이원반(intercalated disc)이라 불리는 특별한 세포막으로 인접한 세포에 연결되어 있으므로 한 세포에서 다음 세포로 전달되도록 하고 있다.

심장근육세포가 전기적으로 흥분되는 탈분극 현상은 심장박동의 원동력이 되며 이와 같은 탈분극을 일으키기 위해서 분명히 어떤 전기적 자극이 필요하다. 다행히 우리의 몸속에는 이러한 전기적 자극을 생성하는 기구가 존재하고 있는데, 그것은 바로 심장 내 존재하고 있는 굴심방결절(동방결절, sinoatrial node, SA node)이라는 아주 작은 기구이다. 이 작은 기구가 생명체의 원동력이 되는 심장박동을 주도하는 발전기의 역할을 하게 되며, 이 굴심방결절은 규칙적으로 아주 미소한 전기적 스파이크를 생성한다.

이 전기적 스파이크는 심장 내 분포되어 있는 특수심장전도계통을 따라 전도되면서 심방 및 심실세포를 전기적으로 흥분시키게 되고 이로 인해 생성되는 심장 각 부위의 흥분파가 피검자의 특정 체표면 부위에 장착한 전극을 통하여 심전도기로 전달되어 기록하는데 이것을 심전도라 한다.

심장에서의 전기적 변화는 신체조직을 따라 온몸으로 퍼지기 때문에 체표면에서도 기록이 가능하다. 즉, 피부에 두 개의 전극을 부착하고 이 두 전극 사이에 전류계를 연결하면 심장에서 일어나는 전기적 변동의 파동을 알아낼 수 있다. 이와 같이 얻어진 심전도 파형의 크기는 약 0.2~2.5 mV 정도의 낮은 전위이고, 주파수는 0.1~200 Hz 정도의 주파수 성분으로 나타난다.

심전도 기록지는 가로축은 1초 동안에 25 mm가 이동하도록 되어 있고, 그래프 세로축은 1 mV의 전압 발생에 대하여 10 mm가 되도록 조정되어 있다.

이러한 전류를 기록하기 위해서는 심장과 심전도기 사이에 전기적 회로를 형성해야 될 것이다. 따라서 이를 위하여 신체의 2곳 이상에 전극을 부착하게 하고, 이 전극을 부착하는 신체부위에 따라서 심장의 전기자극을 여러 방향에서 기록할 수 있게 된다. 이와 같이 여러 부위에 전극을 부착하여 기록하는 방법을 신체 부위에 따라 전기를 유도한다 하여 이를 유도법이라 한다. 유도법에는 표준팔다리유도인 쌍극유도와 증폭단극팔다리유도와 단극가슴유도인 단극유도가 있다.

한편 신체표면에서 포착한 심장의 전위 변화를 기록하는 방법은 일반 심전도(체표면 유도, 비침습적 검사) 이외에 식도 유도, 심장안(심강내) 유도, 벡터심전도 등이 있지만, 임상병리사가 할 수 있는 영역은 주로 체표면 유도에 의한 비침습적 검사인 심전도 검사 등에 제한을 두고 있다.

3) 심전도 검사의 의의

심전도는 1996년부터 성인병 검사 종목에 기본검사로 자리잡게 됨으로써 임상적 중요성이 있게 되었고 다음과 같은 검사에 의의를 가진다.

- 부정맥(arrhythmia): 자극생성 이상, 흥분전도 이상
- 허혈심장병(ischemic heart disease): 심근경색증(myocardial infarction), 협심증(angina pectoris)
- 심방 및 심실비대(atrial & ventricular hypertrophy)
- 심장막염(pericarditis)
- 심근병증(cardiomyopathy)
- 심장에 영향을 주는 질환: 갑상샘 관련 질환, 허파 관련 질환
- 심장약물의 영향 평가: 퀴니딘(quinidine), 디기탈리스(digitalis) 등
- 전해질 대사의 이상: 특히 K^+, Ca^{2+}
- 내분비 장애
- 자율신경 이상
- 인공심장박동조율기 기능의 평가
- 우심증(dextrocardia): 선천성 심장질환의 진단
- 각종 수술 시와 중환자실에서의 환자 상태 감시
- 기타

심전도 검사는 부정맥진단에 가장 큰 의의를 가지며 심장질환의 진단이나 심장기능의 평가에 중요한 검사법으로 유의성을 가진다. 또한 심전도 검사의 실시가 간편하고 환자에게 전혀 고통을 주지 않는 안전한 방법이다.

4) 심전도 검사 시 주의사항

심전도 검사 방법이 올바르지 않으면 오진의 원인이 될 뿐 아니라 피검자에게 위험을 주게 된다. 임상병리사는 심전도 파형을 보고 그 파형이 병적 이상 소견인지 아니면 기록상의 오류인지를 판별할 수 있어야 좋은 결과를 얻을 수 있다.

심전도는 심장의 전기적 변화를 체표면에서 단순히 그래프로 기록한 것이므로 심장 내의 모든 변화를 완벽하게 설명할 수 없다. 예를 들어 해부학적 상태나 심장의 기능이 비정상적임에도 불구하고 심전도는 정상 소견을 보일 수 있으며 반대로 심전도는 비정상적 소견을 보이지만 심장은 정상인 경우도 있다.

심장과 관계없는 많은 외적 요인들이 심전도에 영향을 미칠 수 있다. 따라서 심전도 소견 한 가지만 가지고 특정 피검자의 심장상태를 섣불리 판단해서는 안 되며 반드시 심장과 관련된 다른 임상 소견이나 검사와 함께 판단하지 않으면 안 된다.

심전도를 공부하는 학생들은 흔히 중대한 오해에 빠지게 되는데, 그것은 각 심전도 파형의 발생기전에 대한 착각에서 비롯된다. 일부 교재의 경우 심전도의 P파를 심방수축파, QRS군파를 심실수축파로 표현함으로써 마치 심방과 심실이 수축함에 의해 P파나 QRS군파가 생기는 것으로 오해하기 쉽다. 그러나 이것은 명백한 착각이다.

심전도를 구성하고 있는 모든 파형은 심장 각 부위의 세포가 탈분극 혹은 재분극함으로써 형성되는 파이다. 또한 굴심방결절을 포함한 모든 심장전도계통을 통한 전기적 자극파의 생성과 전도 역시 체표면을 통한 심전도 기록상에서는 도저히 표현하기 어렵다. 즉, 굴심방결절에서 생성되어 특수자극전도로 전달되는 전기적 스파이크는 그 크기가 너무나 미약하여 실제 심장 내 해당부위에서 직접 측정하지 않는 한 현재의 체표면 기록 심전도에서는 특정 파형으로 나타내기 어렵다.

결국 우리가 심전도 기록을 통해 관찰할 수 있는 파형들은 굴심방결절에서 생성된 전기적 스파이크가 특수 심장전도계통을 따라 심방과 심실 세포로 전달된다. 그 후 이 자극은 이 세포들을 전기적으로 탈분극시키고 또 일정 시간 후에 이들 심장근육 세포를 재분극 시킴으로써 발생하는 전기적 변화, 즉 전위차가 체표면을 통해 전달되는데, 이것을 심전도기로 기록한 것이 심전도이다.

2. 심전도 파형 및 정상치

1) 심전도 기본파형

(1) 파형

① P파(P wave)

- 특성: 정상 심전도에서 기록되는 최초의 양성파이며 좌·우심방 탈분극에 의해 생성되므로 심방파(atrial deflection)라고 한다**(그림 5-1)**. 심방 탈분극은 굴심방결절에서 시작되며 심방을 가로질

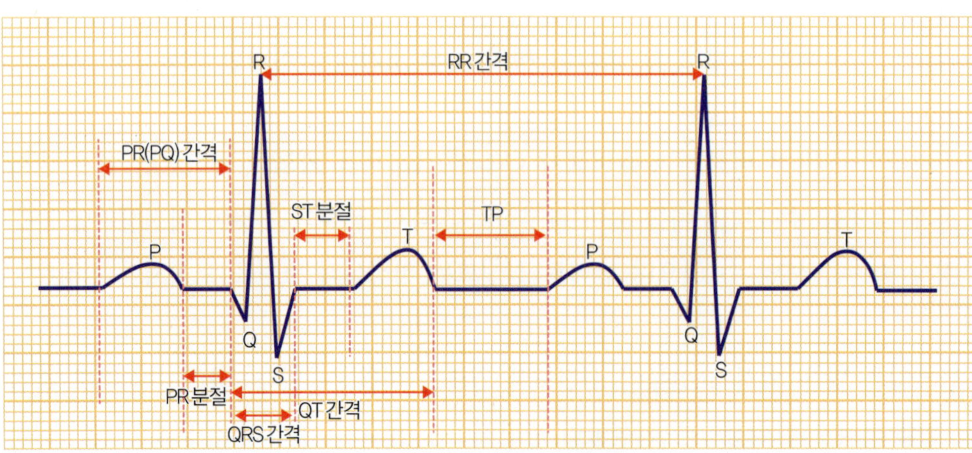

그림 5-1. 심전도의 파형

러 오른쪽에서 왼쪽으로 진행된다. P파의 앞부분은 우심방의 탈분극을 나타내며 P파의 뒷부분은 좌심방의 탈분극을 나타낸다. 정상적인 P파는 심실확장기(ventricular diastole) 동안에 일어난다.

- 모양: 대체로 완만하고 둥근 형태이다.
- 진폭(높이): II유도에서 0.05~0.25 mV(0.5~2.5 mm) 미만이며 정상적으로 P파가 2 mm를 넘지 않는다.
- 시간: 0.06~0.1초 이내이다.
- 방향: I, II, $_aV_F$, V_4~V_6에서는 상향하고, $_aV_R$에서는 하향하며, 기타 유도에서는 일정하지 않다.
- P파와 QRS복합(QRS complex)의 관계: P파의 뒤에는 QRS군이 정상적으로 나온다.

② TP파(TP, Ta wave)

- 특성: 심방의 재분극에 의해 형성되는 파로서 표준12유도 심전도상에서는 관찰하기 어려운데, 그 이유는 심방의 재분극이 심실의 탈분극 동안 이루어지므로 심실탈분극파인 QRS군 속에 심방 재분극파가 묻혀버리기 때문이다. 그러나 어떤 원인에 의해 심방이 확장되었을 때 가끔 PR 분절을 하강시키면서 나타나기도 한다. 또한 방실차단(atrioventricular block, AV block)가 있을 경우에는 TP파의 관찰이 용이한데, P파가 출현한 다음 QRS군이 나타나지 않을 경우 P파 다음에 얕은 음성파 형태로 출현한다.

③ QRS군(QRS complex)

- 특성: 정상 좌 · 우심실의 탈분극을 나타낸다. 탈분극은 방실접합부(atrioventricular junction, AV junction) 부근의 심실중격의 왼쪽 부분에서 시작되어 중격을 가로질러 왼쪽에서 오른쪽으로 진행된다. 그 후 심실의 심내막 표면에서 시작된 탈분극은 심실벽을 통해 심외막으로 진행된다. 즉, QRS군은 히스다발(방실다발, His bundle)에서 왼 · 오른다발갈래(좌 · 우각, left or right bundle branch)를 통하여 푸르키네섬유(Purkinje fiber)로 진행되는 전기적 충격이다. 이때 좌 · 우심실의 탈분극이 일어난다.
- 모양: QRS군의 모양은 일반적으로 좁고 뾰족하게 나타난다. Q파는 음성파, R파는 양성파, S파는 음성파의 형태로 연속적으로 기록되며 모든 심전도 유도에서 반드시 QRS군이 모두 출현하는 것은 아니다.
- 구성: 어떤 유도에서 Q파는 출현하지 않고 RS파만 출현하기도 하고, 또 어떤 경우에는 R파가 빠진 채 QS 형태의 음성파만, 혹은 Q와 S파가 빠진 R파만이 출현하는 경우도 있다. 그럼에도 불구하고 우리는 흔히 QRS군이라 부르고 있다. 이것은 사람마다 개인적 특성이거나 유도법에 따른 차이 혹은 어떤 병리적 상황일 수 있다. 가령 가슴유도 중 V_1, V_2, V_3의 경우 일반적으로 Q파가 보이지 않는 것이 정상이나 만일 출현할 경우 심장질환을 의심하게 된다.

QRS군은 어떤 심장질환이 있을 경우에 파형들이 한 개 이상 더 출현하는 경우도 있다. 가령 R파가 출현한 다음 또 다시 새로운 R파가 나타날 수도 있는데 이 경우 후자를 R′로 부른다. 그리고 S파 다음의 새로운 R파 역시 R′로 부르며 S파 다음에 또 다른 음성파가 연이어 출현할 경우 S′, S″로 표시한다(이때 후자 S′나 S″파는 반드시 바닥선보다 아래쪽에 출현해야 함). QRS군은 다른 파형들보다 주파수가 높기 때문에 그 모양은 일반적으로 폭이 좁고 끝이 뾰족한 형태로 나타난다. 대문자 Q, R, S는 5 mm 이상의 큰 파형을 의미하며 소문자 q, r, s는 5 mm 이하의 작은 파형을 의미한다. 또한 Q, R, S는 가슴유도에서 이행부위 측정으로 심장의 회전을 분석한다.

- 진폭(높이): 진폭은 0.5~2.5 mV(5~25 mm)이며 다양하다. QRS군의 진폭은 대부분의 경우 R파의 높이를 의미하며 각 유도에 따라 조금씩 다를 수 있으며 정상에서도 차이가 많다. 표준유도나 팔다리유도에서 QRS 높이가 모두 5 mm 이하이거나 가슴유도 V_1 및 V_6에서 5 mm 이하, V_2 및 V_5에서 7 mm 이하, V_3 및 V_4에서 9 mm 이하이면 저전압이라 한다. 가슴유도에서 QRS군 높이는 정상인에서 30 mm 미만이다. QRS 높이가 낮은 이유는 저전압에 의한 것으로 심부전(heart failure), 점액부종(myxedema), 폐기종(pulmonary emphysema), 전신부종(anasarca), 지방증(비만증, adiposity), 가슴벽이나 가슴우리가 매우 두꺼운 경우, 심장막삼출(심낭삼출액, Pericardial effusion) 증가, 심한 심근손상, 일차아밀로이드증(AL 아밀로이드증, primary amyloidosis) 등에서 볼 수 있다.
- 시간: Q파의 시작점과 S파의 끝점 사이의 거리를 QRS 간격이라 하며 이것은 심실 내에서의 전도시간을 나타낸다(**그림 5-2**). 성인은 0.06~0.1초, 소아는 0.08초이거나 약간 짧다. 또한 QRS 간격은 유도법에 따라 약간의 차이를 보일 수 있는데, 가령 가슴유도의 경우 표준유도보다 QRS 간격이 0.01~0.02초가량 길게 기록되기도 하지만, 이유는 확실하지 않다. QRS 간격이 0.12초 이상이면 심실 내 전도장애를 의미하며 각차단(bundle branch block, BBB), 심실부정맥(ventricular arrhythmia) 등에서 나타난다.
- Q파의 폭 : 심전도 파형에서 Q파는 임상적으로 매우 중요한 의미를 갖는다. 따라서 Q파의 판독은 대단히 중요하면서도 판독이 아주 까다롭다. 단 1 mm 이하의 작은 Q파라도 임상적 의의가 있는가 하면, 때로는 10 mm 이상의 큰 음성 QS군이 정상으로 판독되는 유도도 있다. I, $_aV_L$, $_aV_F$, V_5, V_6에서 작고 좁은 q파가 정상적으로 나타난다. 만일 이러한 유도들에서 작은 q파가 출현하지 않으면 오히려 비정상이다. 정상 Q파의 폭은 0.04초 미만이며 Q파의 폭이 0.04초 이상일 때 비정상 Q파라한다.

심근의 경색, 비대, 확장 또는 전도장애 때 비정상 Q파가 나타나는 것이 특징이다(**그림 5-3**). Q파의 판독 시에는 반드시 깊이, 넓이, Q파가 출현하는 유도의 종류, 임상소견 등을 충분히 검토해야 한다.

- 방향: QRS군의 방향은 양성으로 나타날 경우도 있고, 음성으로 나타날 경우도 있으며, 양쪽이 동등하게 나타날 경우도 있다.

④ T파(T wave)

- 특성: 좌 · 우심실의 재분극을 의미하며 심실흥분 회복기를 나타낸다. 정상 재분극은 심실의 심외막(심장바깥막, epicardium) 표면에서 시작하여 심실벽을 통하여 심내막(심장속막, endocardium)을 향하여 진행된다.

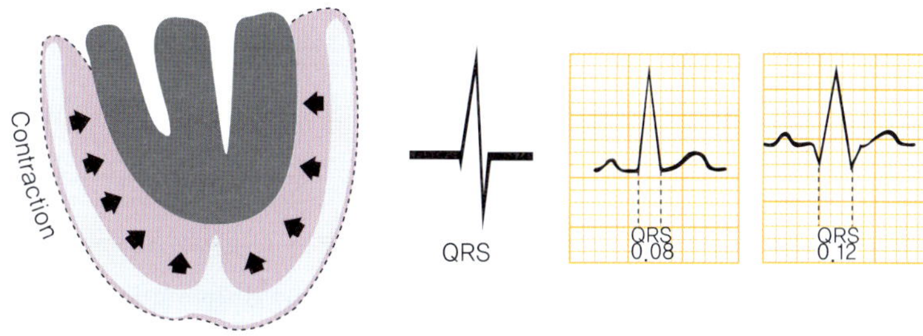

그림 5-2. QRS 탈분극파

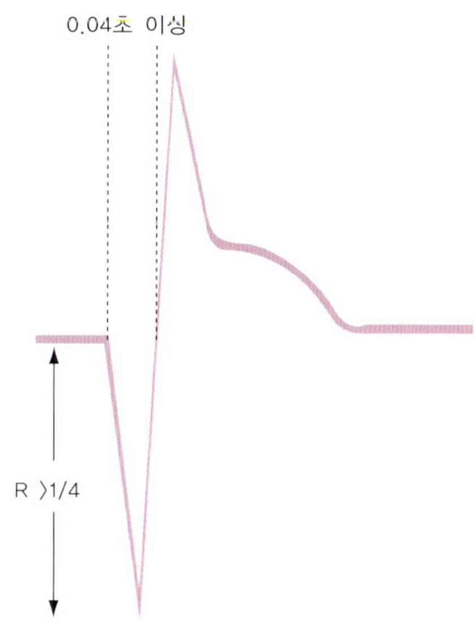

그림 5-3. 비정상 Q파의 진단기준

- 모양: T파는 일반적으로 끝이 둥글거나 약간 뾰족하면서 좌우 비대칭이다. 대개는 파의 앞쪽 윗부분이 뒤쪽 아랫부분보다 약간 더 길다. T파가 지나치게 그 끝이 뾰족하거나 높이가 높을 경우 심근허혈이나 고칼륨혈증(Hyperkalemia)을 의심할 수 있으며, 좌 · 우 대칭의 음성파(관성 T파, coronary T wave)로 나타날 경우 전형적인 관상동맥병(Coronary artery disease, CAD)이 예상된다. 또한 T파의 분열은 심장막염(pericarditis)의 소견일 수도 있으나 가슴유도나 소아의 경우 정상적으로 분열이 관찰될 수 있으므로 판독에 주의를 요한다.
- 진폭(높이): 높이는 0.5 mV(표준 및 증폭팔다리유도)~1.0 mV(가슴유도) 이하이다.
- 시간: 0.1~0.25초 혹은 그보다 길다.

- 방향: 정상적으로 I, II, 및 V_3~V_6에서 위쪽, $_aV_R$에서는 아래쪽이다.
- T파와 QRS군의 관계: T파는 항상 QRS군 뒤에 나온다.

⑤ P파, QRS파, T파 간의 상호관계

심전도 파형에서 1개의 P파 다음에 반드시 1개의 QRS군과 1개의 T파가 나타나는 심전도 1주기를 따라야 한다. 만일 이러한 상호관계가 지켜지지 않을 경우 부정맥이며 심장의 비정상적 상태를 의미한다.

⑥ U파(U wave)

- 특성: 심실 재분극의 마지막 단계이다. T파 이후에 출현하는 매우 작은 파형이며, 그 형성 기전은 알려져 있지 않지만 심방과 심실이 거의 다 재분극된 후 심장전도근육섬유의 느린 재분극 혹은 심장 내 유두근(꼭지근, papillary muscle)의 재분극으로 인해 생성되는 것으로 추측된다. 일반적으로 U파는 쉽게 나타나지 않지만 만일 심박수가 느려질 경우 관찰될 수도 있다.
- 범위: 대체로 완만하고 둥근 형태이다.
- 진폭(높이): U파의 높이는 일반적으로 2 mm 이하이며 선행하는 T파보다 항상 낮으며 만일 2 mm 이상이거나 T파보다 높으면 비정상이다.
- 시간: 명확한 기준이 없다.
- 방향: U파의 출현 방향은 대개 선행하는 T파와 동일하다. 즉, T파가 위쪽에 있으면 U파도 위쪽으로 출현하며 만일 아래쪽에 있을 경우 비정상으로 간주한다. U파는 저칼륨혈증(hypokalemia), 당뇨병심근병증(diabetic cardiomyopathy), 좌심실비대(left ventricular hypertrophy, LVH), 여러 약물 등, 고칼슘혈증, 갑상샘항진(증)(hyperthyroidism), 육체적 운동 등의 경우 그 높이가 증가하며, 좌관상동맥(왼심장동맥, left coronary artery)이나 왼앞내림동맥(좌전하행지, left anterior descending coronary artery, LAD)의 심한 협착이 있을 경우 U파는 음성으로 나타난다. 또한 고혈압이나 대동맥판막증 혹은 승모판막증으로 인한 심근허혈및 좌심실부하가 있을 경우에도 U파의 음성과 양성의 극성이 바뀔 수 있다.
- U파와 다른 파의 관계: U파는 항상 T파 다음에 오며 다음 P파 이전에 나타난다.

(2) 간격

① RR 간격(RR interval)

- 특성: RR 간격은 2번의 심실 탈분극 사이의 시간을 말하며 심방과 심실이 한 번씩 수축하고 확장하는 시간으로 1회 심장주기를 나타낸다.
- 범위: 한 R파의 맨 앞에서 다음 R파의 앞까지 혹은 R파의 정점에서 그다음 R파의 정점까지이다.
- 시간: 심박수를 의미하며 시간은 0.6~1.0초이다. 정상굴리듬(정상동리듬, normal sinus rhythm, NSR)에서 RR 간격은 PP 간격과 같다. PP 간격이나 RR 간격 모두 심박수에 영향을 받는데, 심

장박동이 느리면 RR 간격은 길어지고 심장박동이 빨라지면 RR 간격은 짧아진다. PP 간격(PP interval)은 P파와 다음 P파 사이의 간격을 말한다.

② PR 간격(PR interval)

- 특성: 심방 탈분극의 시작부터 심실 탈분극 시작까지의 시간을 나타낸다. 즉, 굴심방결절에서 생성된 전기적 자극이 심방과 심장전도근육섬유를 거쳐 심장근육(심근, cardiac muscle)까지 도달하는 데 걸리는 시간을 말하며, 이것을 방실흥분 전도시간(AV nodal conduction time)이라고도 표현한다.
- 범위: PR(PQ) 간격은 P파의 시작과 함께 시작하여 QRS군의 시작점까지인데, Q파가 없는 경우에는 R파의 시작점까지 측정하면 된다.
- 시간: 정상 PR 간격은 0.12~0.2초 사이이며, PR 간격은 여러 가지 요인에 의해 영향을 받는다. 심박수가 증가할수록 PR 간격은 단축되고 심박수가 감소할수록 PR 간격은 연장된다. 또한 몸무게나 나이에 의해서도 영향을 받게 되는데, 나이가 어릴수록 PR 간격도 짧고 나이가 들수록 길어진다. 가령 유년기의 경우 0.10~0.12초, 사춘기에는 0.12~0.16초, 성인이 되어서는 0.14~0.21초 정도를 나타낸다. 자세에 따라서도 변화되는데, 누운 자세나 앉은 자세에서 연장되었던 PR 간격이 일어서면 정상수치로 되돌아오기도 한다. 부전도로(덧전도로, accessory pathway)에 의한 월프-파킨슨-화이트증후군(Wolff-Parkinson-White syndrome, WPW syndrome), 방실접합부(atrioventricular junction, AV junction)나 하부심방조율(Lower atrial pacing)의 경우 PR 간격은 정상 이하로 단축되고, 관상동맥(심장동맥, coronary artery)이나 류마티스성 심질환(Rheumatic heart disease)으로 인한 방실차단, 디기탈리스의 투여 등에 의해 비정상적으로 연장될 수 있다.

③ QT 간격(QT interval)

- 특성: QT 간격은 심실 탈분극의 시작과 재분극의 끝 사이의 시간을 의미하며 전기적 심실수축시간이라고 한다. QT 간격은 심박수에 따라 변하며 성별과 나이에 따라서도 그 간격이 변하는데 여자의 경우 약간 길고 나이가 들수록 연장된다. 심박수가 60~100회/분일 때의 정상 QT 간격은 RR 간격의 1/2 이하가 된다. 만일 QT 간격이 주어진 심박수의 평균 QT 간격보다 10% 이상으로 길 경우 심실 재분극이 천천히 이루어져 QT 간격이 비정상적으로 연장된다. 이런 현상은 허혈심장병(ischemic heart disease), 류마틱열(rheumatic fever), 뇌혈관 질환, 전해질불균형(electrolyte imbalance)(저칼륨혈증, 저칼슘혈증), 퀴닌중독(quininism), 항부정맥 약물과다 사용, 체온저하, 급성심근경색증(acute myocardial infarction, AMI), 좌심실비대(left ventricular hypertrophy, LVH) 등이 있을 때 볼 수 있다. QT 간격이 주어진 심박수의 평균 QT 간격보다 10% 이하로 짧을 경우 심실의 재분극이 빠르게 이루어져 QT 간격이 비정상적으로 단축된다. 이런 현상은 디기탈리스 복용, 고칼슘혈증(hypercalcemia) 등이 있을 경우 나타날 수 있다.

- 범위: QRS군 시작점에서 T파 끝점 사이를 QT 간격이라 한다.
- 시간: 심박수와 관련이 있으며 RR 간격의 1/2보다 약간 짧은 경우는 일반적으로 정상이며 1/2보다 긴 경우는 비정상으로 본다. 정확히 반인 경우 경계선이 되며 심박수가 증가할수록 QT 간격은 단축되고 심박수가 감소할수록 QT 간격은 연장된다(표 5-1).

QT 간격은 심박수에 의해서 영향을 많이 받기 때문에 심박수 60회를 기준으로 RR간격을 이용하여 보정해 주고 이를 QTc (corrected QT)라 하며 정상치는 0.35~0.45초이다. QTc는 Bazett 공식을 이용하여 구할 수 있다.

$$\text{Bazett공식 QTc} = \frac{\text{실측QT(초)}}{\sqrt{\text{RR간격(초)}}}$$

표 5-1. QTc 간격

심박수/분	RR 간격(초)	QT(초)와 정상치
40	1.5	0.46 (0.41~0.51)
50	1.2	0.42 (0.38~0.46)
60	1.0	0.39 (0.35~0.43)
70	0.86	0.37 (0.33~0.41)
80	0.75	0.35 (0.32~0.39)
90	0.67	0.33 (0.30~0.36)
100	0.60	0.31 (0.28~0.34)
120	0.50	0.29 (0.26~0.32)
150	0.40	0.25 (0.23~0.28)
180	0.33	0.23 (0.21~0.25)
200	0.30	0.22 (0.20~0.24)

④ 심실 흥분시간(ventricular activation time, VAT)

- 특성: 심내막(심장속막, endocardium)에서부터 심외막(심장바깥막, epicardium)으로 자극이 전도되는 시간을 말한다.
- 범위: QRS군 시작점과 R파 꼭지점 사이다(그림 5-4).
- 시간: 정상인의 심실흥분시간은 V_1~V_2에서 0.03초 이하, V_5~V_6에서 0.05초 이하이며 심실비대(ventricular hypertrophy, VH)와 각차단(bundle branch block, BBB) 시 연장된다.

(3) 분절 및 이음부

① PR 분절(PR segment)

- 특성: PR 분절은 전기적인 충격이 방실결절에서 히스다발, 왼 · 오른다발갈래, 심장전도근육섬유를 거쳐 심장근육(심근, cardiac muscle)까지 전도되는 데 걸린 시간을 의미한다. 즉, 심방 탈분극의 끝에서 심실 탈분극의 시작까지의 시간이다.

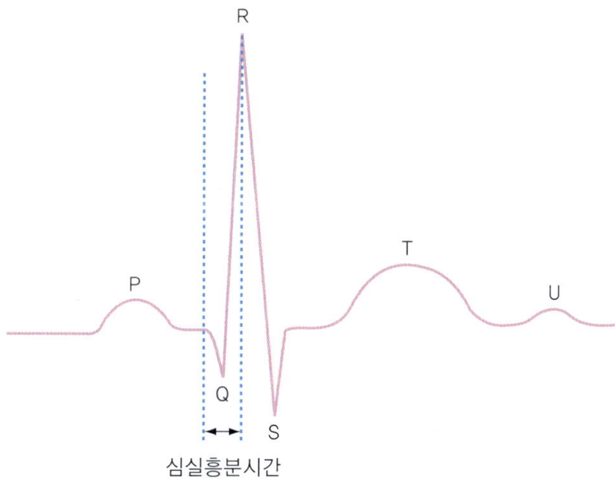

그림 5-4. 심실흥분시간

- 범위: PR 분절은 P파의 끝부터 QRS군 시작까지의 간격이다.
- 시간: PR 분절의 정상 간격은 0.02~0.1초인데, 전기적 흥분파가 방실결절에서 심장근육(심근, cardiac muscle)까지 지연됨 없이 정상적으로 전도되었음을 의미한다. 만일 PR 분절의 간격이 0.1초 이상일 경우 전기적 흥분파의 심실로의 전달이 비정상적으로 지연되었음을 뜻한다.

② J-point (Junctional point)

QRS군의 끝부분과 ST 분절의 시작 부위가 만나는 지점을 J 지점 혹은 이음부라고 한다.

J-point는 심장막염(pericarditis) 발생 시 주의 깊게 관찰하는 대상이며 답차운동부하검사(treadmill exercise test)에서도 중요한 의미를 갖는다.

③ ST 분절(ST segment)

- 특성: ST 분절은 좌·우 심실의 초기 재분극 상태를 나타낸다.
- 범위: QRS군이 끝나는 지점에서 T파의 시작까지이다.
- 시간: 심박수에 따라 영향을 받으며 심박수가 빠르면 심박수가 느릴 때보다 ST 분절은 짧아지며 0.2초 이하이다.
- 진폭(높이): 정상적으로 ST 분절은 등전선(바닥선, isoelectric line)에 위치하지만 팔다리유도에서 1 mm 이하, 가슴유도에서 −0.5 mm에서 +2 mm 이하 정도의 변동을 보일 수 있다. ST 분절이 바닥선을 중심으로 상승하거나 하강할 때 임상적 의의가 크다.

ST 하강은 이음부하강(J형 하강, Junctional depression), 수평하강(H형 하강, horizontal depression), 늘어진하강(S형 하강, sagging depression, 또는 down sloping depression), strain 하강, 오목 하강(분상하강) 등이 있으며 H형과 S형을 합쳐 허혈성 ST 하강이라고 표현한다(그림 5-5).

ST 상승은 심근경색증, 급성 심장막염(pericarditis) 등에서 나타나고, ST 하강은 심내막밑허혈(심내막하허혈, subendocardial ischemia) 및 심내막밑경색증(심내막하경색증, subendocardial infarction), 디기탈리스 효과 등에서 나타난다. ST 상승 중에서 텐트 모양의 상승은 병적 의의가 있다(그림 5-6).

ST 분절의 상승이나 하강은 심근허혈(myocardial ischemia) 또는 심근손상을 나타내는 민감한 지표로 관상동맥병(Coronary artery disease, CAD)이 있음을 알 수 있다. 특히 가슴유도에서 ST 분절의 하강은 심내막밑(subendocardium) 손상이나 허혈을, ST 분절의 상승은 심외막밑(subepicardium) 또는 심근의 내 · 외막을 포함한 심실벽 전체층에 발생하는 허혈 또는 손상을 각각 의미하므로 ST 분절의 변화는 매우 중요한 임상소견이다.

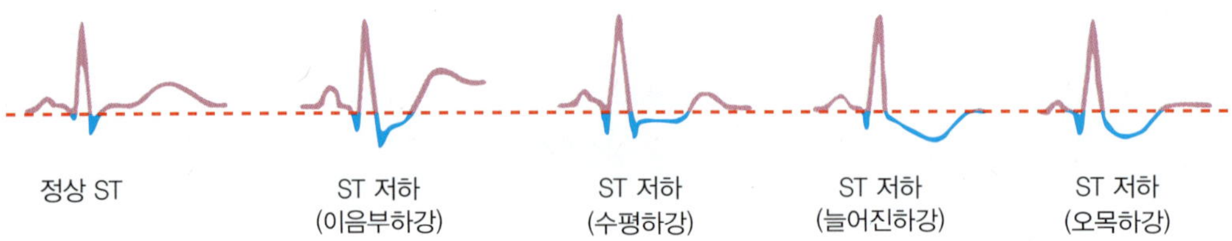

그림 5-5. ST의 분절의 하강

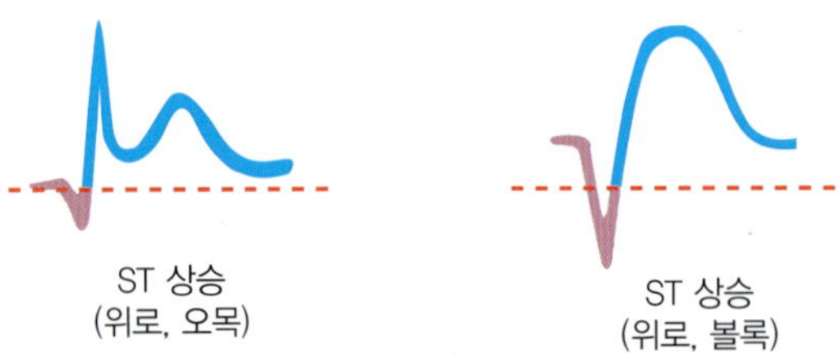

그림 5-6. ST의 분절의 상승

④ TP 분절(TP segment)

- 특성: TP 분절은 심장의 전기적 활동이 잠시 중단되는 심실 재분극의 끝부분에서 심방탈분극의 시작까지의 시간을 나타낸다. 심전도에서 바닥선에 해당되며 이를 중심으로 파형을 해석하여야 한다.
- 범위: T파의 끝에서 그 다음에 오는 P파의 시작점을 말한다.
- 시간: 0.02~0.04초 또는 그 이상일 수 있으며 심박수에 따라 결정되며 심박수가 빠를 때 TP 분절은 짧아진다.
- 진폭: TP 분절은 바닥선에 위치한다.

표 5-2. 심전도파형의 임상적 의의와 정상치

파형	구분	임상적 의의	정상치	
			시간	진폭
P파		심방의 탈분극	0.06~0.1초 (0.1초 이내)	0.25 mV 이하
QRS군		심실의 탈분극	0.04~0.1초 (0.1초 이내)	0.5~2.5 mV
T파		심실의 재분극	0.1~0.25초	0.5~1.0 mV
U파	T파 후에 생기는 완만한 파			0.2 mV 이하
PR (PQ) 간격	P파의 시작에서 QRS군의 시작까지의 부분	방실흥분 전도시간	0.12~0.2초	
QRS 간격	Q(R)파의 시작에서부터 R(S)의 끝	심실 내 전도시간	0.1초 이내	
ST 간격	S파의 끝에서부터 T파의 끝			
QTc 간격	QRS군의 시작에서부터 T파의 끝까지의 부분	전기적 심실 수축시간	0.35~0.45초	
RR 간격	R파의 꼭대기부터 다음 R파의 꼭대기까지	심장주기	0.6~1.0초	
ST 분절	QRS군의 끝에서부터 T파의 시작까지의 부분 (바닥선상에 있는 것이 원칙)	심실 전체의 흥분 정점상태 (흥분극기)	팔다리유도 : 1 mm 이하 가슴유도 : 2 mm 이하	
PR 분절	P파의 끝에서 QRS군의 시작까지		0.02~0.1초	
TP 분절	T파의 끝에서 P파의 시작까지		0.02~0.04초	

3. 심전도 파형의 여러 가지 형태

심전도의 각 파형의 형태는 다양한 모양을 나타낸다(그림 5-7~9). 심전도 파형을 표현할 때 언제나 바닥선을 중심으로 읽어야 하며 파형을 다음과 같이 읽는다. 양성파는 바닥선에서 상향으로 기록되는 파형이고 음성파는 바닥선에서 하향으로 기록되는 파형이다.

P파, T파, U파는 양성파인 경우와 음성파인 경우가 있다. 하나의 파형이 양성과 음성 부분을 모두 가진 것을 2상성파라고 하며 산이 바닥선 아래로 내려가지 않고 바닥선보다 윗 쪽에서 두 봉우리로 나누어지는 파형을 2봉성파라고 한다. 파에 작은 극파를 수반하는 것을 결절이라고 하며 크게 갈라진 것은 분열이라고 한다. 파와 파사이의 심전도 부분을 분절과 간격이라고 부른다. 간격은 파를 포함하나 분절은 포함하지 않는다.

(1) P파(P wave) 모양

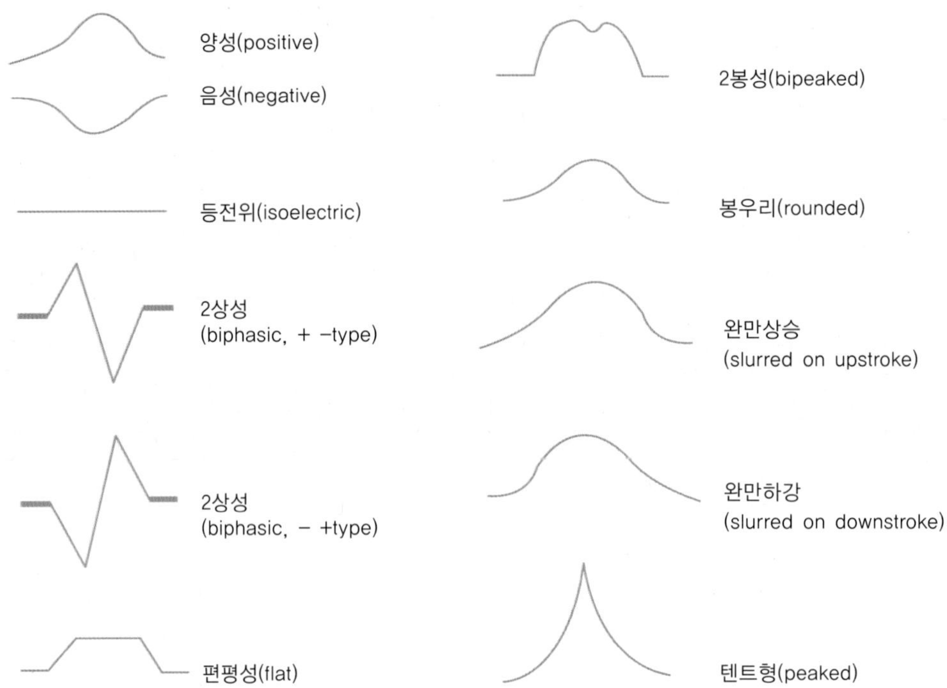

그림 5-7. P파의 여러 가지 모양

(2) QRS군(QRS complex) 모양

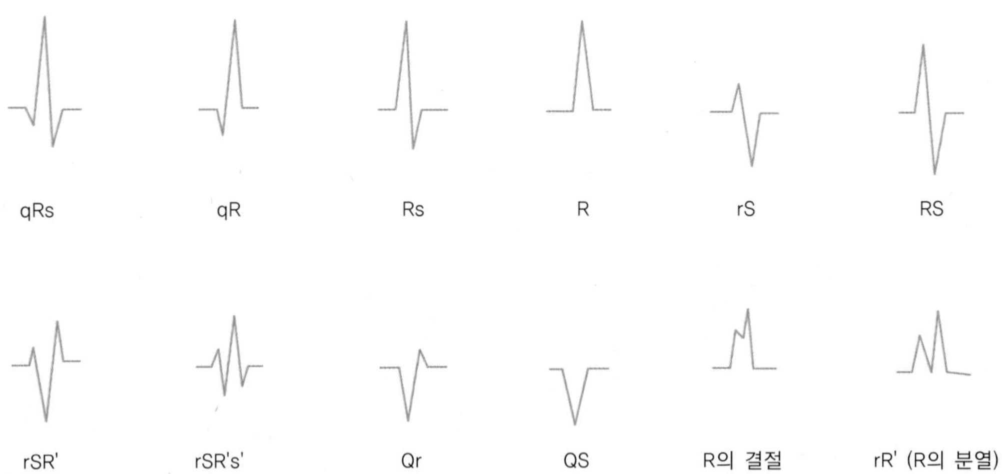

그림 5-8. QRS complex의 여러 가지 모양

큰 극파는 대문자(5 mm 이상: QRS), 작은 극파는 소문자(5 mm 이하: qrs)로 표시한다. R파, S파가 2개 있는 경우에는 R′(R 프라임), S′(S 프라임)와 같이 표시한다.

※ 파형의 표현
- QRS군: Q파, R파, S파 등으로 구성된 복합파(QRS complex)
  - Q파: R파의 앞에 있는 음성파(negative wave)
  - R파: 양성파(positive wave)
  - S파: R파 다음에 연결되는 음성파(negative wave)
- 2상성파: 양성파 + 음성파 or 음성파 + 양성파
- 2봉성파: 바닥선과 접하지 않는 2개의 봉우리파
- 관성 T파: 왼 · 오른대칭성(좌우대칭성)이고, 깊고 바닥이 뾰족한 음성 T파(심근경색증 진단에 의의)
- 결절: 파에 작은 극파를 수반하는 것
- 분열: 파가 크게 갈라진 것
- QRS군 가운데 2개 이상의 파형이 있을 수 있다. 2번째 R파를 R′파로 부르고, S파도 2번째는 S′파라고 한다.

(3) T파(T wave) 모양

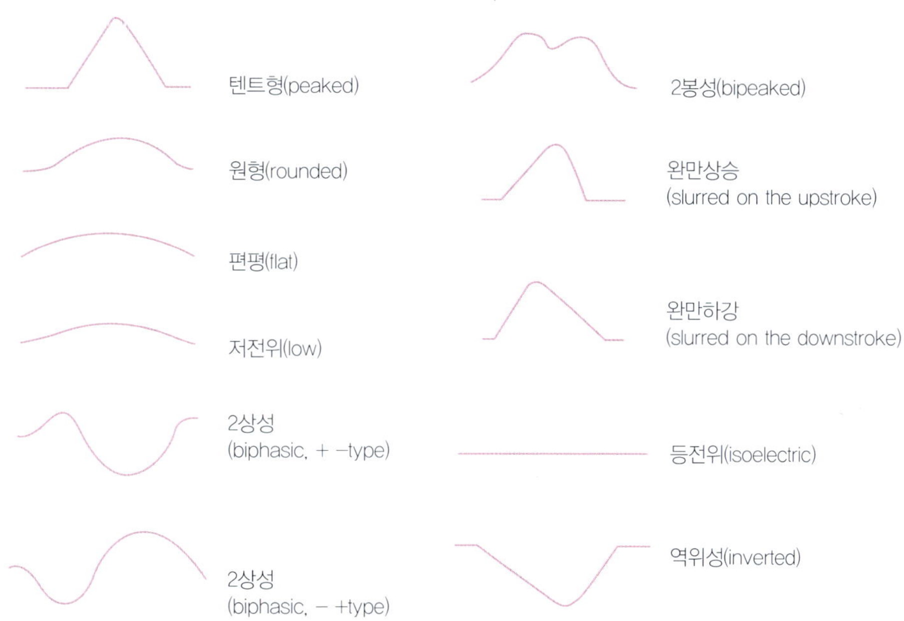

그림 5-9. T파의 여러 가지 모양

4. 심전도 파형의 측정방법

(1) 파형 측정법

심전도 측정 시 사용하는 기록지에는 선이 진하고 연한 가로선과 세로선이 큰 정사각형과 작은 정사각형을 이루고 있다. 이 기록지에서 가로선은 시간(sec)과 거리(파형의 폭이나 간격, duration)를, 세로선은 전압(voltage, mV) 또는 진폭(amplitude, mm)을 나타낸다(그림 5-10).

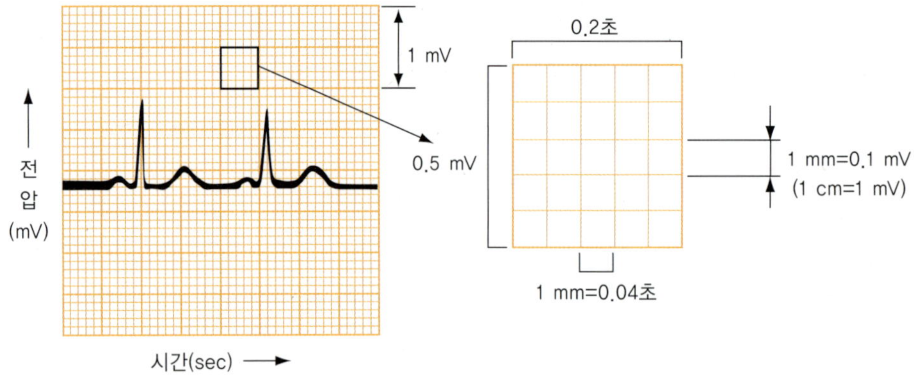

그림 5-10. 심전도 기록지

① 시간(sec)

심전도 기록지의 이동 속도가 25 mm/sec로 측정될 때 X(가로)축에 해당하며 연한 가로선(작은칸) 1 mm 간격은 0.04초, 진한 가로선(큰칸) 5 mm 간격은 0.20초가 된다. 각 유도에서 시간을 측정할 때 보통 II 유도를 많이 이용하고, 심전도 파형 측정에는 P파와 Q파의 폭, PR 간격, QRS 간격, RR 간격, QT 간격 등의 시간이 이용된다.

② 전압(mV)

심전도 기록지에서 Y(세로)축에 해당하며 파의 진폭(높이, 깊이)은 mm와 mV 단위로 표시한다. 일반적으로 심전도 기계의 민감도는 표준화되어 1 mV 전기 신호는 심전도상에 10 mm파(2개의 큰 정사각형)를 만든다.

감도 1.0 (10 mm/mV)일 때 표준 교정파에서의 연한 세로선 1 mm는 0.1 mV, 10 mm 높이는 1 mV가 된다. 따라서 진폭이 지나치게 커서 기록지를 벗어나는 파형의 경우 감도를 1/2로 낮추고, 진폭이 지나치게 작은 파형의 경우 감도를 2배로 증가시켜 기록하여야 한다**(그림 5-11)**.

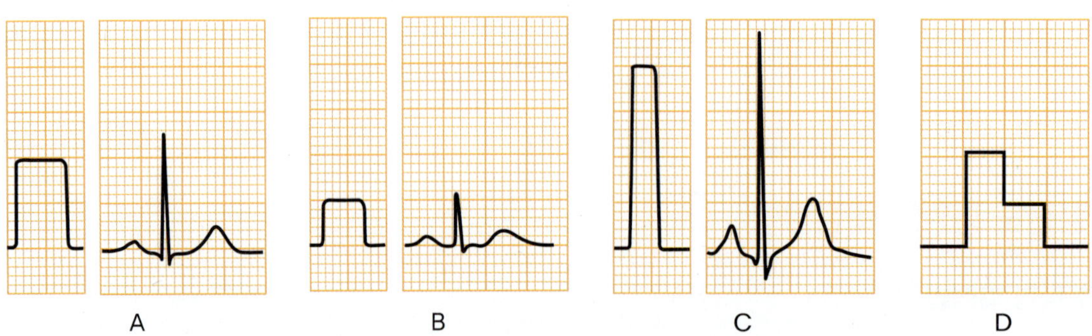

그림 5-11. 교정파와 심전도 파형의 크기

왼쪽은 교정파이며 오른쪽은 각 교정파에 따른 심전도 기록이다. A : 1 mV=10 mm(표준교정파), B : 1 mV=5 mm, C : 1 mV=20 mm, D : 팔다리(사지)유도 : 감도 1(10mm/mV), 가슴(흉부)유도 : 감도 1/2(5 mm/mV)로 기록.

※ 파형 계측법

- 1 mm (기록지 최소 눈금, 가는 실선) = 0.04초
- 5 mm (기록지의 굵은 실선) = 0.2초
- 25 mm (1초 내 이동되는 속도) = 1.0초
- 1 mV = 10 mm (1 mm = 0.1 mV) = 감도 1.0 (표준감도)
- 1 mV = 5 mm (1 mm = 0.2 mV) = 감도 0.5
- 1 mV = 20 mm (1 mm = 0.05 mV) = 감도 2.0

③ 진폭 및 시간 측정법

바닥선은 1.0 mm 정도의 굵기를 가지므로 진폭 계측 시 양성파의 높이는 바닥선의 위쪽 가장자리에서 정점까지, 음성파의 깊이는 바닥선의 아래쪽 가장자리에서 끝까지를 측정하여 바닥선의 두께를 전위의 크기에 포함되지 않게 하여야 하며, 시간 계측 시 양성파는 바닥선의 아래쪽 가장자리를 기준으로, 음성파는 바닥선의 위쪽 가장자리를 기준으로 측정한다(그림 5-12).

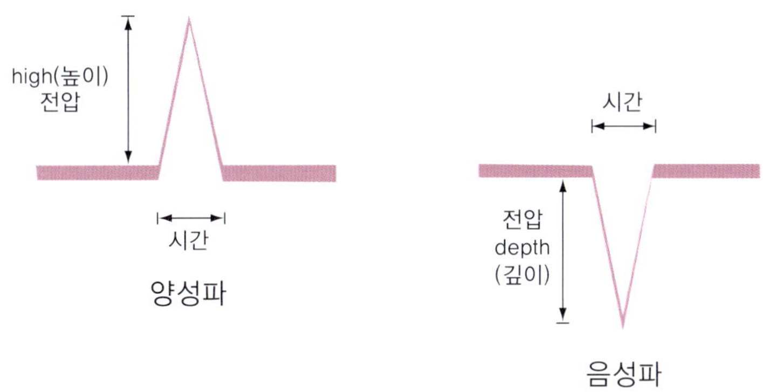

그림 5-12. 심전도 파형에 따른 전압 및 시간측정

5. 심전도기(심전계, Electrocardiograph)

1) 심전도기의 구조

심전도기를 체표면상의 두 전극 부위에 접속시키면 심장의 수축에 따라 반복적으로 발생하는 전위 변화를 기록할 수가 있다(그림 5-13). 체표면에서 측정한 활동전위는 0.2~2.5 mV 정도의 낮은 전위이고, 그 주파수 성분은 0.1~200 Hz 정도의 낮은 주파수 성분으로 구성된다.

이와 같이 심장의 활동전위를 객관적으로 증폭, 기록, 표현하는 장치를 심전도기라 한다. 심전도기는 입력부, 증폭부, 기록부, 전원부 등으로 구성되며, 입력부에서는 심장기전력을 팔다리 및 가슴벽에서 전극을 이용, 유도코드, 유도선택기, 유도전환장치, 증폭기를 통하여 유도된 심장의 기전력을 선택하고 증폭부에서는 미약한 전류를 약 1,000배 이상으로 증폭시키고 기록부에서는 이것을 기록한다.

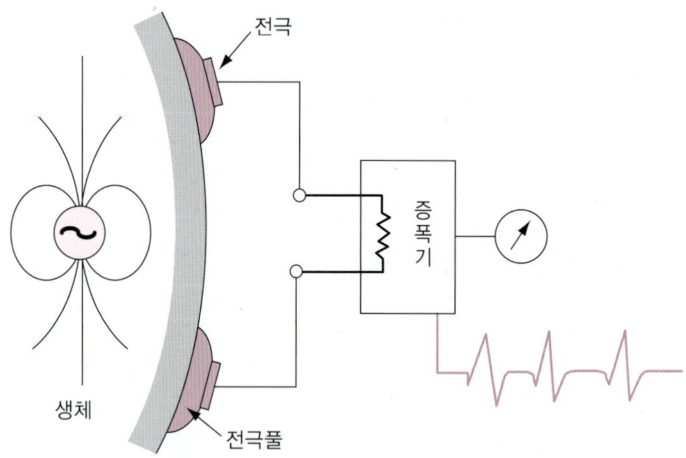

그림 5-13. 생체전기 현상의 검출

2) 심전도기의 종류

(1) 전원방식

통상 50~60 Hz의 교류전원을 사용하는 교류식(alternating current, AC)과 배터리를 사용하기 때문에 휴대용으로 널리 사용되는 직류식(direct current, DC)으로 구분된다. 교류전원은 시간에 따라 그 크기와 방향이 일정하게 변화하는 것이며, 직류전원은 항상 일정한 방향으로 전류를 흘려보내는 것을 말하며, 우리나라 교류의 상용 주파수는 60 Hz로 전류의 파형이 1초 동안에 60번 변화하는 전류를 말한다(그림 5-14).

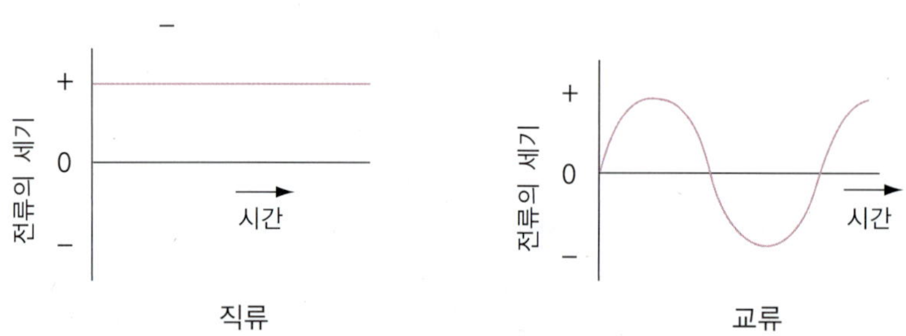

그림 5-14. 직류와 교류

(2) 기록방식

특수한 방식으로 자기 테이프를 사용하는 방법이 있으며, 이것은 대량의 data를 보관하는 데 편리하다.

(3) 채널수에 의한 분류

심전도 기록지에 각 유도를 기록할 수 있는 능력에 따라 1채널, 3채널, 6채널, 12채널 심전도기로 구분된다(그림 5-16). 1채널 심전도기는 하나의 기록지에 1개의 유도를 기록하며, 3채널은 3개의 유도를 기록하는 것을 말한다.

채널이 많을수록 기록시간이 단축되어 검사실이나 선별검사(screening test)에서는 편리하나 기기의 가격은 채널이 많을수록 비싸다.

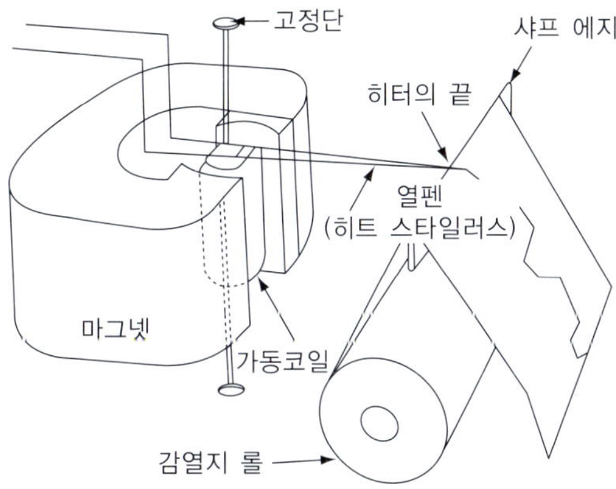

그림 5-15. 열펜 기록방식

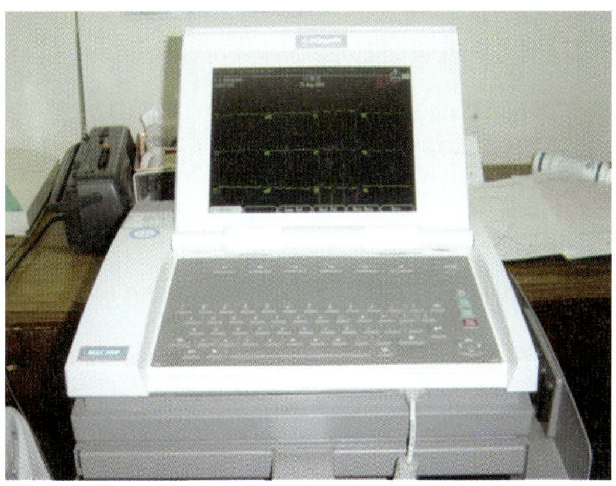

그림 5-16. 다채널 심전도기

3) 심전도기의 구성

심전도기는 입력부, 증폭부, 기록부, 전원부로 구성되어 있다.

(1) 유도전극

피검자의 피부에 밀착하여 부착할 수 있고 화학약품 등의 영향을 적게 받는 부품으로 유도코드의 끝에 부착되어 있다. 전극은 피부에 평평하게 밀착할 수 있고, 염분 등에 영향을 받지 않는 재료여야 한다(**그림 5-17**). 일반적으로 이용되고 있는 표준12유도법에서는 팔다리 전극 4개, 가슴전극 6개(총 10개)를 사용한다. 전극은 팔다리에 부착하는 전극 부착용 고무 밴드와 집게식이 있고 가슴에 부착하는 스포이트 끝에 전극이 들어가 있는 흡착전극이 이용되고 있다. 또한 홀터감시(Holter monitoring)나 부하 심전도를 기록할 때 이용하는 1회용 유도전극이 있다. 전극에는 파형과 관계가 있는 전극과 파형과 관계가 없는 접지전극(ground electrode; 오른발 전극)이 있으며, 재료는 백동이라고 부르는 금속(Fe, Ni, Cu의 합금)이다.

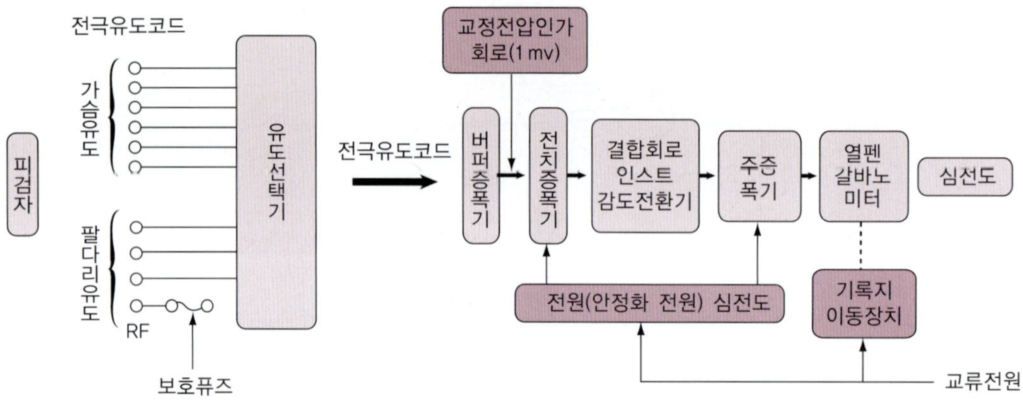

그림 5-17. 심전도기의 구성

체표면에 금속전극을 직접 피부에 붙이면 그 접촉면에서 분극현상이 일어난다. 분극전위의 파형이 심전도와 겹치게 되면 심전도의 판독이 매우 어렵게 된다. 분극현상은 특히 새 전극에서 일어나기 쉽다. 이를 방지하기 위해서는 aging 처리(전극을 포화식염수에 24시간 담가서 전극표면에 염화물 피막을 형성시키는 조작)를 한다.

Aging 처리에 의해 전극표면에 형성된 염화물(Cl^-) 피막은 전해질 성분을 함유한 전극풀(ECG 크림)을 거쳐 생체와 이온 교환을 원활하게 할 수 있어 전극전위은 매우 작아진다. Aging 처리를 할 필요가 없는 특수한 전극으로 불분극전극(은–염화은 전극, 뇌파에 이용)이 있으나, 이것은 값이 비싸기 때문에 심전도 검사에는 실용적이지 않다. 또한 전극과 피부의 접촉면은 심전도 신호에 대해 콘덴서를 삽입한 상태가 되기 때문에 임피던스(impedance, 주파수에 의해서 변화하는 저항이며 피부 임피던스라고 한다. 또한 입력 임피던스는 5 MΩ 이상이 되어야 한다)가 발생한다. 이 피부 임피던스가 크면 증폭기의 입력 임피던스에 간섭이 생겨서 파형이 변형되는 수가 있다. 따라서 전극풀을 충분히 발라서 입력저항을 피부저항보다 크게 하는 것이 중요하다. 최근의 심전도기는 피부 임피던스에 의한 파형의 왜곡을 막기 위해 buffer 증폭기라는 임피던스 변환장치가 내장되어 파형의 왜곡이 적어지기 때문에 올바른 심전도 파형이 기록될 수 있다.

(2) 전극코드(Lead cord)

심전도기와 피검자를 연결시켜 주는 전선으로 내구성, 높은 절연성이 요구될 뿐만 아니라 외부의 영향을 배제하기 위해 금속그물로 보호되어 있어야 한다. 유도코드는 팔다리유도에 4개, 가슴유도에 6개가 사용되며, 단선이 잘되기 때문에 전기 테스트기로 단선유무를 자주 조사해야 한다. 단선이 있으면 교류 장애가 발생한다. 유도코드를 잘 구별할 수 있도록 식별기호와 색깔로 표시되어 있다.

(3) 완충증폭기(Buffer amplifier)

입력신호는 전치증폭기에 들어가기 전에 버퍼증폭기를 거친다. 버퍼증폭기는 신호를 증폭시키는 것이 아니라 저항을 감소시켜주는 회로이다. 즉, 피부 임피던스(특히 다채널 심전도기에서는 입력회로에 저항회로망이 병렬로 접속되어 있어 입력임피던스가 낮아지게 된다. 따라서 피부 임피던스가 높은 경우에는 파형 왜곡이 발생하게 된다)가 증가하면 파형의 왜곡이 초래되는데, 이때 버퍼증폭기는 저항을 저하시켜 저항 회로망과의 연결을 원활하게 해준다. 버퍼증폭기는 저항회로망 앞에 설치되어 있다.

(4) 보정(Calibration)

심전도 파형의 진폭을 알기 위하여 표준전압 1 mV가 기록지에서 몇 mm 높이로 기록되는지를 비교하여 그 진폭의 크기를 알려고 하는 방법을 교정이라 한다. 1 mV의 전압을 가했을 때 펜의 진폭은 대개 10 mm가 되게끔 조정되어 있는데, 이것을 표준감도(감도 1.0)라고 한다.

심전도 파형의 진폭은 1 mV=10 mm의 척도로 계측해서 mV로 표시한다. 때로는 파형의 높이가 너무 높으면 1 mV를 5 mm(감도 0.5)로, 또는 파형의 높이가 너무 낮을 때 1 mV를 20 mm(감도 2.0)로 하는 경우도 있다. 1 mV의 교정전압을 가했을 때 출력되는 파형을 교정파라고 한다(그림 5-18).

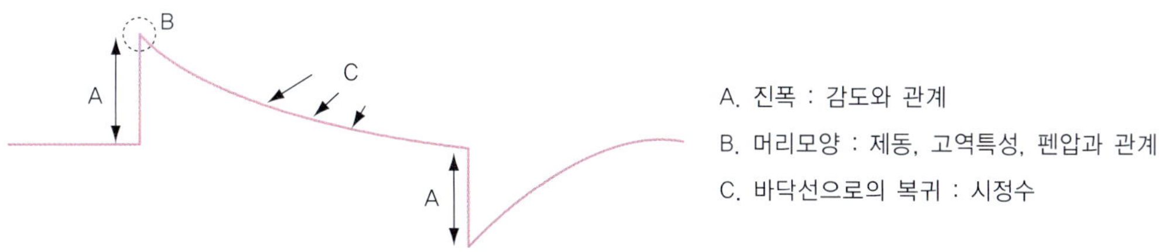
B
C
A
A
A. 진폭 : 감도와 관계
B. 머리모양 : 제동, 고역특성, 펜압과 관계
C. 바닥선으로의 복귀 : 시정수

그림 5-18. 교정파의 관찰

교정파의 파형에서 감도뿐만 아니라 시정수(Time constant)(완화시간), 고역특성 등을 알 수 있으며, 또한 펜의 제동, 압력 및 온도 등의 상태도 점검할 수 있다. 시정수란 표준감도 상태에서 교정보턴을 약 5 초간 눌러서 최초의 진폭이 1/3 정도 떨어질 때까지의 시간을 계측하는 것을 말한다(그림 5-19).

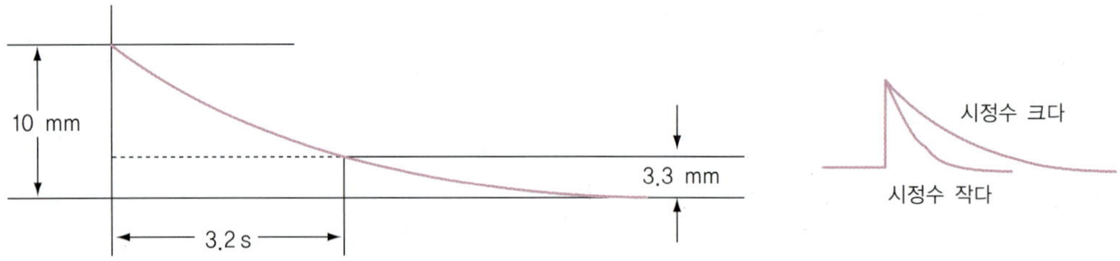

그림 5-19. 시정수 측정방법

(5) 전치증폭기와 주증폭기

미약한 심장기전력의 전압을 증폭하는 장치로, 교류잡음을 제거할 목적으로 차동 증폭기(differential amplifier)로 두 입력단자에 들어가는 신호전압의 차를 증폭해서 출력하는 증폭기이다. 이 경우 2개의 입력신호의 위상이 같을 때(동상(同相) 신호, 상용교류 등)는 그 차가 매우 작기 때문에 출력은 거의 나타나지 않는다. 이에 반해 두 신호의 위상이 다를 때(역상(逆相) 신호, 심전도 등)는 그 차가 크게 증폭된다. 따라서, 차동증폭기는 교류잡음을 제거할 목적으로 심전도기뿐만 아니라 다른 생체 현상용 증폭기에도 널리 쓰이고 있다.

(6) 시정수(Time constant) 회로

전치증폭기와 주증폭기를 연결하는 시정수 회로[CR 결합회로, 콘덴서(C)와 저항(R)이 결합]는 콘덴서에 의해서 직류성분은 차단하고 교류성분만을 통과시켜 증폭시켜주는 장치이다. 따라서 0.5~200 Hz의 교류가 포함되어 있는 심장기전력을 거의 왜곡 없이 증폭할 수 있을 뿐만 아니라 drift(바닥선 동요)의 원인이 되는 직류에 가까운 느린 전위변동을 차단할 수 있다.

(7) 시정수(Time constant)

시정수는 저주파 성분을 여과하는 필터의 역할을 하는 것으로 고영역 통과 필터라고도 한다. 표준감도 1.0 (10 mm/1 mV) 상태에서 교정 버튼을 계속 눌러 바닥선으로부터 정점까지 높이의 약 1/3이 되는 지점까지 하강하는 데 걸리는 시간을 시정수라 하며 보통 심전도에서는 3.2초 이상이 요구된다. 즉, 시정수가 3.2초 이상이라고 하는 것은 0.05 Hz 이상의 주파수의 파형을 휨 없이 증폭하는 것이고, 이 0.05 Hz가 주파수 특성의 하한을 정하는 저영역 차단 주파수이다. 예를 들어 보정곡선(표준화곡선, calibration curve)을 그려보면 시정수 3.2초와 1.0초의 차이점을 알 수 있다.

만약 시정수를 0.1초로 설정하였다면 1 Hz의 파형은 바닥선에서 정점에 도달하는 시간, 즉 최대진폭에 도달하는 데 걸리는 시간은 0.25초가 된다. 이때 파형이 바닥선으로부터 순간적으로 위로 향하게 하는 힘과 1/3 수준까지 끌어내리는 힘이 동시에 작용한다. 이럴 경우 0.25초가 걸려서 파형이 정점에 도달하려는 순간 바닥선으로 복귀하도록 하는 힘에 의해 충분히 정점까지 올라가지 못한 채

바닥선으로 복귀하게 된다. 따라서 저주파는 심전도 기록지상에서 볼 수 없게 된다. 한편 10 Hz의 파형은 한 개 파형의 주기가 0.1초이며 그 정점(최대 진폭)까지 올라가는 시간은 0.025초가 되므로 시정수가 0.1초인 증폭기에서는 1 Hz보다 빠른 시간에 바닥선으로 복귀되기 때문에 시정수 0.1초의 영향을 거의 받지 않고 원래의 파형에 가까운 형태 그대로 기록된다. 이와 같이 시정수는 저영역 주파수 성분만을 차단하는 특성이 있다. 시정수의 점검을 통해 심전도 파형의 ST 분절, T파 등의 정확성을 알 수 있다. 시정수가 작으면 ST 분절과 T파의 진폭이 작게 되어 T파의 정점을 벗어나거나 ST 분절의 내림, 오름으로 ST 분절의 경사가 커지고 시정수를 크게 하면 바닥선 동요가 나타난다.

(8) 피검자 보호 퓨즈

피검자에게 위험을 주는 큰 전류가 흐르지 않도록 피검자를 보호하는 퓨즈로 오른발 전극과 접지 사이(접지회로)에 5 mA의 퓨즈(보급형 또는 오른발 접지형 심전도기)를 삽입해 놓았는데, 이것은 10 mA 이상의 과도한 전류가 흐를 경우 1초 이내에 끊어지게 된다. 중환자실, 수술실, 심장도관(cardiac catheter)를 이용한 방실다발 심전도 검사, 인공심장박동조율기 사용 등의 환경에서는 심장 내부에서의 감전을 통해서 죽음에 이르게 하는 microshock의 위험성이 있기 때문에 보급형 심전도기(허용 전류치 100 μA, 감전방지를 위해 5 mA의 퓨즈를 삽입하는 방식)를 사용할 수 없고 안전 심전도기(허용 전류치 10 μA, 감전방지를 위해 환자회로가 전원부와 접지회로로부터 고주파 변압기 방식, 음향 결합기(Acoustic coupler) 등으로 분리된(floating 방식)를 사용하여야 한다. 사람의 경우 체표면 감전 시 찌릿찌릿한 느낌을 느낄 수 있는 1 mA를 최소감지 전류치, 근육을 움직일 수 없는 상태가 되는 10 mA를 이탈 전류치, 심실세동을 일으켜 사망에 이르게 하는 100 mA를 macroshock 전류치라 한다(표 5-3).

표 5-3. 전류에 의한 생체반응

전류치	생체반응	기기
0.01 mA (10 μA)	의 허용전류치	CF 기기
0.1 mA (100 μA)	직접 심장에 흐르면 심실세동을 일으킨다. macroshock의 허용전류치	B형 기기
1 mA	찌릿찌릿하게 느끼는 전류(최소감지전류)	
10 mA	근육을 자유로이 움직일 수 없는 전류(이탈전류)	
100 mA	체표를 통해 체내에 흐르면 심실세동을 일으킨다.	

(9) 교류장애 제거장치

교류장애 제거법으로는 차동증폭기 사용법과 고영역 차단 필터 이용법이 있다. 고영역 차단 필터를 사용하면 50 Hz 또는 60 Hz의 상용교류 성분이 1/10~1/20로 감쇠되어 교류를 제거하는 효과가 있지만 유효한 심전도의 60 Hz 성분도 함께 제거된다. 따라서 교류혼입 시 교류혼입 원인을 조사하여 차단하는 것이 좋으며, 필터는 가능한 한 사용하지 않는 것이 좋다.

(10) 심전도용 전극풀

피부와 전극 사이의 접촉저항을 줄여 주고 분극발생 방지를 위하여 전해질(포화식염수)이 함유된 전극풀을 사용한다. 최근에는 일회용 전극을 많이 사용하고 있다. 부득이한 경우 포화 식염수에 적신 거즈를 전극풀 대신 사용할 수도 있다.

(11) 접지선

접지선은 녹색바탕에 노란색 줄이며, 심전도기에 접속하는 것과 침대에 접속하는 두 줄이 필요하고, 둘은 한 점으로 결합하여 한 줄로 하여 접점하는 한 점 접지(접지저항 0.2 Ω 이하)로 한다. 접지선은 두껍고 짧은 구리선이 좋다. 빌딩에서는 직접 접지를 할 수 없기 때문에 가능하면 전용 접지 터미널을 이용하여 2급 접지(복수 터미널을 정리하여 두꺼운 구리선으로 접지한다) 이상의 접지를 한다.

병실 등에서 어쩔 수 없는 경우에는 수도꼭지를 사용하는 경우도 있으나 교류장애나 감전의 위험성을 배제할 수는 없다(염화 비닐관은 부적당). 심전도기에서 취하는 접지는 전기적인 안정성을 확보하기 위한 것이고, 침대 접지는 주로 교류장애를 제거할 목적으로 하는 기능 접지이다.

4) 기타 심전도기

(1) 안전 심전도기(심전계, Electrocardiograph)

과거의 심전도기는 사용하는 환경에 따라서는 전류사고의 위험성이 있다. 이런 종류의 기기는 국제적으로 ME 기기로 인정되지 않는다. 따라서 심장에 직접 접착하는 기기에 대해서는, microshock 방지대책이 강구되어 있는 기기를 사용해야 한다. 이것을 CF (microshock의 위험성이 있는) 환경, 즉 중환자실, 심장질환 집중치료실, 수술실, 회복실, 심장카테터실 등에서 사용하는 전기혈압계, 히스줄기 심전도, 심장도관(cardiac catheter), 인공심장박동조율기 등을 사용하는 환경에서 사용할 수 있으며, CF의 C는 core (heart), F는 float이다. 종래의 심전도기는 B(body)형 기기라 하며 누설전류(교류전원에서 발생하는 ME 기기의 동작과는 관계가 없는 미소전류이다)가 엄격히 제한되어 있다.

CF형 심전도기를 안전 심전도기(허용 전류치는 10 μA 이하)라 하며, 이것은 환자회로가 전원부 또는 접지회로로부터 고주파 변압기 방식, photocoupler, 음향 결합기(Acoustic coupler) 등으로 분리되어 있어 누설전류가 적다. Microshock 환경하에서 사용할 경우 접지를 확실히 부착한 상태에서 심전도기만을 사용하는 것이 바람직하다(장착부에서 환자를 통해 대지로 흐르는 전류, 예를 들면, 각 기기에서 접지를 할 경우에는 1점 접지로 한다). 다른 기기와 함께 사용할 경우에는 다른 기기의 안정성도 고려하여 충분히 주의해서 사용할 필요가 있다.

(2) 홀터감시(Holter monitoring)

피검자가 홀터감시(Holter monitoring)를 휴대하고 24시간 연속적으로 심전도를 기록한다. 항상 휴대하고 있기 때문에 일과성 부정맥이나 일상생활에서의 허혈심장병(ischemic heart disease)의 추적(ST-T 이상)에 효과적이다. 보통 2채널을 사용할 때는 가슴벽에 유도 전극 4개와 접지 전극 1개를 부착한다. 전극이 떨어지지 않도록 확실하게 고정할 필요가 있다. 유도는 쌍극 가슴유도 등이 사용되며 뒷부분에 있는 홀터 심전도에서 다시 설명하기로 한다.

5) 심전도기의 안전한 취급방법

환자를 직접 접하는 임상병리사는 심전도기를 안전하게 사용하기 위해서는 전기적 안정성에 대한 충분한 지식을 가지고 있어야 한다. 교류전원을 사용하는 ME 기기는 반드시 누설전류가 발생한다. 대개 누설전류의 원인이 되는 것은 기기의 전원 transfer, motor, 전원 switch, 전원 connecter 등이다. 기기의 누설전류가 피부를 통해 체외에 흐르게 되어 받는 감전을 macroshock이라고 한다(그림 5-20, 21). 또 심장도관(cardiac catheter) 시행 중에 전류가 직접 근육과 심장을 통해 체외로 흐를 때는 macroshock의 전류보다 훨씬 작은 전류에 의해서 감전이 일어나는데, 이것을 microshock라고 한다(그림 5-22).

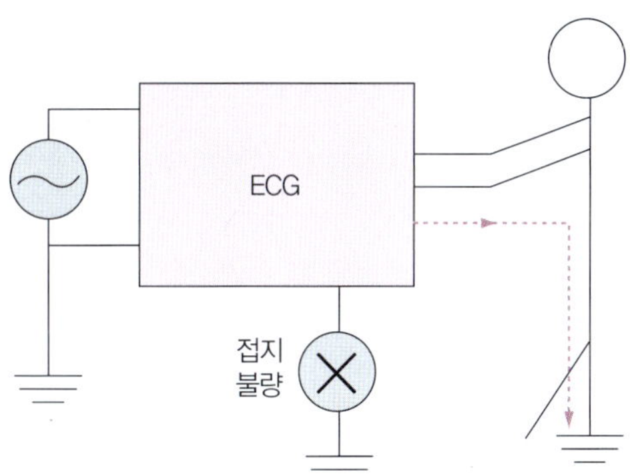

그림 5-20. 검사자의 macroshock
심전도기 접지불량(단선, 접촉불량 등)에 의한 검사자의 macroshock(정확한 접지를 통하여 해결)

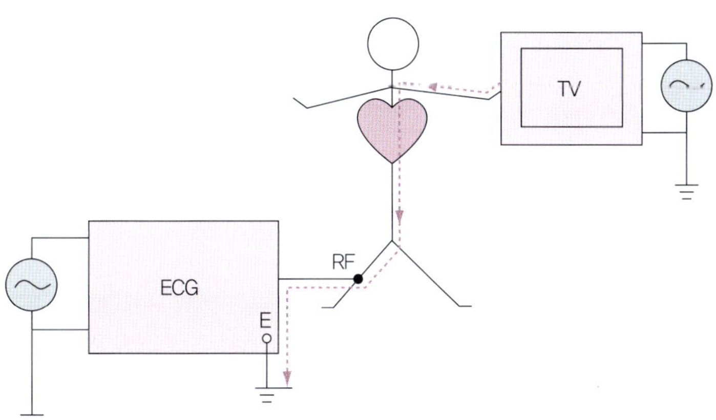

그림 5-21. 피검자의 macroshock
검사 중 누전 TV와의 접촉을 통한 피검자의 macroshock (EPR 시스템을 이용하여 TV와 침대의 등전압화시켜 해결)

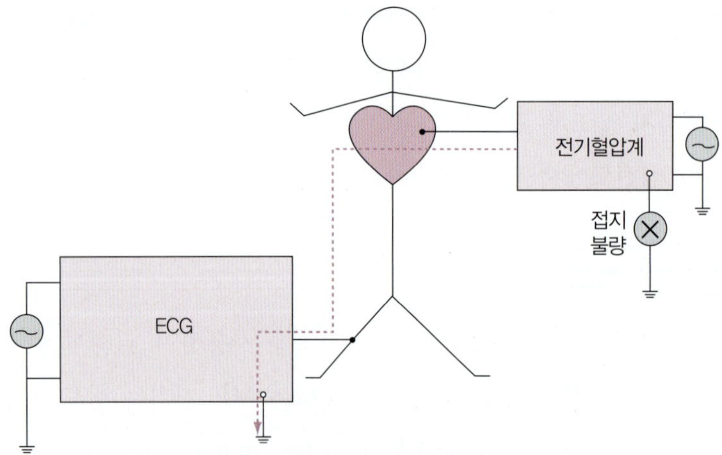

그림 5-22. 주변기기에 의한 피검자의 microshock
전기 혈압계의 접지불량에 의한 누설전류가 심장에서 접지로 흘러가면서 발생하는 피검자의 microshock(기기별 1점 접시, EPR 시스템, CF형 기기 사용으로 해결).

체표면에서 100 mA 이상의 전류가 흐르면 심실세동을 일으키게 되므로 macroshock이 초래되고, 100 μA 정도에서 사망 직전의 심전도 심실세동(ventricular fibrillation)을 일으키면 microshock이 초래된다. 따라서 저주파 전류의 흐름에 대한 안전한 심전도기는 체표면에서의 전류의 흐름은 0.1 mA(100 μA), 체표 내에서의 전류의 흐름은 0.01 mA(10 μA)가 설정되어 있다. 단, 심전도기 하나만 사용할 때는 누설전류치가 안전범위에 있더라도 여러 개의 기기를 동시에 사용하게 되면 누설전류가 위험 수치에 이를 수 있으므로 주의할 필요가 있다. 표 5-3에서는 전류에 의한 생체반응을 표시하였다(표 5-4). 특히, 표 5-5의 Class ll 기기, B형, BF형, CF형 설명 필요. [예) CF형 장착부: 안전 심전도기. 누설전류 정상일 때 10 μA, 단일 고장일 때 50 μA 이하의 전류가 흘러야 함. B형 장착부: 인체에 전극을 장착할 수 있는 장치로, 직접 심장에 대한 적용은 없어야 함. 누설전류는 정상일 때는 0.1 mA, 단일고장 상태일 때는 0.5 mA이하의 전류가 흘러야 함. BF형 장착부: B형 장착부보다 더 높은 정격에 대한 보호를 갖춘 F(Floating → Isolated의 의미)형 장착부]

표 5-4. 등급별 분류기기

	기초절연	추가보호수단
등급 I 기기	충전부의 절연	보호접지(고정배선, 3 P plug)
등급 II 기기	〃	보강절연(이중절연)
등급 III 기기	〃	초저압전원(교류 24 V 이하, 직류 50 V 이하)
내부전증원기기	〃	내부전증원(전지동작)

표 5-5. **표시기호**

NO	기호	설명	NO	기호	설명
1	~	교류	11	|	ON(상용전원)
2	3~	3상 교류	12	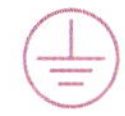	보호접지(대지)
3	3N~	3상 교류 중성도체	13	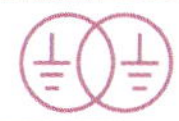	추가보호접지
4	⎓	직류	14	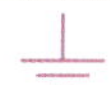	접지(대지 : 가능)
5	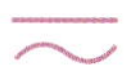	교류 및 직류	15		동전위화
6	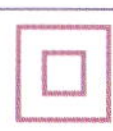	Class II 기기	16	N	중성선 접속점
7	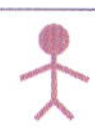	B형	17		주의, 부속문서 참조
8	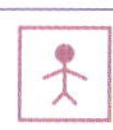	BF형	18	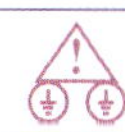	주의, 추가보호접지 필요
9	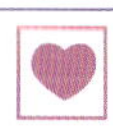	CF형	19	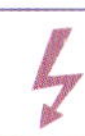	고전위
10		OFF(상용전원)	20	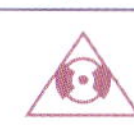	비전리방사선

순환생리기능검사학 및 기타 생리검사학 실습보고서

학교명:　　　　　　　　　　학번:　　　　　　　　　　이름:

Section

06 심전도 유도법

학습목표

1. 표준12유도법을 설명할 수 있다(A).
2. 표준 팔다리유도를 설명할 수 있다(A).
3. 증폭단극팔다리유도를 설명할 수 있다(A).
4. 가슴유도를 설명할 수 있다(A).
5. 각 유도가 반영하는 심장 부위를 설명할 수 있다(A).

1. 심전도 유도법(표준12유도)

심전도는 전극을 팔다리와 가슴에 부착하여 심장의 전기적 활동을 자세히 분석하기 위해 만들어진 장치이다. 표준12유도 심전도는 어느 유도 하나만으로는 심장의 전기적인 흐름을 정확히 관찰할 수 없는 시야의 한계를 극복하기 위해 3차원 구조인 심장에서 흐르는 전류를 두 개의 2차원(수직, 수평)에 투사시켜서 나타낸다. 즉, 수직면유도 6개, 수평면 6개로 구성되어 심장을 여러 방향에서 관찰하며, 한 방향에서 관찰하기 어려운 부분의 이상을 발견한다(그림 6-1).

6개의 팔다리유도는 3개의 표준팔다리유도(I, II, III)와 3개의 증폭단극팔다리유도($_aV_R$, $_aV_L$, $_aV_F$)로 피검자의 팔과 다리에 전극을 부착하여 심전도를 기록하는 방식으로 피검자의 몸을 앞쪽에서 바라보는 면인 전두면유도(이마면유도, frontal plane lead)에서의 전기적 활동을 측정한다. 또한 6개의 가슴유도(V_1~V_6)는 심장의 기전력 변화를 몸 위쪽에서 신체를 내려다 볼 때 수평으로 잘린 면인 수평면에서 심장의 전기적 활동을 측정하므로 수평면 유도(horizontal plane lead)라고도 한다(표 6-1).

1) 표준팔다리유도(Standard limb leads)

에인트호벤이 고안한 유도로 100여 년 동안 사용되어온 가장 기본적인 심전도 기록방식으로 흔히 표준유도라고 불린다. 이 방법으로 심장과 관련된 여러 가지 문제들을 80% 이상 진단을 내릴 수 있을 만큼 훌륭한 기록법이다. 대부분의 부정맥과 심장차단을 이 유도방법만으로도 쉽게 진단할 수 있다.

표준팔다리유도의 심전도 기본원리는 서로 다른 두 지점(팔, 다리)에 부착한 전극 간의 전위차를 기록하는 방식으로 쌍극유도이다. 왼손(LA), 오른손(RA), 왼발(LF)에 전극을 연결한 후 심전도를 기록하고, 오른발(RF)에 연결한 전극은 접지용으로 사용한다(그림 6-2).

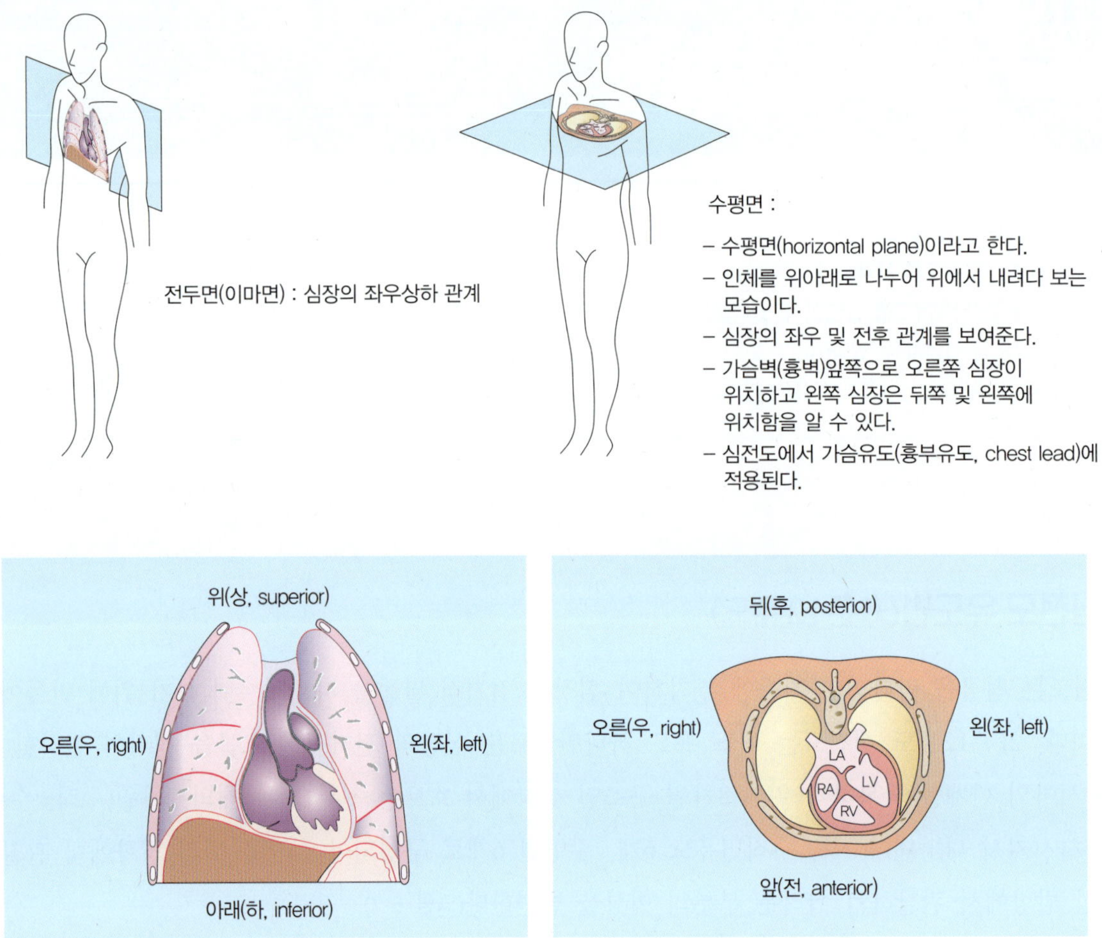

그림 6-1. 심전도 표준12유도에서 6개의 팔다리유도는 전두면(이마면)의 측면에서 심장의 왼쪽과 오른쪽, 그리고 위쪽과 아래쪽에서의 관찰과 기록이라고 할 수 있고, 6개의 가슴유도는 수평면의 측면에서 심장의 왼쪽과 오른쪽, 그리고 앞쪽과 뒤쪽에서의 관찰과 기록이라고 할 수 있다.

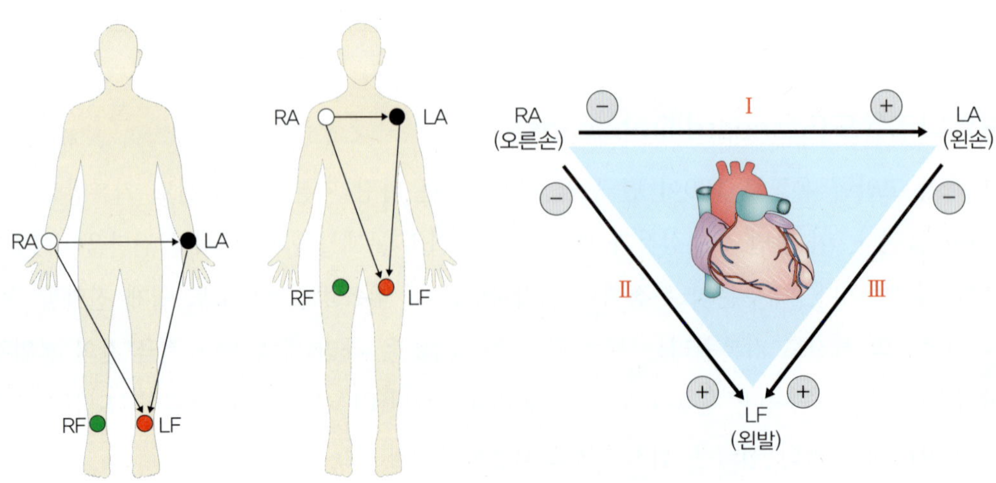

그림 6-2. 표준팔다리유도

표 6-1. 표준12유도의 유도법

<table>
<tr><th rowspan="2">유도 기호</th><th colspan="2">전극위치</th><th colspan="3" rowspan="2">유도명</th></tr>
<tr><th>관전극</th><th>불관전극</th></tr>
<tr><td>I</td><td>⊕왼손(LA)과 오른손(RA)⊖</td><td rowspan="3">없음</td><td rowspan="3">표준팔다리유도 (Einthoven 유도)</td><td rowspan="3">쌍극 유도</td><td rowspan="6">전두면 (이마면) 유도</td></tr>
<tr><td>II</td><td>⊕왼발(LF)과 오른손(RA)⊖</td></tr>
<tr><td>III</td><td>⊕왼발(LF)과 왼손(LA)⊖</td></tr>
<tr><td>aV_R</td><td>오른손(RA)⊕</td><td>왼손과 왼발의 중간단자⊖</td><td rowspan="3">증폭단극팔다리유도 (Goldberger 유도)</td><td rowspan="3">단극 유도</td></tr>
<tr><td>aV_L</td><td>왼손(LA)⊕</td><td>오른손과 왼발의 중간단자⊖</td></tr>
<tr><td>aV_F</td><td>왼발(LF)⊕</td><td>오른손과 왼손의 중간단자⊖</td></tr>
<tr><td>V_1</td><td>넷째 갈비사이공간 복장뼈 오른쪽 가장자리</td><td rowspan="6">오른손, 왼손, 왼발의 결합점 ⊖ (Wilson의 결합단자)</td><td rowspan="6">단극가슴유도 (Wilson유도)</td><td rowspan="6">단극 유도</td><td rowspan="6">수평면 유도</td></tr>
<tr><td>V_2</td><td>넷째 갈비사이공간 복장뼈 왼쪽 가장자리</td></tr>
<tr><td>V_3</td><td>V_2와 V_4의 중간 부위⊕</td></tr>
<tr><td>V_4</td><td>다섯째 갈비사이공간과 왼빗장뼈 중앙선과의 교차부위</td></tr>
<tr><td>V_5</td><td>V_4와 같은 높이에서 왼앞겨드랑선</td></tr>
<tr><td>V_6</td><td>V_4와 같은 높이에서 왼중간겨드랑선</td></tr>
</table>

표준팔다리유도법의 종류로는 유도 I, II, III의 3종류가 있는데, I유도는 왼손(⊕)과 오른손(⊖) 사이, II유도는 왼발(⊕)과 오른손(⊖) 사이, III유도는 왼발(⊕)과 왼손(⊖) 사이의 전위차를 각각 기록해준다. 특히 II유도는 심장기전력의 평균 벡터방향과 거의 일치하므로 다른 유도들에 비해 P, QRS, T파 등이 상대적으로 더 크고 뚜렷하게 잘 기록됨으로써 각종 수술 시나 중환자실에서 환자 감시용 유도로 많이 이용하고 있다. 표준팔다리유도의 전극부착점을 연결하면 심장이 중심에 위치하는 가상의 삼각형이 만들어지는데 이것을 에인트호벤 역삼각형이라고 한다.

I유도와 III유도에 기록된 전류의 합은 II유도에 기록된 전류의 합과 같다. 즉, II = I + III으로 표시되고 이것을 심전도 유도를 발명한 사람 이름을 따서 에인트호벤 법칙이라 부른다.

정삼각형의 각 정점에 오른손(R), 왼손(L), 왼발(F)을 놓으면 각각 그 주변에 I, II, III 유도가 표시되고, 그 합성에 의해 중심전극을 얻을 수 있다(그림 6-3, 4)

정삼각형의 3개 유도를 삼각형의 중심에 모이게 하면 3개의 서로 교차하는 관계선이 형성된다. 삼각형에는 중심이 있고 각각의 유도는 그 중심점으로 이동할 수가 있다. 이것은 I, II, III 유도에 각각 60°의 각도를 가진 3방향 유도축을 만들어 낸다(그림 6-4).

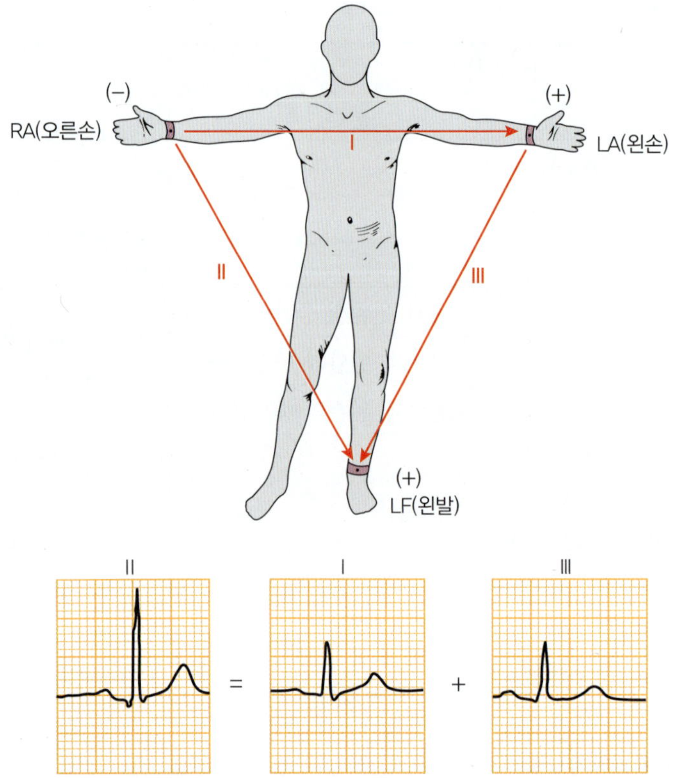

그림 6-3. 표준팔다리유도에서 왼발은 전기적으로 양성이다. 그 이유는 심장이 왼쪽으로 치우쳐 있고 심장 전기의 축이 왼쪽 아래쪽으로 향하기 때문이다. 따라서 이것은 심장의 벡터를 이해하는 데 중요하다.

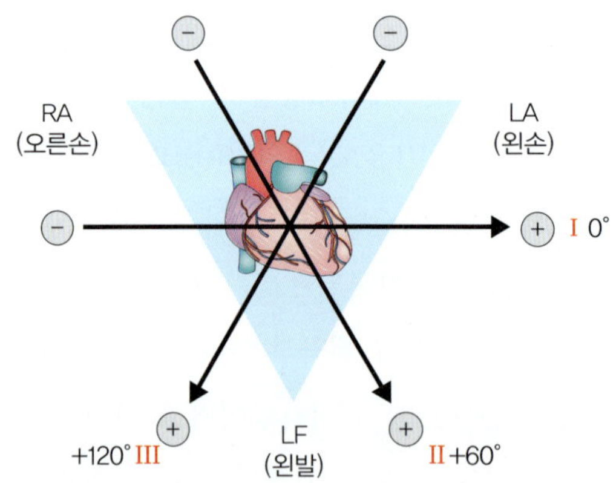

그림 6-4. 에인트호벤의 역삼각형

※ 에인트호벤의 역삼각형과 쌍극표준팔다리 유도의 관계

- I, II, III 유도: 2개의 관전극 사이의 전위차다.
- I 유도: L−R(왼손과 오른손 사이의 전위차)
- II 유도: F−R(왼발과 오른손 사이의 전위차)
- III 유도: F−L(왼발과 왼손 사이의 전위차)
- II = I + III(에인트호벤 법칙)의 관계가 성립
- I + III = (L−R) + (F−L) = F−R = II

2) 증폭단극팔다리유도

1933년 윌슨이 개발한 단극팔다리 유도법은 에인트호벤이 창안한 쌍극유도법과는 또 다른 각도와 원리에서 심전도를 기록하는 방식이어서 분명히 심장에 관한 다양한 정보를 제공해주었다.

윌슨의 단극유도에서 사용한 중심전극은 오른손, 왼손, 왼발을 연결하여 얻었으며 이를 VR, VL, VF라 불렀다. 이러한 연결은 중심전극으로부터 단절되었기 때문에 진폭이 작아서 판독에 어려움이 따랐다. 그 후 골드버그가 이 방법을 좀 더 개선하여 파의 형태에는 변화를 주지 않고 파형의 크기만을 50%(1.5배) 증폭시킨 방법을 개발하여 '증폭(augmented)'이라는 앞 글자 'a'를 쓰고 Voltage의 'V'를 붙였는데, 이것이 오늘날 우리가 이용하고 있는 증폭단극팔다리유도법인 aV_R, aV_L, aV_F의 시작이 되었다.

(1) 증폭단극팔다리유도의 개념

단극유도법이란 체표면의 특정 부위에 전극을 하나 장착하여 심전도기(심전계, Electrocardiograph)에 연결한 뒤 심장에서 발생되어 체표면으로 전달된 전위변화를 이 특정 부위의 전극을 통해 그래프로 나타내는 방식으로서 두 전극 사이의 전위변화의 차이를 그래프로 기록한 쌍극유도와는 그 원리가 전혀 다르다. 그러나 이러한 특정부위에 장착한 전극을 통해 심기전력의 변화(심전도)를 강하고 뚜렷한 크기와 모양으로 잘 기록하기 위해서는 심장기전력이 '0'인 전극을 불관전극(비교전극)으로 반드시 사용해야 한다. 그러나 이러한 불관전극을 심기전력의 영향 받지 않는 신체부위에 장착하는 것이 현실적으로 어렵다. 따라서 심전도기 내부에서 인위적으로 만든 불관전극은 오른손-왼손, 왼발-오른손, 왼발-왼손을 연결하는 각 유도선의 중점 방향으로 동일한 5 kΩ의 저항을 흘려준 후 만나는 한 지점이 전기적으로 '0전압'을 가진 음전극이 된다.

(2) 단극유도법의 원리

단극유도법의 측정원리가 쌍극유도법과는 다르지만 두 개의 전극을 사용해야 한다는 점은 동일하다. 그러나 불관전극인 중심전극의 전위는 0이다. 만일 오른손(RA)에 전극을 하나 장착하고 단극유도로 심전도를 기록한다면 다음과 같이 표현할 수 있다.

RA(심기전력은 X mV) - 중심전극(0 mV) = X mV(오른손으로 전달되어온 심장기전력)

따라서 보기에는 쌍극유도처럼 보이지만 실제는 단극유도에 의한 심전도 기록방식이 되는 것이다.

(3) 증폭단극팔다리유도법의 종류 및 관계선

증폭단극팔다리유도는 $_aV_R$, $_aV_L$, $_aV_F$의 세 종류가 있다.

- $_aV_R$은 관전극인 오른손(전기적으로 + 전극)과 불관전극(왼손과 왼발의 중간단자, 전기적으로−전극) 사이의 전위차를 기록하는 것이다.
- $_aV_L$은 관전극인 왼손(전기적으로 + 전극)과 불관전극(오른손과 왼발의 중간단자, 전기적으로−전극) 사이의 전위차를 기록하는 것이다.
- $_aV_F$는 관전극인 왼발(전기적으로 + 전극)과 불관전극(오른손과 왼손의 중간단자, 전기적으로−전극) 사이의 전위차를 기록하는 것이다(그림 6-5).

증폭단극유도법에서 사용하는 불관전극은 윌슨이 고안한 고유한 중심전극이 아닌 약간 변형된 전극이다. 또한 3개의 표준 팔다리유도와 마찬가지로 3개의 $_aV_R$, $_aV_L$, $_aV_F$ 유도들은 서로 다른 각도로 교차하며 3개의 서로 교차되는 관계선이 이루어진다(그림 6-5). $_aV_R$, $_aV_L$, $_aV_F$ 유도는 I, II, III유도와는 다른 각도로 교차한다. 또한 각도는 I, II, III유도처럼 60°의 각도로 교차한다. 표준팔다리유도 I, II, III에 증폭단극팔다리유도 $_aV_R$, $_aV_L$, $_aV_F$의 3방향 참조도를 덧씌우면 6방향 유도축의 구조가 형성된다(그림 6-6). 각각의 증폭단극팔다리유도는 표준 팔다리유도에 수직이므로 각각의 유도축은 30° 씩의 간격을 유지하고 있다.

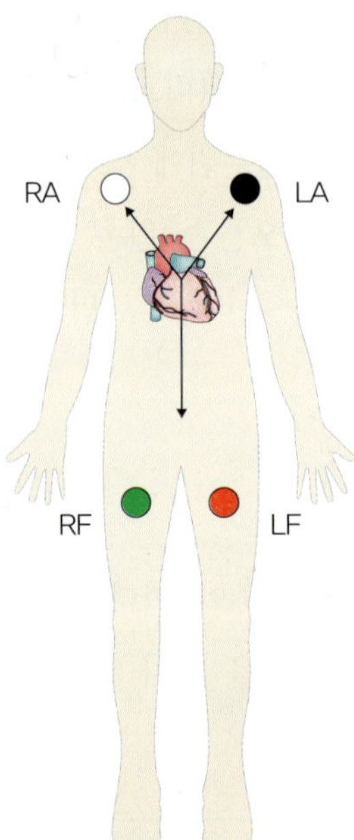

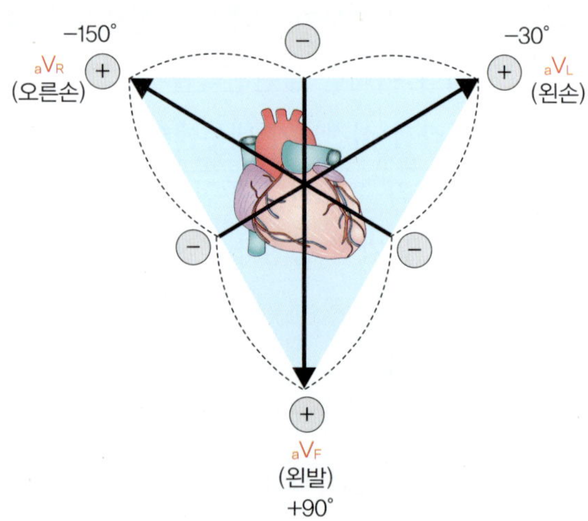

그림 6-5. 증폭단극팔다리유도

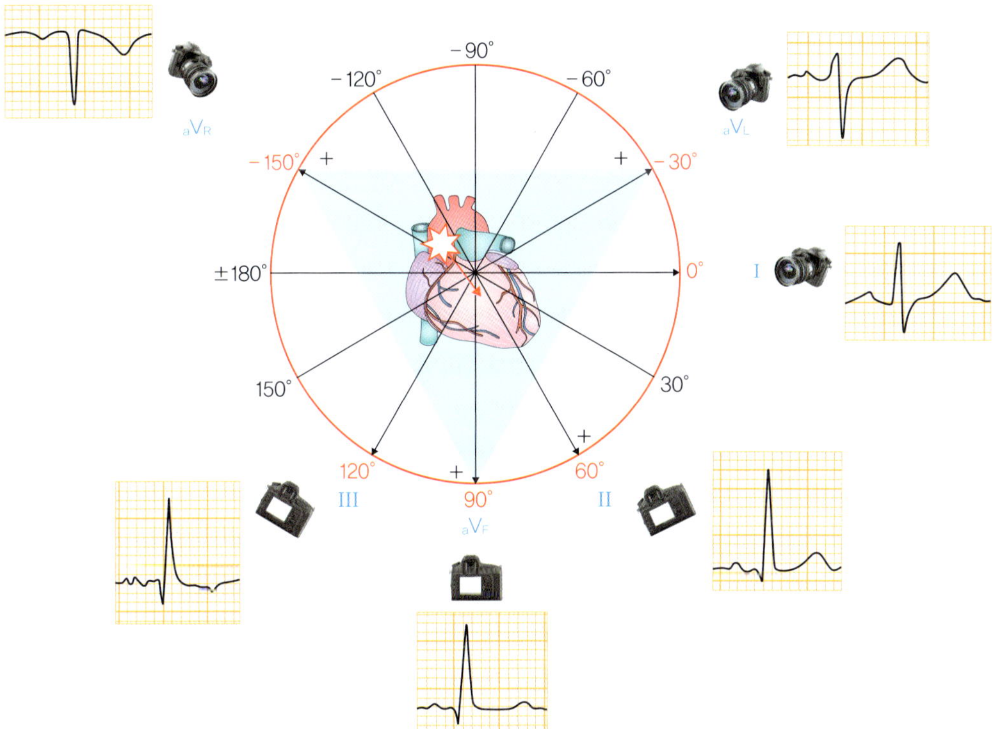

그림 6-6. 증폭단극팔다리유도

3) 가슴유도

(1) 중심전극(central terminal, CT)

윌슨이 고안한 심전도 단극유도법은 피부저항을 최소화시키기 위해 에인트호벤의 표준유도법(I, II, III)에서 사용하는 전극 부착 부위인 오른손, 왼손, 왼발 각각의 전극 사이에 5 KΩ의 전기적 저항을 걸어 한 점으로 연결시킨 후 그 결합점의 전위 합을 0이라고 가정하였다(RA+LA+LF = 0)(그림 6-7). 그러나 사실 중심전극의 전위가 정확히 0은 아니다.

그 이유는 첫째 오른손, 왼손, 왼발은 서로 같은 거리가 아니며 또 심장으로부터 동일한 거리에 있는 것이 아니다. 즉, 삼각형 모형은 정삼각형이 아니므로 중심전극의 전위도 0이 아니다. 둘째 신체 조직의 저항들이 서로 다르다. 셋째 심장과 오른손, 왼손, 왼발이 신체의 같은 면에 놓여 있지 않다. 이러한 이유들 때문에 중심전극의 전위는 0이 아니며 약 0.3 mV 정도 된다. 그러나 이 정도의 전위는 사실 심전도 측정에서 거의 영향을 미치지 않으므로 무시하고 0으로 생각해도 된다.

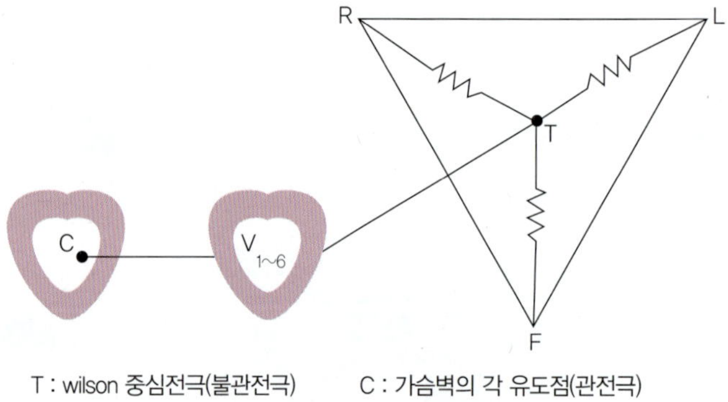

그림 6-7. 단극유도의 중심전극

(2) 단극가슴유도의 원리

단극가슴유도는 윌슨이 고안한 유도법으로 수평면유도에 속하며 심장에 가까운 가슴벽의 지정된 위치에 부착된 전극을 관전극(+), 3개의 팔다리전극, 즉 왼손, 오른손, 왼발을 한 점에 연결하여 만든 중심전극을 불관전극(–)으로 사용하여 가슴벽의 전위변동(V_1~V_6)을 유도하는 방법이다**(그림 6-8)**.

윌슨의 중심전극을 사용하면 관전극을 부착한 가슴벽(V_1~V_6)으로부터 심장의 전위를 측정할 수 있다. 개개의 가슴전극은 오른쪽에서 왼쪽으로 모든 가슴벽을 가로 질러 놓이므로 이들은 우심실(right ventricle, RV), 심실중격(심실사이벽, interventricular septum), 좌심실(left ventricle, LV)의 앞가쪽면(전측면) 위쪽에 위치하게 된다.

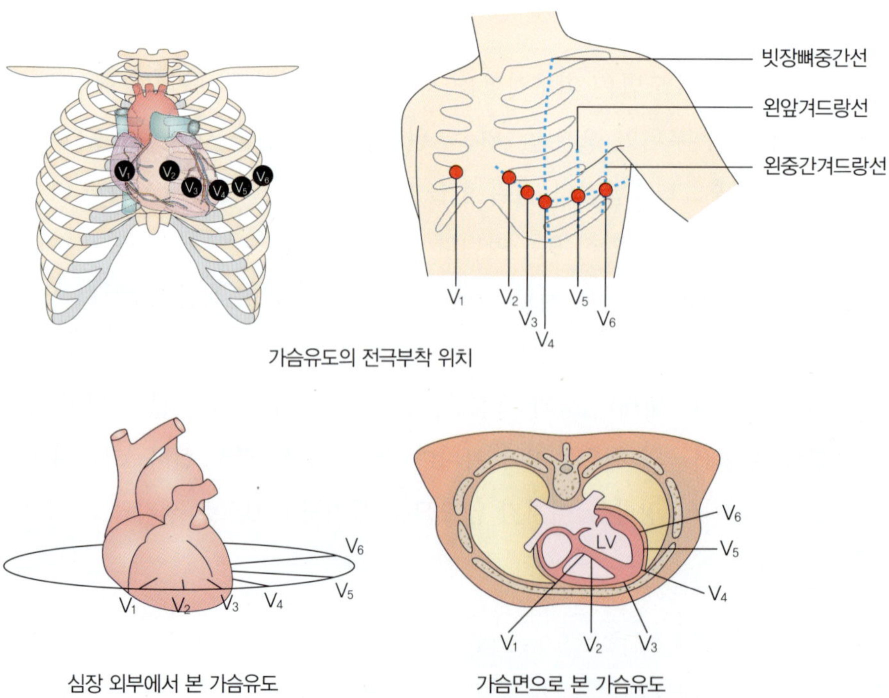

그림 6-8. 가슴유도의 위치

표준팔다리유도나 증폭단극팔다리유도가 심장에서 멀리 떨어진 부위에서 심전도를 기록하는 단점이 있으나, 가슴유도는 심장에서 가까운 가슴벽에서 심전도를 기록함으로써 6개의 팔다리유도에서 관찰할 수 없는 또 다른 특성의 심장기전력을 보다 강하게 기록할 수 있다.

V_1, V_2[오른쪽가슴(앞면유도)]의 전극은 우심실 위에 놓이며, V_3, V_4[앞면 또는 사이막유도]의 전극은 심실내 사이막과 좌심실 부분에 놓이며 V_5, V_6[왼쪽가슴 또는 가쪽면(측면)유도]는 좌심실 위에 놓인다.

각각의 가슴유도의 전극위치는 다음과 같다.

- V_1: 넷째 갈비사이공간 복장뼈오른쪽 가장자리
- V_2: 넷째 갈비사이공간 복장뼈왼쪽 가장자리
- V_3: V_2와 V_4의 중간부위
- V_4: 다섯째 갈비사이공간과 왼빗장뼈 중앙선과의 교차부위
- V_5: V_4와 같은 높이에서 왼앞겨드랑선
- V_6: V_4와 같은 높이에서 왼중간겨드랑선

이 외에 임상적으로 필요에 따라 사용되는 가슴유도는 다음과 같다.

- V_7: V_4와 같은 높이에서 왼뒤겨드랑선
- V_8: V_4와 같은 높이에서 뒤어깨뼈선
- V_9: V_4와 같은 높이에서 왼척추가장자리
- V_{3R}~V_{9R}: 가슴유도 V_3~V_9와 대칭되는 오른쪽의 가슴유도

6개의 가슴유도를 구하기 위해서는 가슴둘레의 서로 다른 6곳에 양극을 둔다. 가슴유도에서 전극은 항상 양극이므로 전극 쪽으로 움직이고 있는 탈분극의 파는 심전도에서 위쪽으로 기록되며 가슴유도는 방실결절을 통해서 환자의 등쪽의 음극방향으로 투사된다. 가슴유도는 심장에 가까운 부위에서 기록하기 때문에 심근경색증(myocardial infarction), 심실비대(ventricular hypertrophy, VH), 각차단(bundle branch block, BBB)의 진단에 유용하다.

V_1, V_2에서는 R파가 작고, S파는 깊고(rS), V_5, V_6에서는 R파가 크고 S파는 작다(Rs). V_1부터 V_6까지 R파는 크기가 점점 증가하고 S파는 점점 감소하는 양상을 보이게 된다. 그리고 점점 커지는 R파와 점점 작아지는 S파의 크기가 거의 같아지는 유도가 존재하는데, 이를 이행부위(이행대, transitional zone)라고 하며, 보통 V_3와 V_4유도에서 출현한다. 따라서 R/S의 비율은 오른쪽(V_1)에서 왼쪽(V_6)으로 이행하면서 커진다.

이행부위가 V_1, V_2에 나타나는 경우를 조기이행이라 하며 전기축이 반시계방향회전(피검자 관점, counter clockwise rotation) 또는 오른쪽회전(검사자 관점, rightward rotation)한 것이다. 또한 이행부위가 V_5, V_6(왼쪽 가슴유도)에 나타나는 경우를 후기이행이라 하며 전기축이 시계방향회전 또는 왼쪽회전한 것이다(**그림 6-9**).

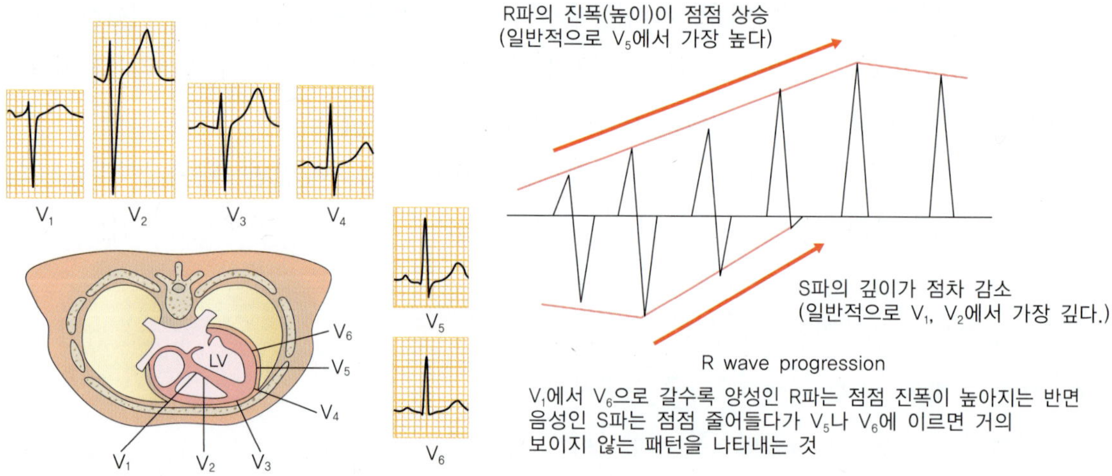

그림 6-9. 가슴유도 QRS군의 변화

4) 각 유도의 의미

12유도 심전도는 심장의 전기적 활동을 12개의 각도에서 보여준 방향이고 각각의 방향은 가슴의 외부로부터 가슴 내부로 향한다(그림 6-10).

팔다리유도에서 I, $_aV_L$을 심장가쪽벽유도, $_aV_R$은 심실의 오른쪽 방향에서 관찰하는 유도로서 심실 내부 공간의 전기적 변화를 관찰하는 유도(안쪽유도), II, III, $_aV_F$를 아래벽유도라 하고 가슴유도에서 V_1~V_4를 앞벽유도라 하는데 그중 V_1, V_2를 우심실유도, V_3, V_4는 사이막유도라 하며 V_5, V_6를 좌심실유도 또는 가쪽유도, V_{3R}~V_{6R}를 오른가슴유도라 부른다. 이와 같이 12유도는 심근의 전기 활동으로 일어난 변화를 그래프로 기록하는 것이기 때문에 반드시 심장의 해부학적인 변화와 일치하지는 않는다. 그러나 각각의 유도에서 심장의 각 부분의 변화를 비교적 잘 나타내고 있다.

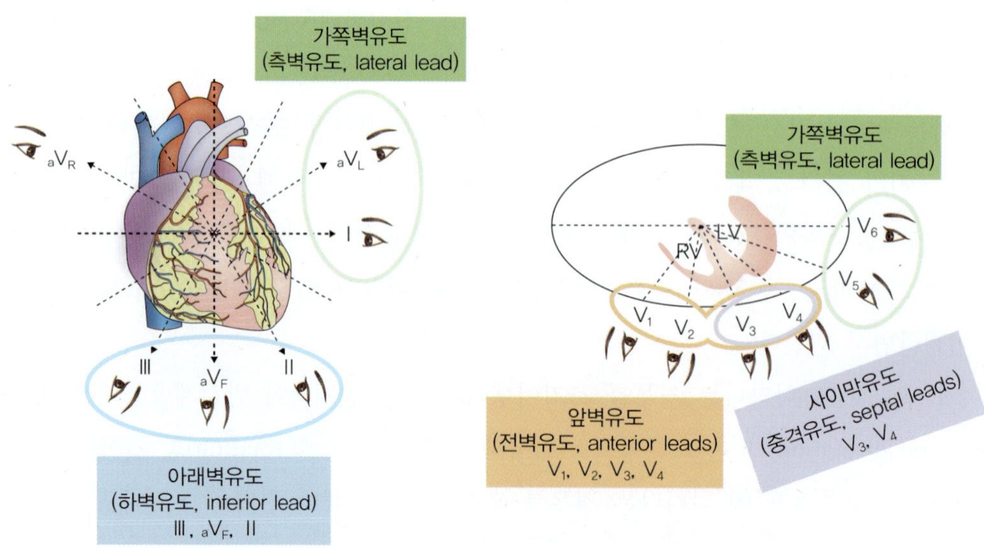

그림 6-10. 각 유도가 반영하는 부위와 그에 따른 유도의 명칭

5) 표준유도, 증폭단극팔다리유도, 가슴유도 파형의 탈분극 진행방향

12유도는 심장을 각각 여러 방향에서 바라보는 것이다. 따라서 각 유도의 파형도 각각의 특징을 가진다. 표준팔다리유도와 증폭단극팔다리유도는 이마면의 6가지 방향에서, 가슴유도는 수평면의 6가지 방향에서 보는 것이다. 각 유도의 파형을 알기 위해 심장 속에서 탈분극 파형이 어떻게 퍼져나가는가를 이해하기 위해서는 벡터를 이해하여야 한다. 벡터는 심장 안에서 탈분극파 전위와 방향을 나타낸다. 평균 QRS 벡터는 심장 각 부위의 탈분극파의 평균을 보여주는 것이다. 다음의 그림을 보며 파형의 탈분극 진행 방향을 살펴보자(그림 6-11~15).

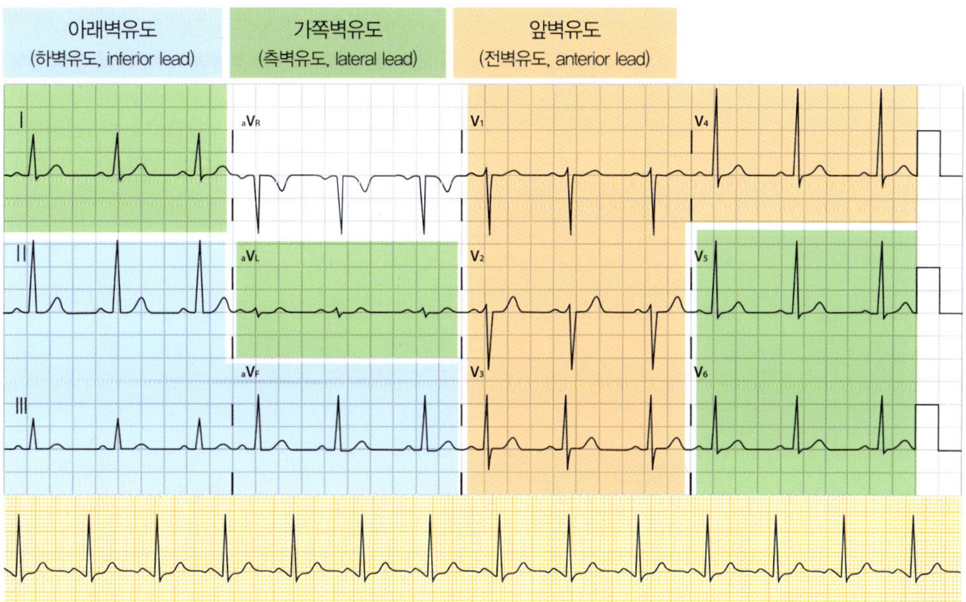

그림 6-11. 표준12유도 심전도에서 유도의 배열

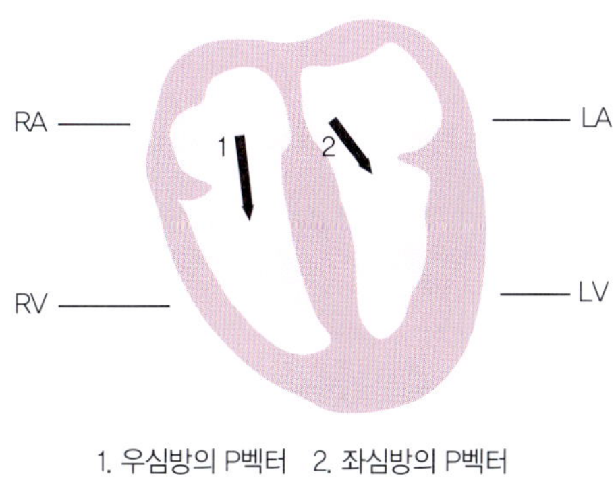

그림 6-12. 심방에서 탈부극(벡터)의 진행 방향

전기자극은 굴심방결절에서 시작되어 양 심방으로 퍼져나가면서 심방을 탈분극시킨다. 심방탈분극파의 초기성분은 우심방(right atrium, RA)을 통해 앞쪽으로 퍼져나가면서 방실결절로 향한다. 후기성분은 뒤쪽으로 퍼져나가 좌심방(left atrium, LA)으로 향한다.

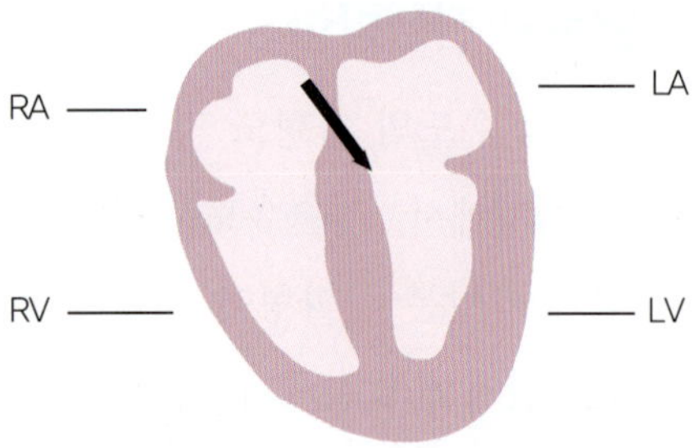

그림 6-13. 평균 P벡터의 방향

평균 P벡터는 우심방, 좌심방에서 발생하는 탈분극의 중점방향인 환자의 왼쪽아래쪽을 향한다.

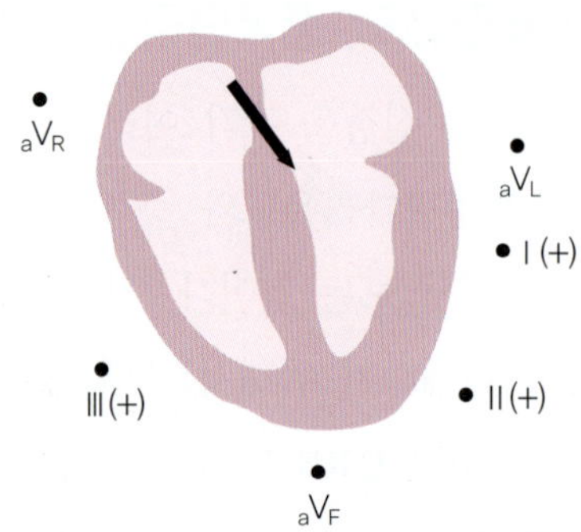

그림 6-14. 팔다리유도와 평균 P벡터의 상관관계

- II유도에서는 평균 P벡터가 향하는 앞쪽에 위치하기 때문에 가장 높은 양성 P파가 기록된다.
- $_aV_R$에서는 평균 P벡터가 향하는 반대쪽에 위치하기 때문에 음성 P파가 기록된다.
- III유도나 aVL유도에서는 평균 P벡터가 향하는 직각방향에 위치하기 때문에 매우 작은 P파가 기록된다.

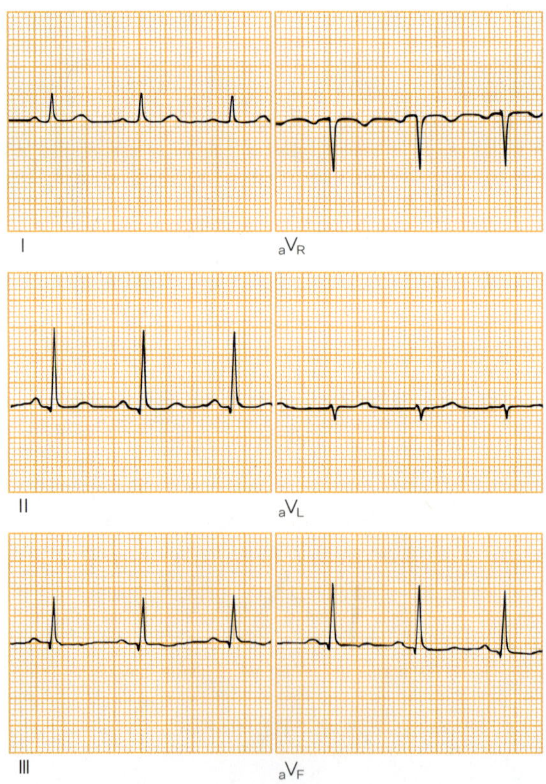

그림 6-15. 정상 P파 파형의 모양

제II유도에서 P파는 항상 양성이고, 지속시간은 0.1초 이하, 높이는 2.5 mm (0.25 mV) 이하이다. $_aV_R$에서의 P파는 항상 하향이어야 한다(즉, P파는 제II유도에서 가장 큰 양성, 진폭이 최대, $_aV_R$에서 음성, 제III유도와 $_aV_L$에서 진폭이 가장 작다).

심실탈분극의 3가지 단계가 그려진 심장그림 위에 6방향유도축에 따른 심전도 12유도를 겹쳐보면 각 유도의 파형이 어떻게 하여 생기는지를 쉽게 알 수 있다. 전극에 가까워지는 탈분극파는 양성파, 멀어지는 탈분극파는 음성파로 기록된다. 전극의 직각방향으로 향하는 탈분극파는 심전도상에서 파가 없거나 아주 작은 파로 기록된다(그림 6-16~17).

Vector 1은 심실중격(심실사이벽, interventricular septum)과 우심실의 초기 탈분극을 일으킨다. 심장 왼쪽유도(V_5, V_6)에서는 멀어지는 쪽으로 벡터가 향하므로 초기에는 음성파인 Q파가 기록된다. 심장 오른쪽유도(V_1, V_2)에서는 초기 벡터가 전극 쪽을 향하므로 이들 유도에서는 초기에 양성파인

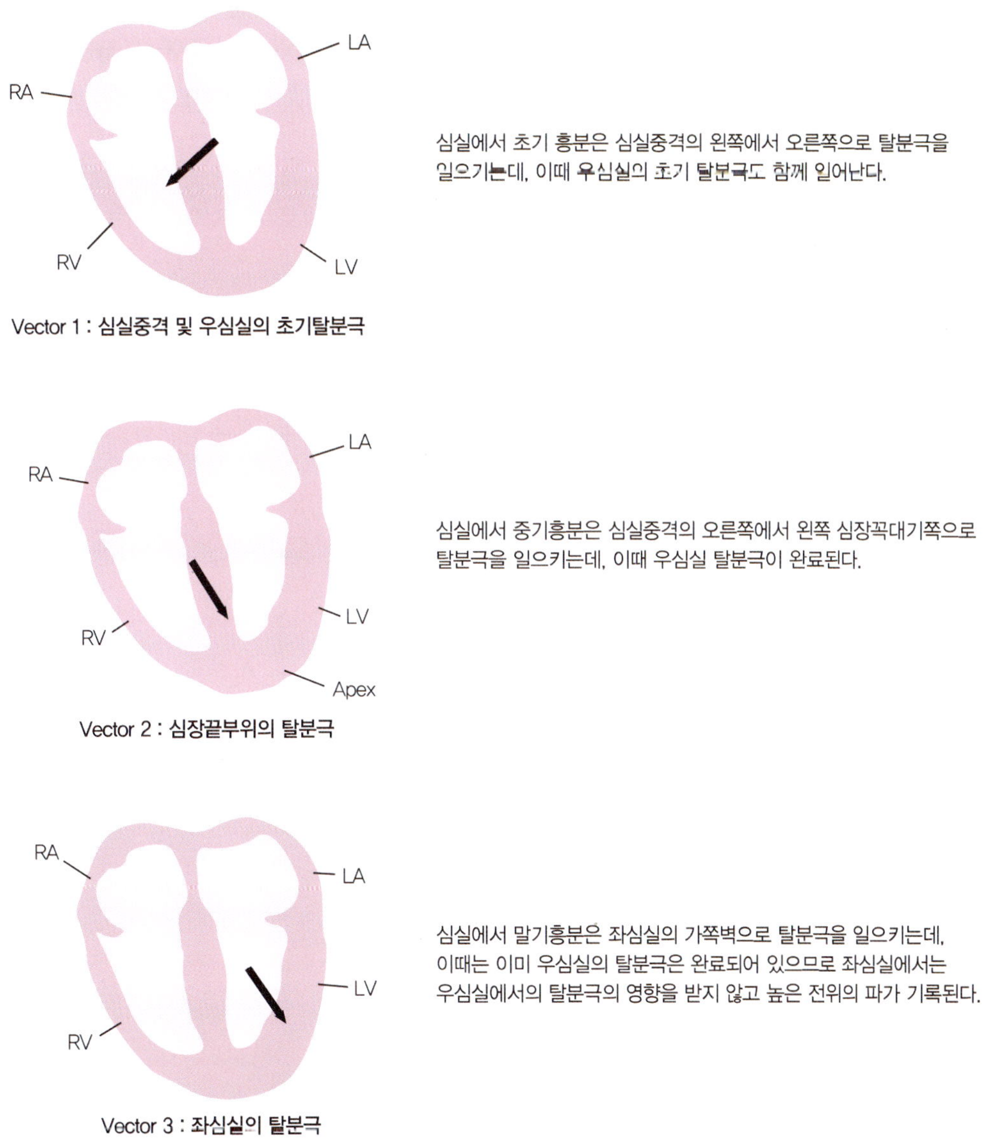

그림 6-16. 심실에서 QRS벡터의 진행방향(3단계)

심방이 탈분극된 후 탈분극파는 방실결절, 히스다발, 왼·오른다발갈래를 통해 심실로 퍼져나간다. 심실의 탈분극은 3가지 단계로 진행된다.

R파가 기록된다. 심장 아래쪽에 있는 유도($_aV_F$)에서는 벡터가 대체로 유도의 직각방향으로 향하므로 파가 없거나 아주 작은 파가 기록된다.

Vector 2는 심실탈분극에 있어서 두 번째로 큰 요소로 심장끝의 탈분극을 일으킨다. 이 벡터는 대체로 왼쪽유도 및 아래쪽 유도로 향하므로 왼쪽유도(V_5, V_6)에서는 양성파의 R파가 기록되는 반면, 오른쪽유도(V_1, V_2)에서는 벡터가 이들 유도로부터 멀어지는 방향으로 향하기 때문에 음성파인 S파가 기록된다.

Vector 3은 좌심실의 탈분극을 일으킨다. 이때 우심실은 이미 탈분극이 끝났으므로 좌심실의 벡터는 우심실의 영향을 받지 않고 왼쪽으로 탈분극하기 때문에 심장 왼쪽유도에서는 커다란 양성파가 기록되고, 심장 오른쪽유도에서는 벡터가 멀어지는 방향으로 향하기 때문에 커다란 S파가 기록된다.

Vector 1은 심실중격(심실사이벽, interventricular septum)과 우심실의 초기 탈분극을 일으킨다. 심장 왼쪽유도(V_5, V_6)에서는 멀어지는 쪽으로 벡터가 향하므로 초기에는 음성파인 Q파가 기록된다. 심장 오른쪽유도(V_1, V_2)에서는 초기 벡터가 전극 쪽을 향하므로 이들 유도에서는 초기에 양성파인 R파가 기록된다. 심장 아래쪽에 있는 유도($_aV_F$)에서는 벡터가 대체로 유도의 직각방향으로 향하므로 파가 없거나 아주 작은 파가 기록된다.

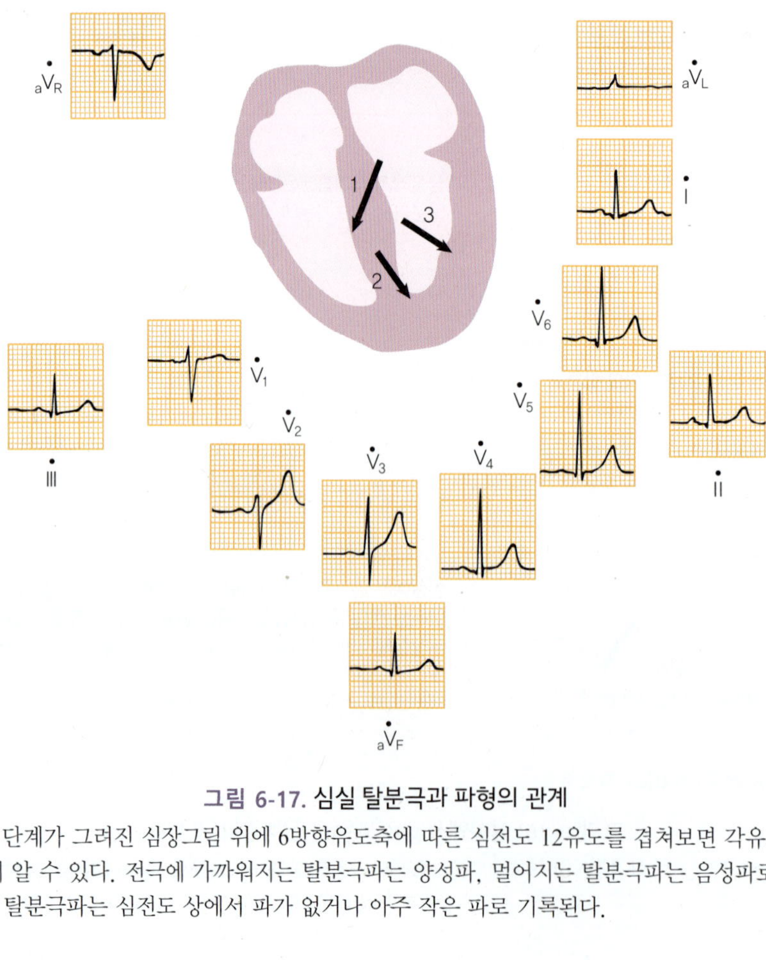

그림 6-17. 심실 탈분극과 파형의 관계

심실 탈분극의 3가지 단계가 그려진 심장그림 위에 6방향유도축에 따른 심전도 12유도를 겹쳐보면 각유도의 파형이 어떻게 하여 생기는지를 쉽게 알 수 있다. 전극에 가까워지는 탈분극파는 양성파, 멀어지는 탈분극파는 음성파로 기록된다. 전극의 직각방향으로 향하는 탈분극파는 심전도 상에서 파가 없거나 아주 작은 파로 기록된다.

Vector 2는 심실탈분극에 있어서 두 번째로 큰 요소로 심장꼭대기의 탈분극을 일으킨다. 이 벡터는 대체로 왼쪽유도 및 아래쪽 유도로 향하므로 왼쪽유도(V_5, V_6)에서는 양성파의 R파가 기록되는 반면, 오른쪽유도(V_1, V_2)에서는 벡터가 이들 유도로부터 멀어지는 방향으로 향하기 때문에 음성파인 S파가 기록된다.

Vector 3은 좌심실의 탈분극을 일으킨다. 이때 우심실은 이미 탈분극이 끝났으므로 좌심실의 벡터는 우심실의 영향을 받지 않고 왼쪽으로 탈분극하기 때문에 심장 왼쪽유도에서는 커다란 양성파가 기록되고, 심장 오른쪽유도에서는 벡터가 멀어지는 방향으로 향하기 때문에 커다란 S파가 기록된다.

순환생리기능검사학 및 기타 생리검사학 실습보고서

학교명: 학번: 이름:

Section

07 심전도 측정법

학습목표

1. 심박수의 측정법을 설명할 수 있다(A).
2. 전기축 측정법을 설명할 수 있다(A).
3. 이행부위를 설명할 수 있다(A).

1. 심박수(Heart rate) 측정법

심박수(HR)는 생체 신호(vital sign)의 하나로 심전도 기록에서 1분 동안 나타난 QRS군 또는 심실수축(ventricular beat) 수를 확인하여 구할 수 있다.

심전도에서 심박수를 계산하는 방법은 6초 계산 방법인 표식 이용법, 심박수 계산자(pulse gauge & pulse scale)의 이용방법, RR 간격 방법, 3배수 계산 방법인 간편법 등 다양한 방법들이 있다.

1) 표식 이용법(mark method)

심전도 기록 시 표준속도(25 mm/sec)를 기준으로 기록지의 윗쪽에 1초 또는 3초마다 표식을 하는 경우 6초 동안에 QRS군이 몇 개인가를 계산한 후 10을 곱해주면 1분간 심박수를 얻을 수 있다. 이 방법은 정확한 심박수를 산출하기보다 대강의 심박수를 구하는 데 사용되며 특히 서맥 측정 시에 주로 이 방법을 사용한다.

- 6초 동안에 나온 QRS 군수가 5개였다면 5개×10 = 50회/분(그림 7-1)

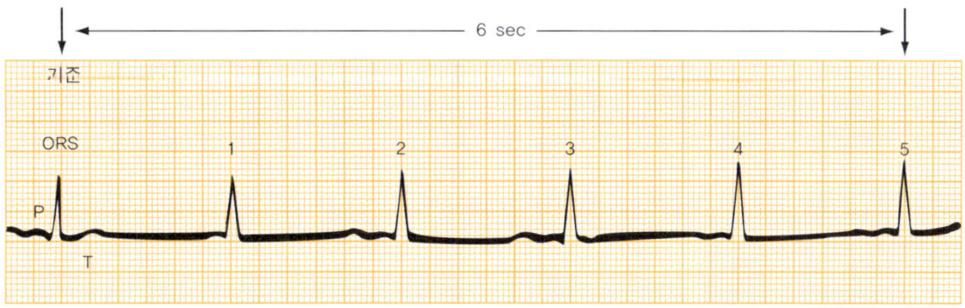

그림 7-1. 6초 간격으로 심박수 측정(심박수=기준 R파 이후에 6초간 출현한 R파의 수 × 10)

2) RR 간격 이용법(RR interval method)

RR 간격을 이용하는 방법은 4가지로 구분된다.

(1) RR 시간 이용법

① RR 간격 사이의 작은실선수에 0.04를 곱한다(예: RR간격이 18 mm이면 18×0.04 = 0.72초).

② RR 간격의 측정치는 초단위로 나타낸 수치로 1분(60초)을 이 수치로 나누면 심박수를 얻을 수 있다(예: 60/0.72 = 83회/분)(그림 7-2).

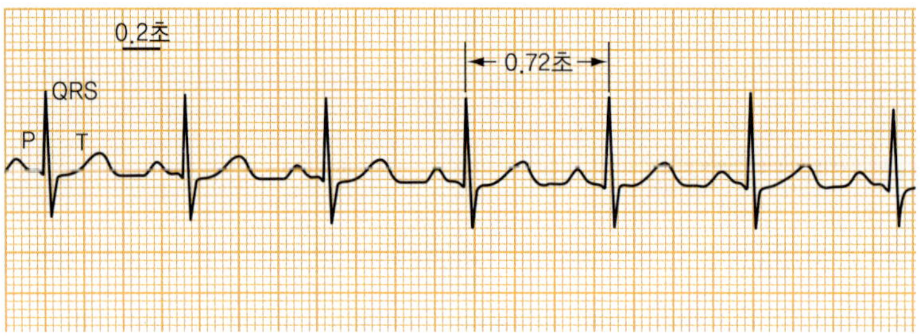

그림 7-2. RR 시간을 이용한 심박수 측정

(2) 작은 칸수 이용법

RR 간격 사이의 작은 실선(적은 사각형의 칸, 심전도 기록지의 0.04초에 해당)의 수를 센 후 작은 칸의 수로 1,500을 나눈다(이유: 심전도는 일반적으로 25 mm/sec의 속도로 기록하므로 분당 1,500 mm가 기록된다. 즉, 1분 간 출현하는 작은 작은 칸(작은 실선)의 수가 1,500이 된다). RR 간격 사이에 작은 눈금이 19개인 경우 1,500/19개 = 78.9이므로 심박수는 약 79회/분이 된다(그림 7-3).

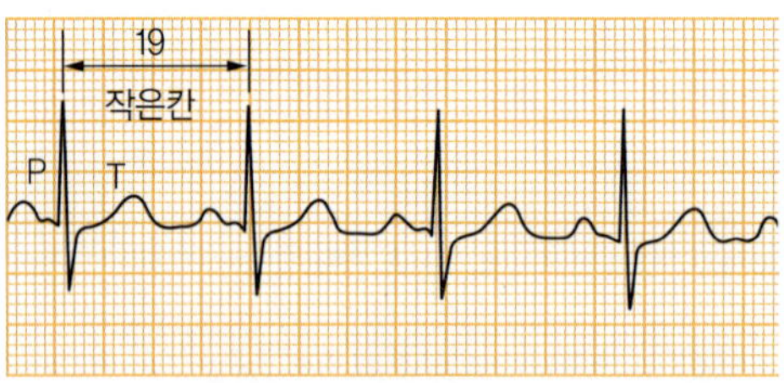

그림 7-3. 작은 칸수를 이용한 심박수 측정

(3) 큰 칸수 이용법

작은 칸수 이용법과 마찬가지로 RR 간격 사이의 굵은 실선(큰 사각형의 칸, 심전도 기록지의 0.2초에 해당)의 수를 계산한 후 큰 칸의 수로 300을 나눈다(굵은 실선의 큰 칸수로 1분간 출현하는 작은 칸수인 1,500을 나누면 1,500/5 = 300이 된다)(그림 7-4). RR 간격 사이의 큰 사각형이 4개인 경우 300/4개 = 75이므로 심박수는 75회/분이 된다.

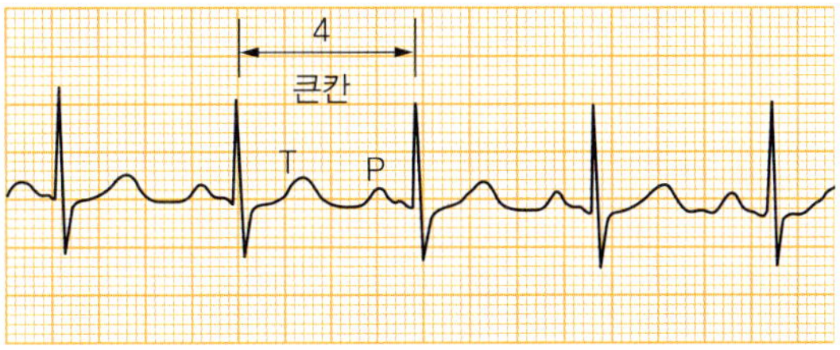

그림 7-4. 큰 칸수를 이용한 심박수 측정

(4) 환산표 이용법

RR 간격 사이의 작은 실선(심전도 기록지의 0.04초에 해당) 수를 계산한 후 심박수 환산표(표 7-1)에서 이 숫자에 해당하는 심박수를 확인한다. RR 간격 사이에 작은 눈금이 9개인 경우, 심박수 환산표를 보면 167회/분이다(그림 7-5).

표 7-1. 작은 실선을 이용한 환산표(심박수/분)

작은 실선수	심박수	작은 실선수	심박수	작은 실선수	심박수	작은 실선수	심박수
5	300	16	94	27	56	38	40
6	250	17	88	28	54	39	39
7	214	18	84	29	52	40	38
8	188	19	79	30	50	41	37
9	167	20	75	31	48	42	36
10	150	21	72	32	47	43	35
11	136	22	68	33	45	44	34
12	125	23	65	34	44	45	33
13	115	24	63	35	43	47	32
14	107	25	60	36	42	48	31
15	100	26	58	37	41	50	30

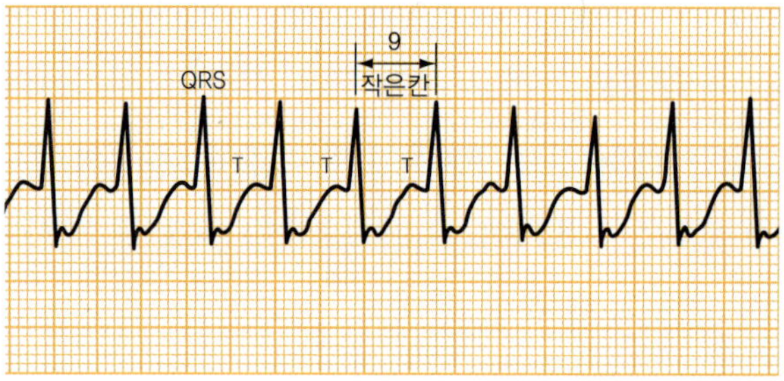

그림 7-5. 환산표를 이용한 심박수 측정

3) 간편법(암기법)

간편법은 심장의 리듬이 규칙적인 경우에 사용한다. 정상 성인의 심박수는 분당 60~100회이므로 RR 간격은 15~25 mm(0.6~1.0초)가 된다. 정상 성인의 R–R 주기(PP 주기)를 이용하면 빠르고 간편하게 심박수를 측정할 수 있다.

① 먼저 두꺼운 실선과 겹치는 R파를 찾아 이것을 기준(그림 7-6의 A위치)으로 정한다.

② '기준'으로 정한 A의 오른쪽에 있는 첫 번째 R파를 B라고 칭한다.

③ A와 B 사이에서 A 다음에 위치한 굵은 실선부터 숫자(심박수)를 확인한다.

④ A(기준) 다음부터 B사이에 있는 굵은 실선(큰 칸)의 숫자 만큼 '300(1개) - 150(2개) - 100(3개) - 75(4개) - 60(5개) - 50(6개) - 43(7개) - 38(8개) - 33(9개) - 30(10개)'의 순으로 심박수를 순서대로 매긴다. 큰 칸(굵은 실선)의 숫자는 1분 동안의 심박수를 의미한다.

⑤ 예를 들면 그림 7-6에서 기준인 A와 B 사이에 있는 굵은 실선의 수가 4개 이므로 위의 설명 ④번을 적용하면 심박수는 '75회'가 된다. 좀더 정확이 말한다면 B의 위치가 '75'와 '60' 사이이 있으므로 심박수는 약 68회/분이라고 할수 있다.

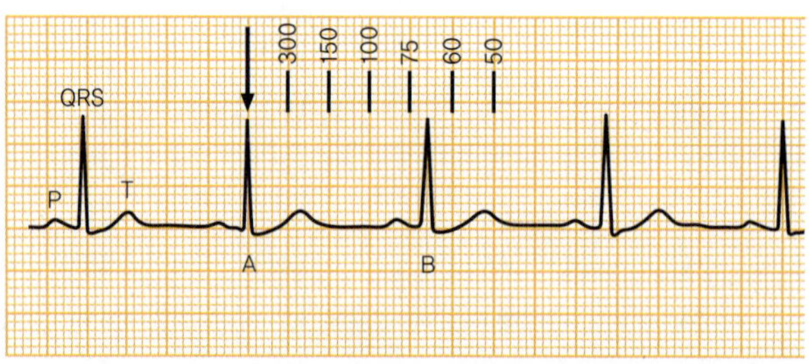

그림 7-6. 간편법을 이용한 심박수 측정

2. 전기축(Electrical axis) 측정법

심전도가 정상인지, 이상인지를 판독하기 위해서는 심장의 전기적 위치 관계와 전기축의 변화를 알면 유용한 정보를 얻을 수 있다. 심전도로 알 수 있는 심장의 전기적 위치와 회전의 변화는 해부학적 위치 변화와 반드시 일치하지는 않는다.

1) 전기축(Axis)의 임상적 의의

전기축은 심장에서 근육섬유의 수축을 자극하는 탈분극이 진행되는 평균 방향을 의미한다. 평균 QRS 벡터 방향을 QRS축이라 하고, QRS축은 6방향 유도축의 구조를 사용하여 결정할 수 있다. 이것은 이마면의 6개 심전도 유도를 심장 주변에 각각 양성이 되는 방향으로 놓은 방법이다(그림 7-7A). 앞에서 설명하였듯이 6방향 유도축은 3개의 표준팔다리유도와 3개의 증폭팔다리유도의 6개 유도축을 결합하여 형성된 유도축 합성물이다.

이것은 앞면에서의 QRS축 방향을 어느 정도 정밀하게 결정하는 데 도움을 주는 것으로 아래표와 같이 4영역으로 구분된다(그림 7-7B).

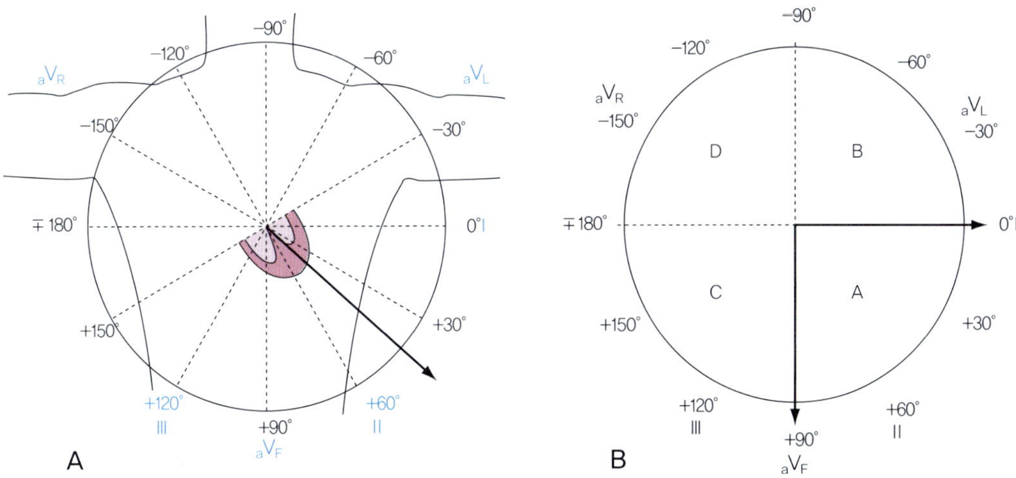

그림 7-7. 평균 QRS 벡터(A)와 6방향 유도축의 4개 영역(B). 화살표는 평균 QRS 벡터의 방향을 나타낸다.

축범위	영역
0° ~ +90°	A(정상)
0° ~ -90°	B(좌축편위)
+90° ~ +180°	C(우축편위)
-90° ~ ∓180°	D(심한 축편위)

앞면에서 보았을 때 6방향 유도축은 심장의 0(제로) 중심을 의미하는 중심점을 가진 수레바퀴의 살처럼 배열되어 있으며 30° 간격으로 떨어져 존재한다. 각각의 양극과 음극은 0 ° 에서 ±180° 범위에 있으며 위쪽은 -30°, -60°, -90°, -120°, -150°, -180°이고, 아래부위는 +30°, +60°, +90°, +120°, +150°, +180°이다.

3개의 표준 팔다리유도와 3개의 증폭단극팔다리유도의 유도축은 아래표와 같은 도수로 나누어진다.

표준팔다리유도	양극	음극	증폭단극팔다리유도	양극	음극
I	0°	±180°	$_aV_L$	-30°	+150°
II	+60°	-120°	$_aV_R$	-150°	+30°
III	+120°	-60°	$_aV_F$	+90°	-90°

평균 QRS 벡터는 환자의 왼쪽 아래방향으로 향하며, QRS축의 정상범위는 0° ~ +90°이다.

심장의 전기축은 심장의 위치, 심장의 비대, 심근경색증에 대해서 가치 있는 정보를 제공한다. 평균 QRS 벡터는 심실의 비대가 있는 쪽으로, 심근경색증이 있는 반대쪽으로 향하려는 경향이 있다. 또한 전기축은 +, − 부호를 붙여서 나타낸다.

2) 전두면(이마면) 유도전압에 의한 전기축(electric axis)의 측정

(1) 표준 쌍극 팔다리유도를 이용하는 방법

I유도와 III유도를 이용하여 R과 S의 대수의 합을 측정한 후 그림 7-8과 같이 전기축 좌표를 이용하여 전기축을 구한다. 즉, 그림에서처럼 I유도에서 R파 높이가 12, S파의 깊이가 2일 경우 대수합은 R+S=12+(−2)=10이 구해지고 III유도에서 R파 높이가 14, S파의 깊이가 1일 경우 대수합은 R+S=14+(−1)=13이 구해진다.

이 값을 I, III유도 좌표에 직선으로 표기를 한 후 그 변으로부터 직각의 수직선을 각각 내려서 만나는 교차점을 구한다. 그 후 아인토벤의 정삼각형의 중점(각 꼭지점에서 선을 중심으로 내려서 만나는 교차점)으로부터 위에서 구한 교차점으로 수직선을 내려서 얻어지는 값이 전기축값(약 +68°)이다. 정상인의 전기축 값은 0°~+90° 범위에 있다.

또한 I유도의 R과 S의 대수합이 0이면 III유도의 크기에 관계없이 전기축은 +90°(I유도의 직각 유도인 aV_F의 전기축값)이며, III유도의 R과 S 의 대수합이 0이면 I유도의 크기에 관계없이 전기축은 +30°(I유도의 직각 유도인 aV_R의 전기축값)이다.

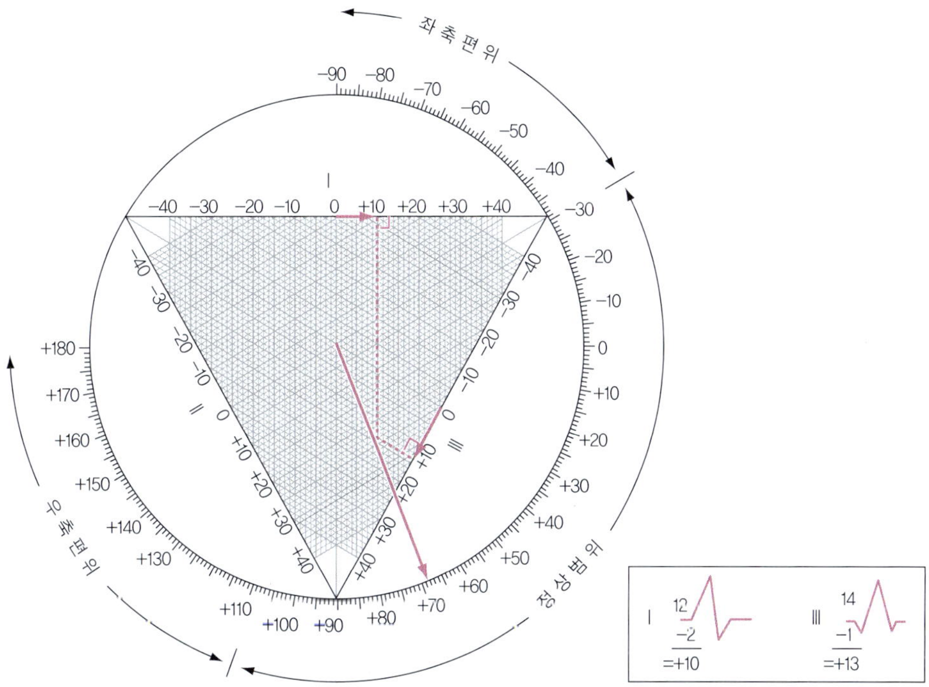

그림 7-8. 쌍극팔다리유도의 벡터(전기축) 구하는 방법

(2) 증폭 단극 팔다리유도를 이용하는 전기축 방법

에인트호벤의 정삼각형 모형에서 각 변의 중점을 0으로 할 경우 I, II, III유도의 파형은 LR, FR, FL 변의 위쪽에 크기와 방향(+, −)으로 표현할 수 있다. 각각 aV_R, aV_L, aV_F유도로부터 R과 S의 대수의 합을 측정한 후 에인트호벤의 정삼각형 모형의 RR′, LL′, FF′ 연결선 위에 각각 벡터의 방향을 표시한다. 그리고 각각의 벡터에서 직각의 수직선을 내려서 교차점(심장기전력 E)을 구할 수 있다. 여기서 화살표의 길이는 각각 유도파형의 R과 S의 대수합을 나타낸 것이며, 화살표의 방향은 각각 유도의 벡터 극성을 나타낸다. 즉, aV_R의 화살표는 R에서 볼 때 중심 0으로부터 R′쪽(−)으로 멀어지는 방향을 향하기 때문에 aV_R의 파형은 음성을 나타낸다. 또한 aV_L의 파형은 L쪽(+)으로 향하기 때문에 양성을 나타내며, aV_F도 F방향(+)을 향하기 때문에 양성을 나타낸다(그림 7-9). 각각의 파형의 크기(진폭)는 거의 화살표 길이에 비례한다.

(3) 간편법(사분면, Quadrant system 이용법)

I유도와 aV_F(III)유도 R파가 어느 방향(위쪽, 아래쪽)으로 향하는지에 따라서 대략적인 전기축을 파악하는 벙법이다(그림 7-10).

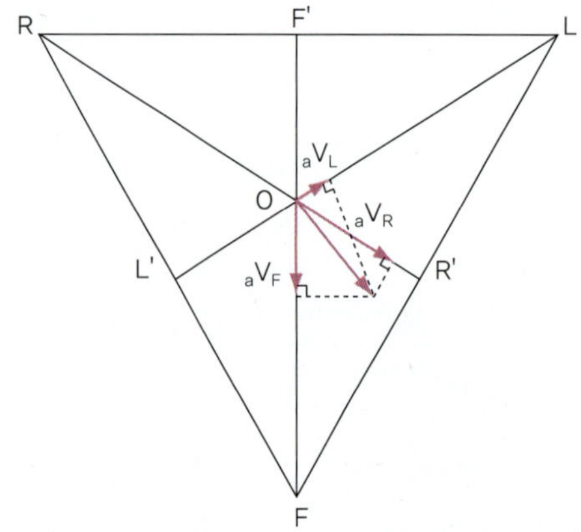

그림 7-9. 단극팔다리유도 벡터

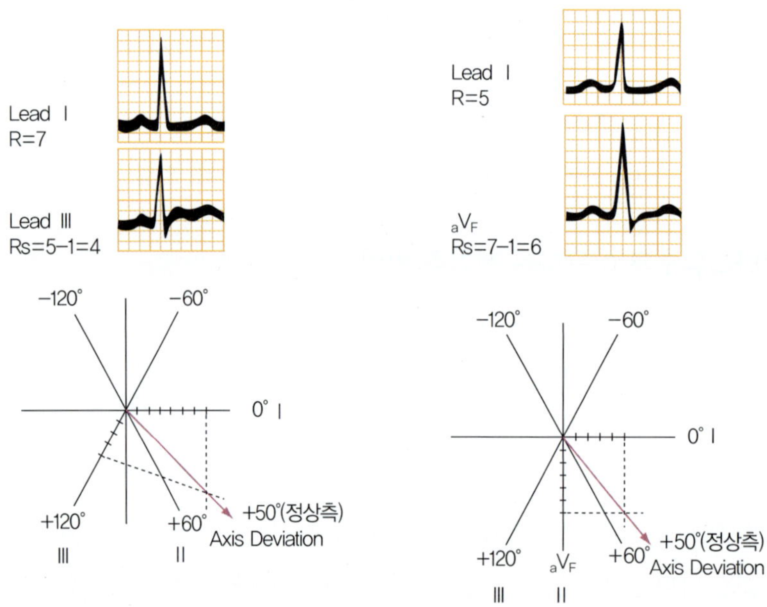

그림 7-10. I유도와 aVF(또는 III) 유도의 파형을 이용하여 전기축 구하는 방법

3) 6방향 유도축을 이용한 전기축 측정법

(1) 가장 전위가 높은 QRS군을 이용하는 방법

가장 높은 QRS군, 즉 가장 큰 R파가 보이는 유도에 QRS축이 있다(그림 7-11).

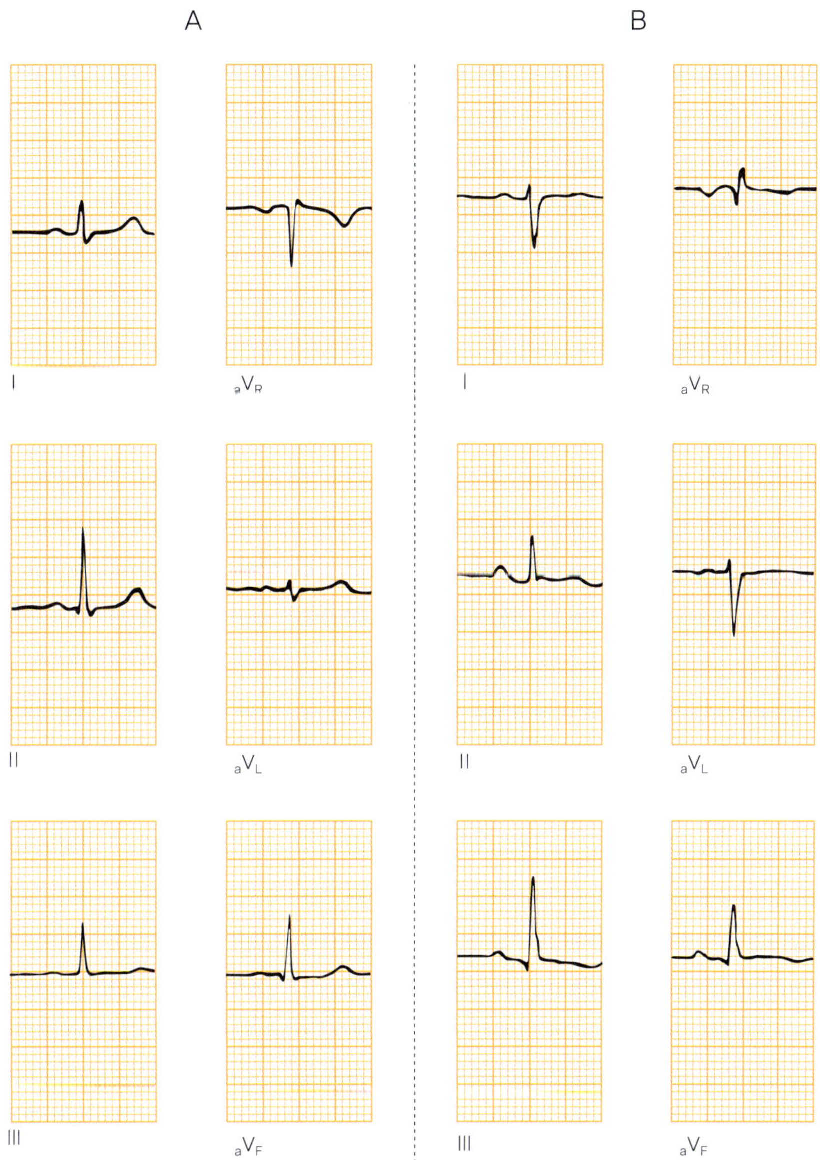

그림 7-11. 가장 전위가 높은 QRS군을 이용한 축의 계산법

(A) 제 II유도의 QRS군에서 R파(양성파)가 가장 높기 때문에 제 II유도의 전기축값(⊕ 60°, 120° ⊖)중에서 양성인 +60°가 전기축(평균 QRS 벡터) 값이 된다.

(B) 제 III유도의 QRS군에서 R파가 크기 때문에 III유도의 전기축값(⊕ 120°, 60° ⊖)중에서 양성인 +120도가 전기축 값이 된다.

(2) 가장 전위가 깊은 QRS군을 이용하는 방법

가장 깊은 QRS군 즉, 가장 큰 S파가 보이는 유도에 QRS축이 있다(그림 7-12).

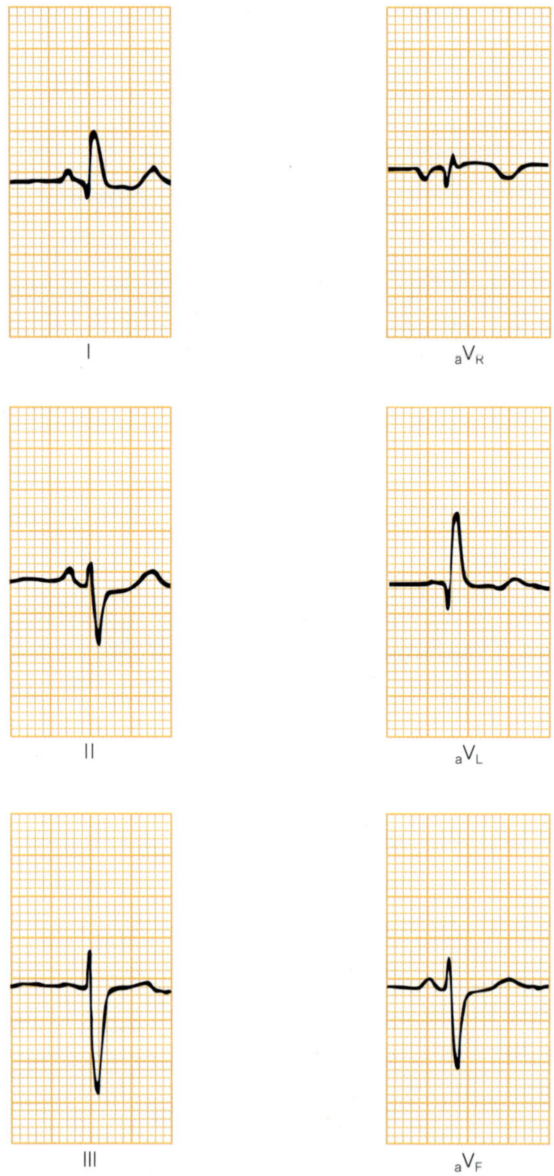

그림 7-12. 가장 전위가 깊은 QRS군을 이용한 축의 계산법

제 III유도의 QRS군에서 S파(음성파)가 제일 깊기 때문에 제 III유도의 전기축 값(⊕ 120°, −60° ⊖) 중에서 음성인 -60°가 전기축(평균 QRS벡터) 값이 된다.

(3) 상하 진폭이 비슷한 QRS군을 이용하는 방법

QRS군의 양성파와 음성파의 편차가 비슷한 유도, 즉 R파와 S파의 비가 1 : 1로 나타나는 유도의 직각방향에 평균 전기축(QRS)축이 있으며 평균 전기축의 방향을 거의 근사적으로 구할 수 있다(그림 7-13, 14).

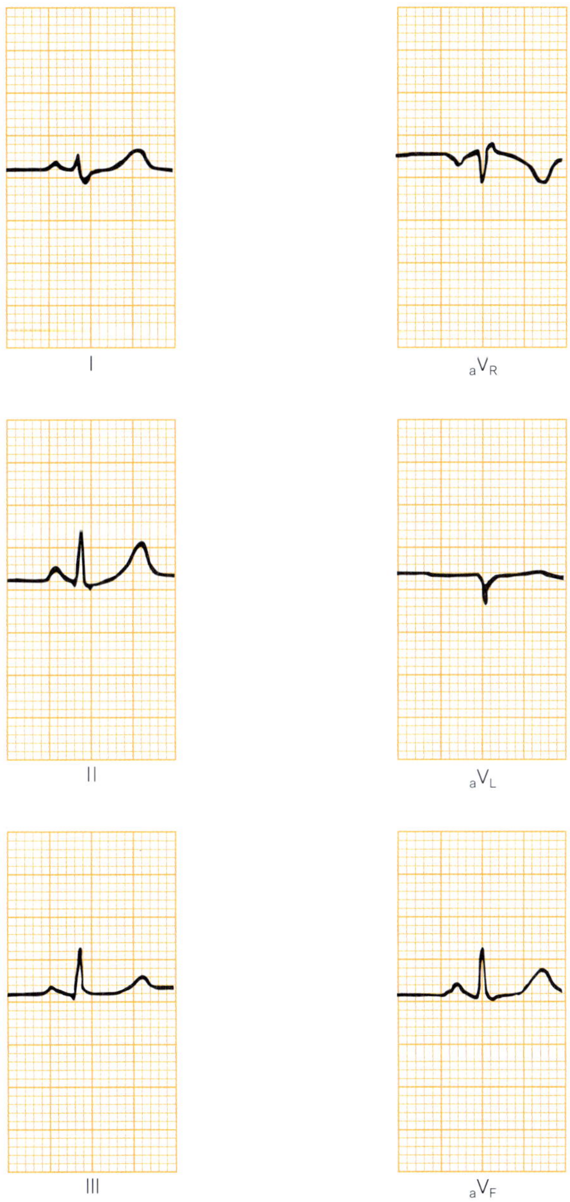

그림 7-13. 상하진폭이 비슷한 QRS군을 이용한 전기축 계산법

제 I유도에서 상하진폭이 비슷한 QRS군이 있기 때문에 평균 QRS 벡터는 I유도의 직각유도인 aV_F유도에 있다.
aV_F유도에 큰 R파(양성파)가 있기 때문에 aV_F유도의 전기축 값(⊕ 90˚, 90˚ ⊖) 중에서 양성인 + 90˚가 전기축값이 된다.

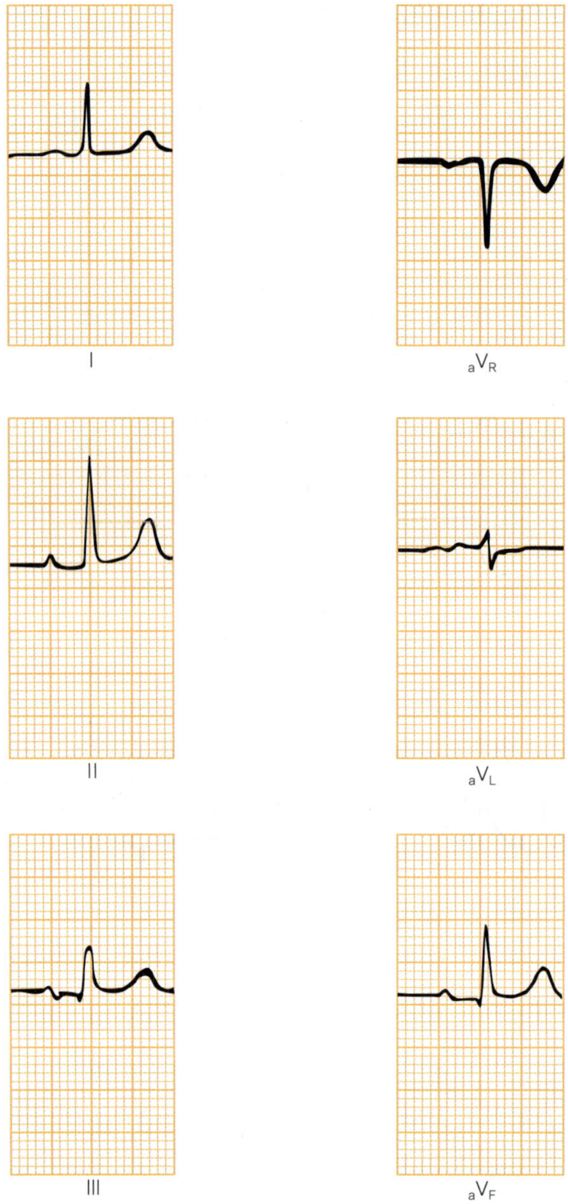

그림 7-14. 상하진폭이 비슷한 QRS군을 이용한 축의 계산법

aVL유도에 상하진폭이 비슷한 QRS군이 있기 때문에 평균 QRS 벡터는 aVL유도의 직각 유도인 II유도에 있다. II유도에 큰 R파(양성파)가 있기 때문에 II유도의 전기축 값(⊕ 60°, 120° ⊖) 중에서 양성인 +60도가 전기축값이 된다.

4) 축편위(Axis deviation)

전기축의 정상범위(그림 7-15)와 축편위에 대한 기준은 매우 다양하다. 임상적으로 −30°∼+110°로 기준한 보고들도 있으나 일반적으로는 다음과 같다.

① 정상 전기축(normal axis, no axis deviation, NAD), 0°∼+90°(성인)

② 좌축편위(left axis deviation, LAD): 0°∼−90°

③ 우축편위(right axis deviation, RAD): +90°~±180°

④ 심한 축편위(indeterminate axis): −90°~±180°

(1) 좌축편위의 원인

- 좌심실비대(LVH) 및 비후: 대동맥협착증, 고혈압, 허혈심장병 등
- 좌각차단(LBBB)과 좌각전섬유속차단(LAFB)
- 하벽심근경색증
- 조기심실수축과 우심실의 원인으로 인한 빈맥 등

(2) 우축편위의 원인

- 우심실비대(RVH) 및 비후: 만성폐쇄폐질환, 선천심장병, 폐색전증, 심한 폐고혈압 등
- 우각차단(RBBB)과 좌각후섬유속차단(LPFB)
- 우심증(dextrocardia)
- 측벽심근경색증
- 조기심실수축과 좌심실의 원인으로 인한 빈맥 등

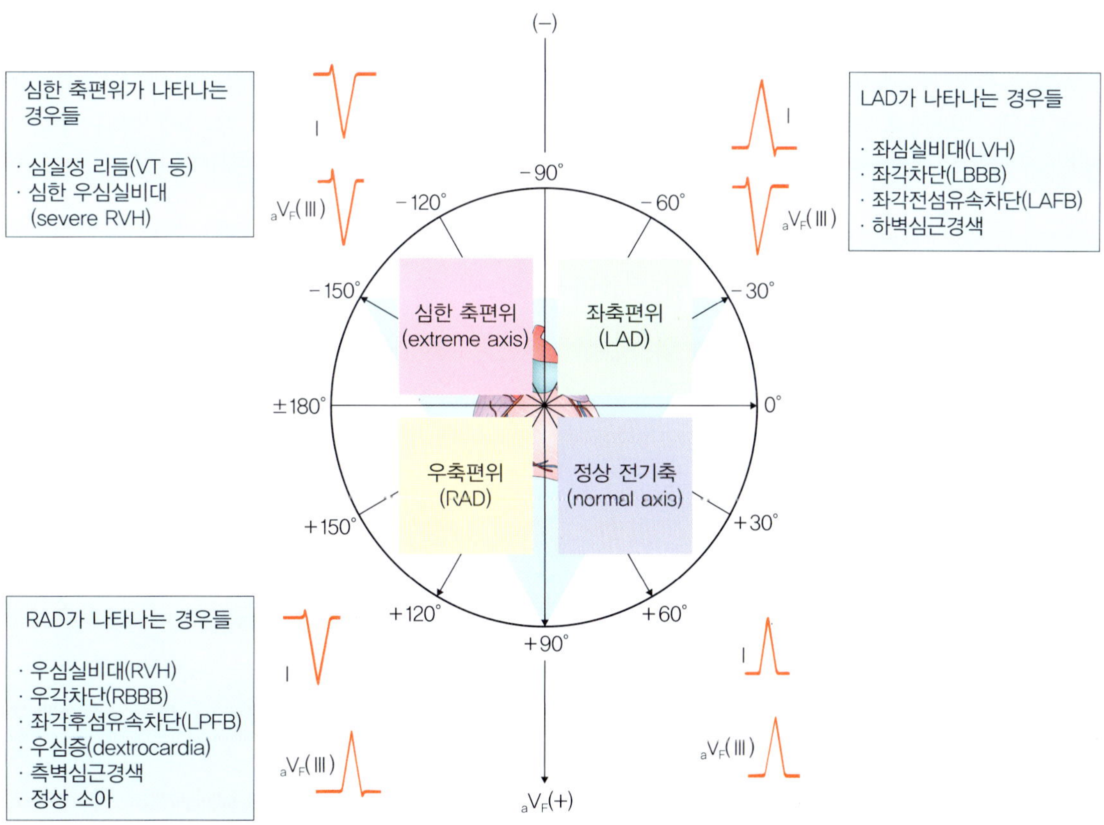

그림 7-15. 축 편위에 대한 기준

3. 심장축의 회전

심장축의 회전은 심장끝에서 심장바닥을 올려보거나 가로막 아래부위에서 심장을 올려다 볼 때 어떤 방향으로 심장이 회전하고 있는가를 읽는 법을 말한다. 시계바늘이 돌아가는 방향의 회전을 나타내는 경우를 시계방향(clockwise rotation), 시계반대방향일 때에는 반시계방향(counter clockwise rotation)으로 나눈다(그림 7-16).

심장축의 회전은 가슴유도의 심전도 특징중에서 QRS군의 이행부위의 위치를 통하여 관찰할 수 있다. 정상인은 오른쪽 가슴유도 V_1, V_2가 우심실과 앞쪽 중격 유도 V_3, V_4가 심실중격, 왼쪽 가슴유도 V_5, V_6가 좌심실의 전기력을 반영하고 있다. 정상인의 경우 V_1에서 R파가 작고 S파가 깊어지고(rS형), V_1에서 V_6까지 왼쪽으로 이행함에 따라 R파의 파형이 점점 높아지고(통상 V_5에서 최대) S파는 작아진다. 또한 R파와 S파의 높이가 같은 이행부위는 V_3, V_4에 있다(그림 7-17).

전기축은 심전도 상의 언어로, 해부학적인 심장의 위치를 나타내는 것은 아니다. aV_R은 오른쪽 손(어깨) 방향에서, aV_L은 왼쪽 손(어깨) 방향에서, aV_F는 발아래 방향에서 심장 활동을 바라보고 있는 것이다. 이 aV_R, aV_L, aV_F와 I, II, III유도의 전기축을 중심의 한점으로 모아서 그림으로 그리면 30° 각도를 갖는 6 방향 유도축을 만들 수 있다. 이 중심원점을 전기적 중심이라고 하는데, 이것은 가슴유도의 V_1과 V_2의 중간점(복장뼈중앙선상)에서부터 1~2 cm 떨어진 곳인 방실결절에 해당한다.

심장을 정면에서 보았을 때 심장끝부분은 약 50° 위치에 있으며, 좌심실 근육이 우심실 근육에 비하여 3배의 두께를 가지고 있기 때문에 좌심실로 전기적 힘이 많이 공급된다. 따라서 피검자의 심장을 정면에서 바라본 상태에서 심기전력(탈분극)의 방향과 크기를 한 개의 평면에 벡터 형태로 표현해 보면 그림 7-16A와 같다. 그림의 작은 벡터(작은 화살표)가 각 부분에서의 탈분극 방향과 크기를 나타내고 있으며, 큰 화살표(평균 QRS 벡터)는 이러한 작은 벡터의 총 합계로부터 구할 수 있다.

QRS 벡터의 방향은 좌심실쪽으로 약간 기울어져 있는데, 이 각도를 심장의 전기축이라고 한다. 정

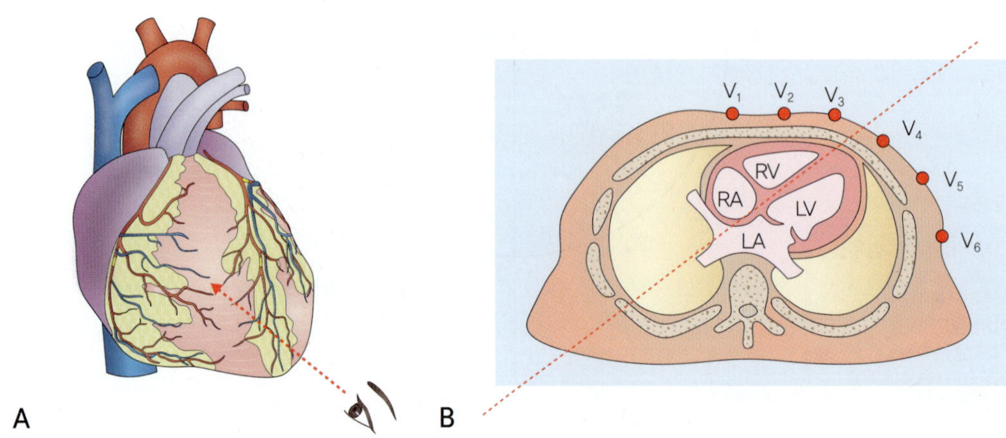

그림 7-16. 심장의 회전

상 전기축은 0°~+90°까지의 범위이고 일반인의 평균적인 각도는 55°이다.

좌심실비대의 경우 좌심실이 정상 심장에 비하여 커져 있기 때문에 정상인보다 더 많은 심기전력이 공급된다. 그 결과 평균 QRS 벡터는 0°에 가깝거나 (-) 방향으로 기울어지게 되어 좌축편위 현상이 출현한다. 그리고 심기전력이 (-)쪽인 좌축 방향으로 이동하기 때문에 전기축(QRS 벡터)이 반시계방향으로 회전하게 되어 이행부위가 V_1, V_2에 출현하게 된다(그림 7-17).

우심실비대의 경우 좌심실비대와 반대로 우심실이 정상에 비하여 커져 있기 때문에 평균 QRS 벡터의 방향이 +90 ° 에 가깝거나 우축편위를 나타낸다. 그리고 심기전력이 (+)쪽인 우축 방향으로 이동하기 때문에 전기축이 시계방향으로 회전하게 되어 이행부위가 V_5, V_6에서 출현하게 된다(그림 7-17).

1) 시계방향회전

이행부위가 왼쪽 가슴유도, 즉 V_5, V_6에 출현하는 것을 말하며 V_1~V_2유도(오른쪽 가슴유도)에서 S파의 파형이 커져서 rS 형태의 파형이 출현한다. 이런 현상은 우심실비대가 있는 경우 흔히 볼 수 있다(그림 7-17, 18).

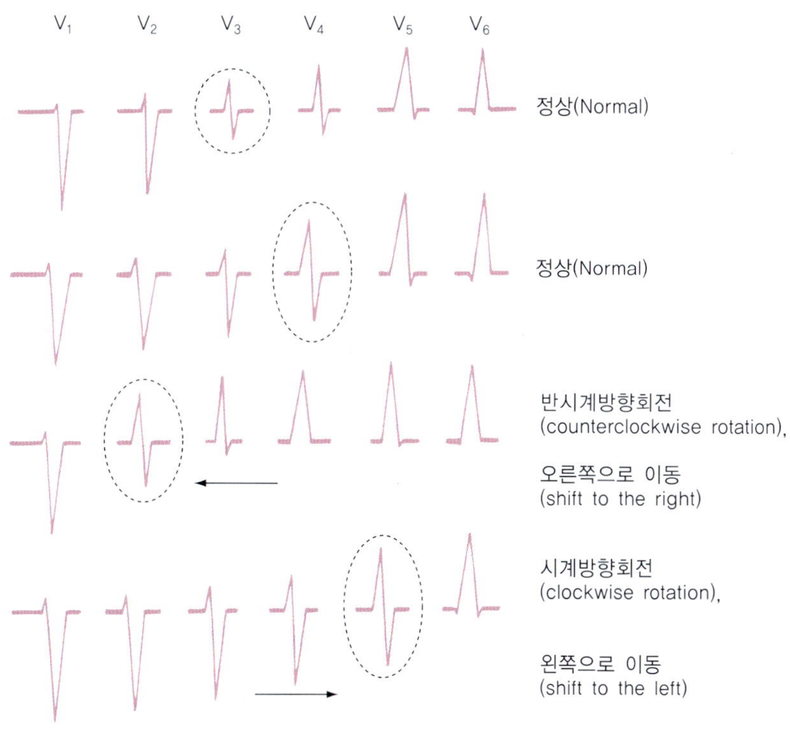

그림 7-17. 가슴유도에서 이행부위의 위치

2) 반시계방향회전

이행부위가 오른쪽 가슴유도, 즉 V_1, V_2에 출현하는 것을 말하며, V_5~V_6유도(왼쪽 가슴유도)에서 R파의 파형이 커져서 qR 형태가 나타난다. 이런 현상은 좌심실비대가 있는 경우 흔히 나타난다(그림 7-17, 18).

이행부위의 위치

- 정상일 때
  - 오른쪽 가슴유도(V_1, V_2): R < S
  - 중격 가슴유도(V_3, V_4): R = S
  - 왼쪽 가슴유도(V_5, V_6): R > S
- 전두면유도(팔다리유도): 전기축 측정
  수평면 유도(가슴유도): 이행부위 측정

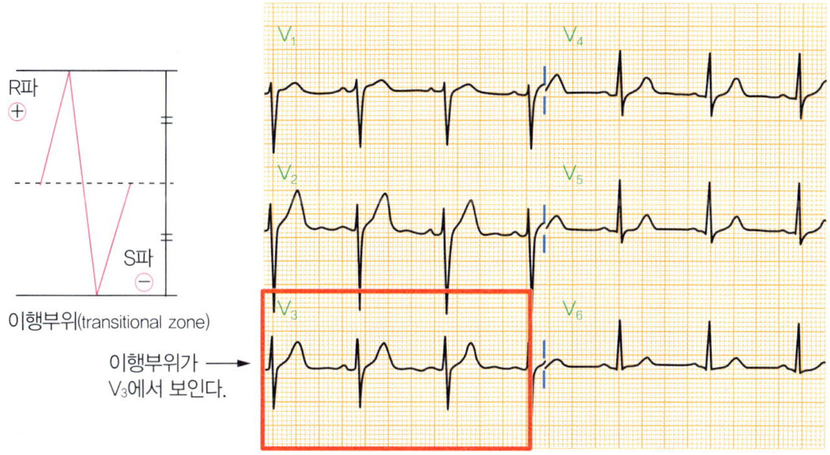

정상

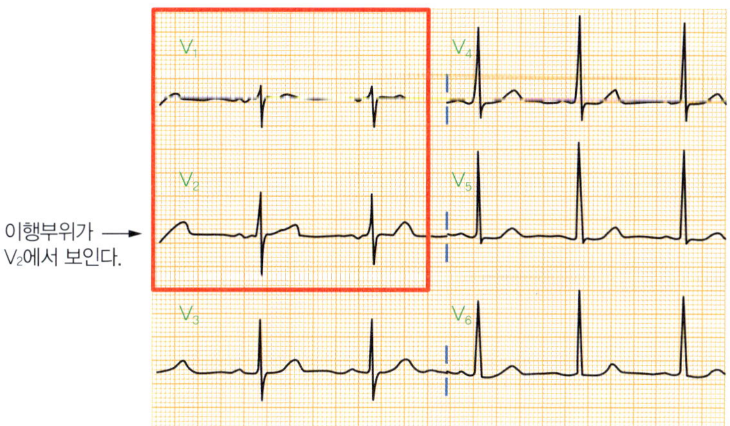

반시계방향회전(counter clockwise rotation, CCWR)

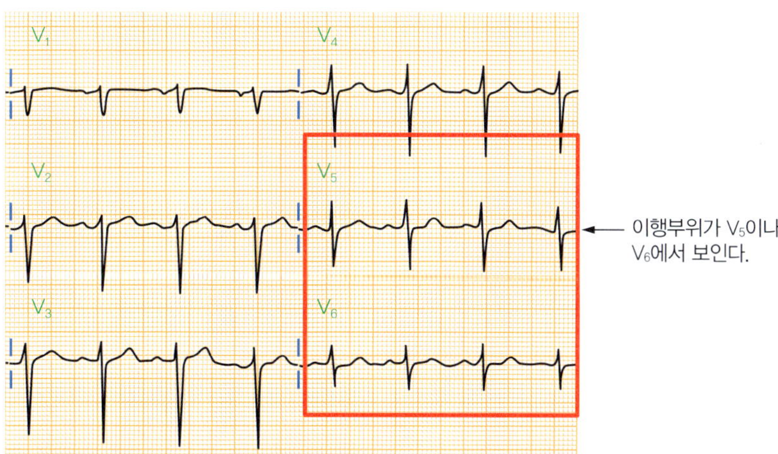

시계방향회전(clockwise rotation, CWR)

그림 7-18. 가슴유도의 이행부위

순환생리기능검사학 및 기타 생리검사학 실습보고서

학교명:　　　　　　　　　　학번:　　　　　　　　　　이름:

전기축 그리기

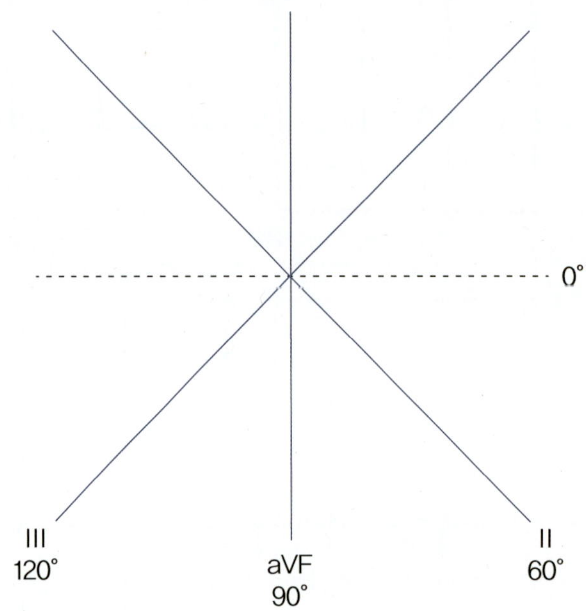

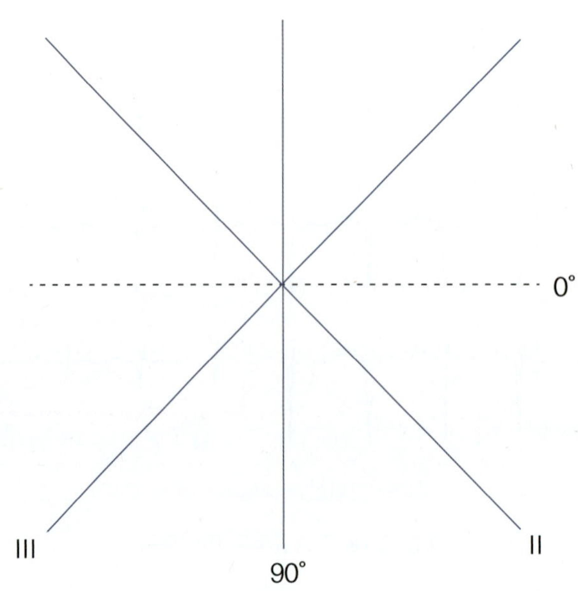

순환생리기능검사학 및 기타 생리검사학 실습보고서

학교명:　　　　　　　　　　　　학번:　　　　　　　　　　　　이름:

순환생리기능검사학 및 기타 생리검사학 실습보고서

학교명: 학번: 이름:

Section

08 심전도 기록

학습목표

1. 심전도 검사 기록시 주의항을 설명할 수 있다(A).
2. 인공산물의 원인 및 해결를 설명할 수 있다(A).
3. 심전도 검사실 환경을 설명할 수 있다(A).
4. 심전도 검사 전 준비사항을 설명할 수 있다(A).

1. 심전도 검사 기록 시 주의 사항

1) 심전계의 올바른 사용 방법

(1) 심전계의 위치(그림 8-1)

① 가슴전극의 위치를 정확히 할 수 있다.

② 가슴전극의 부착 및 제거가 용이하다.

③ 가슴전극(특히 V_5, V_6)의 정확한 부착 유무의 확인이 필요하다.

④ 심전계의 위치는 피검자의 왼쪽이 좋다.

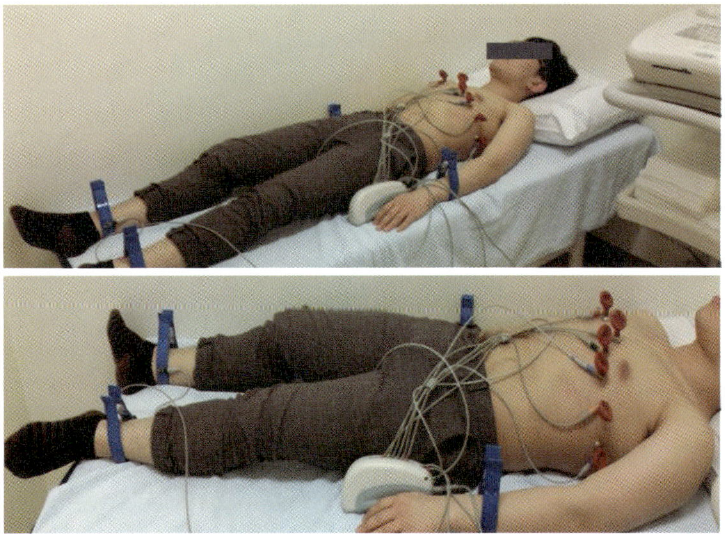

그림 8-1. 심전도 검사

(2) 심전도 전극풀 사용법

심전도 전극풀(ECG 크림)을 정확히 사용하지 못하면 잡음의 원인이 된다(그림 8-2). 또한, 전극을 정확하게 부착하는 것은 올바른 심전도 기록의 주요한 핵심사항이다. 전극을 연결하기 전에 알코올 등을 적신 거즈 등으로 피부를 깨끗이 닦아낸다. 전극이 녹슬거나 사용한 전극풀 등이 묻어 있는 경우 깨끗이 닦아낸다. 최근에는 감염문제로 알코올솜을 사용하는 경우가 많다.

가슴유도전극을 정확한 자리에 부착하여도 그림 8-3과 같이 전극부착 부위 전체를 연결하여 전극풀을 바를 경우 전극부착 부위의 본래 파형과는 다른 파형이 기록된다.

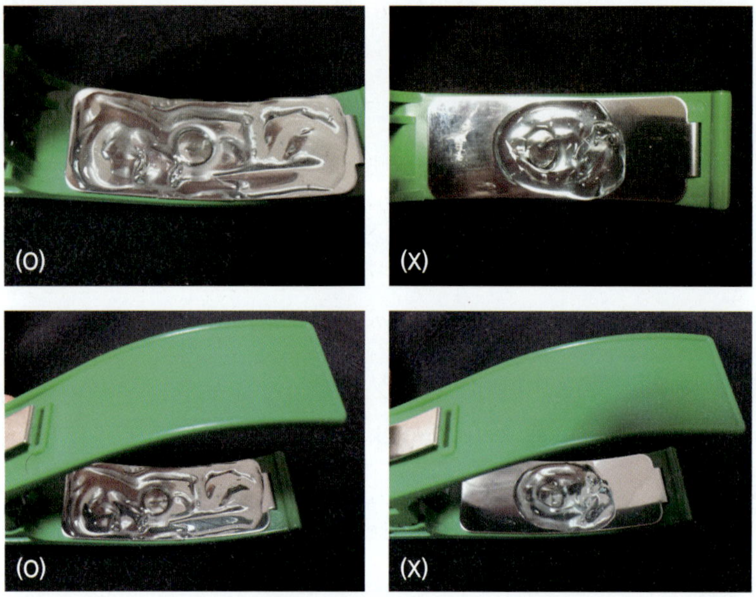

그림 8-2. 팔다리 전극에 크림을 바르는 방법

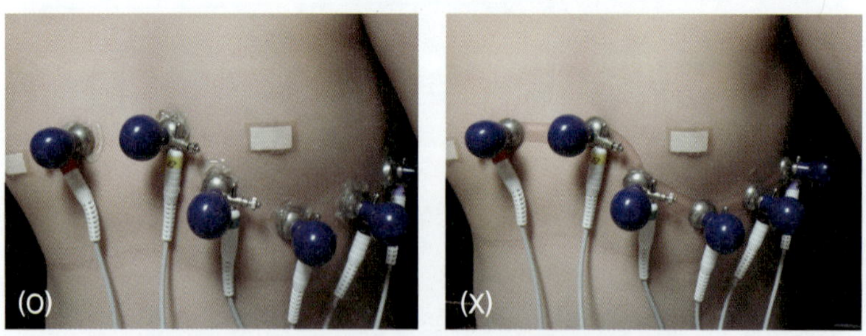

그림 8-3. 가슴전극부위에 크림을 바르는 방법

(3) 전극 연결방법 및 주의사항

① 팔다리전극(그림 8-4)

- 팔: 손목 위쪽 10 cm 내지 15 cm 안쪽면
- 다리: 발목 위쪽 10 cm 내지 15 cm 안쪽면

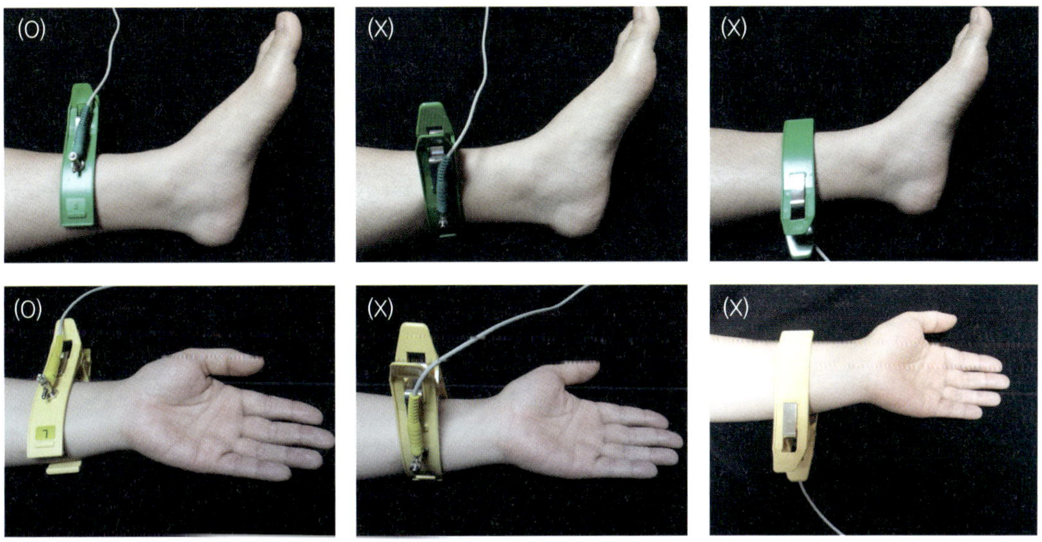

그림 8-4. 팔다리유도 전극 연결방법

② 가슴전극(그림 8-5 참조)

- V_1: 넷째 갈비사이공간 복장뼈오른쪽가장자리
- V_2: 넷째 갈비사이공간 복장뼈왼쪽가장자리
- V_3: V_2와 V_4의 중간부위
- V_4: 다섯째 갈비사이공간과 왼빗장뼈중간선과의 교차부위
- V_5: V_4와 수평되는 왼앞겨드랑선
- V_6: V_4와 수평되는 왼중간겨드랑선

③ 주의사항

- 전극을 연결하기 전에 알코올 등을 적신 거즈 등으로 피부를 깨끗이 닦아낸다.
- 전극은 녹이나 사용 후 묻어 있는 전극풀 등을 깨끗이 닦아낸다.
- 가슴전극의 경우 전극 부착부분이 서로 연결되게 전극풀을 칠하면 안 된다.

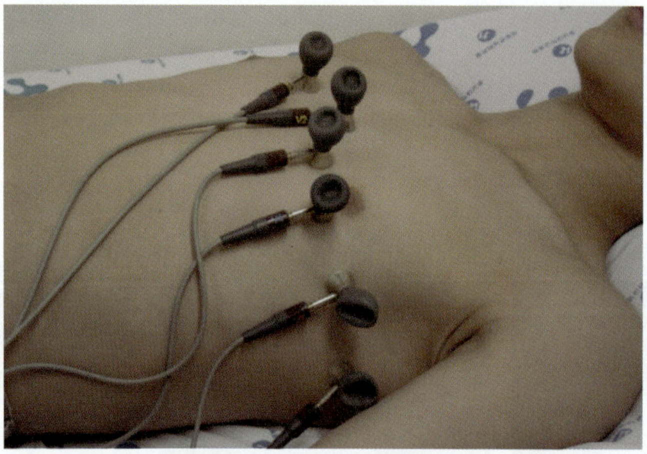

그림 8-5. 가슴유도 전극 연결방법

2) 검사 시 중요 사항

① 검사 침대의 위치는 조명 바로 아래로 하지 말아야 한다. 눈부심으로 피검자가 불안해진다.
② 실내온도는 약 23℃ 정도 유지해야 한다.
③ 베개는 피검자가 불쾌하지 않을 정도로 가급적 낮게 한다. 만약 베개가 높으면 피검자가 전극 등을 보려하기 때문에 올바르게 기록할 수 없게 된다.
④ 검사침대의 높이와 크기는 어린이와 노약자가 쉽게 오르고 내릴 수 있어야 하며 폭은 손 · 발이 침대 바깥쪽으로 나오지 않을 정도이어야 한다.
⑤ 접지선을 정확히 연결해야 한다.
⑥ 침대는 벽면으로부터 약 10 cm 정도 간격을 띄우고 설치한다(벽면 내부에 전선이 지나가면 교류장애를 받기 쉬움).

3) 피검자 준비 사항

바닥선 동요나 근전도 혼입의 대부분은 피검자의 긴장에 의해 발생한다.

처음 심전도 검사를 받는 사람의 대부분이 불안감, 공포감 등으로 긴장하고 있으므로 불안감, 공포감이 있으면 수족에 힘이 들어가거나 호흡 곤란이 나타나기 때문에 바닥선 동요, 근전도 등이 혼입되어 심전도가 선명하게 기록되지 않는다. 따라서 피검자의 준비 사항은 아래와 같다.

① 눈을 감고 입을 약간 벌린 자세를 취하게 하여 전신의 힘이 빠지게 한다.
② 심호흡을 시키거나 편안한 호흡을 유도한다.
③ 정서적으로 안정시킨다.
- '아프지 않습니다', '놀랄 것 없습니다' 라고 말해준다.
④ 기침이나 소변을 보고 싶은지 물어본다.

⑤ 팔 · 다리를 약간 벌려 자연스런 자세를 취하게 한다.
⑥ 무릎을 약간 구부리게 하면 몸의 긴장감을 줄일 수 있다.
⑦ 손발에 한순간 힘을 주고 하나, 둘, 셋을 세면서 손발의 힘을 빼게 한다.
⑧ 발은 약 20 cm 정도 벌리게 한다.
⑨ 발가락을 흔들어 힘을 빼게 한다.

4) 심전도 기록 시 고려할 사항

심전도 기록 시 많은 요인들이 영향을 미치므로 담당 임상병리사는 다음과 같은 사항들은 반드시 고려할 필요가 있다.

① 항상 통일된 방법으로 기록해야 한다.
② 전극은 접착성이 좋아야 하고 전기적 잡음과 피부 전극 간의 저항이 작은 것을 선택해야 한다.
③ 전극과 피부 사이의 접촉이 중요하므로 피부지극이 있거나 뼈대계통에 이상이 있는 곳은 가급적 피한다.
④ 기록 시 QRS 파형이 용지를 벗어나거나 너무 작게 기록될 경우 반드시 감도를 조절해서 기록해야 한다(감도 0.5 혹은 감도 2.0).
⑤ 기록지의 기록 속도는 25 mm/초이지만, 각 파의 형태를 좀 더 명확히 관찰하기 위해서는 더 빠른 속도로 기록하면 되고 율동을 분석하는 데에는 느린 속도로 기록하는 것이 유용하다.
⑥ 기록 시 인공산물은 내부적 혹은 외부적 요인에 의해 혼입될 수 있다. 60 Hz의 인공산물은 환자의 몸에 맞추어 유도선을 가지런하게 배열할 경우 혼입을 최소화할 수 있다. 그 외 여러 가지 요인들에 의한 인공산물 발생을 최소화하여 기록한다.
⑦ 일반적인 심전도 기록은 환자가 누워 있는 상태에서 실시하지만, 만일 임상적으로 다른 자세가 필요할 경우 전극의 위치를 적절히 바꿀 필요가 있다. 피검자가 옆으로 눕거나 몸을 일으키려고 하면 심장의 위치가 바뀔 수 있다. 심장 위치의 변화는 전극 부착 위치의 변화와 마찬가지로 심전도의 기록 결과에 영향을 미칠 수 있음을 고려해야 한다.

2. 인공산물의 원인 및 제거

1) 올바른 심전도 기록

올바른 심전도 파형, 깨끗한 심전도 파형은 판독자가 쉽게 판독하여 환자의 정확한 결과를 얻기 위해서이다(그림 8-6).

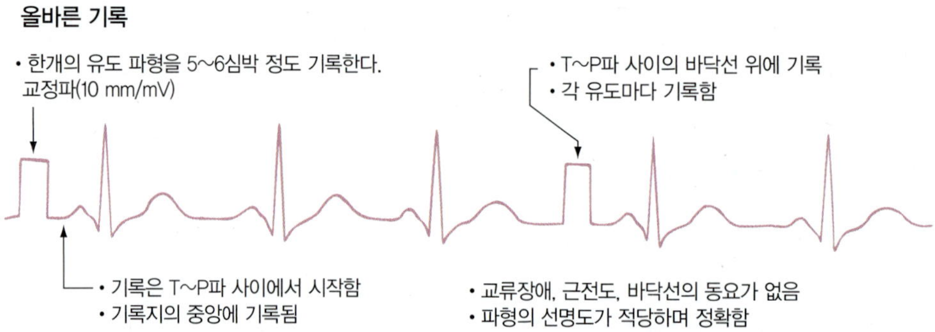

그림 8-6. 올바른 심전도 기록

2) 판독하기 어려운 심전도

기록된 심전도에 여러 가지 잡음 및 장해파가 중첩되어 있으면 그 심전도를 판독하기 어려운 경우가 있다.

① 1초 동안 60회의 규칙적인 잡음이 심전도상에 혼입된 경우를 교류장애(Hum)라 한다(그림 8-7).

② 크기나 반복 등이 불규칙적인 잡음이 심전도상에 혼입된 경우를 근전도(EMG) 장애라 한다(그림 8-8). 근전도나 교류가 심전도상에 혼입되면 미세한 PR 분절, ST 분절, T파 등의 식별이 어려워지며, 특히 자동해석장치가 부착되어 있는 심전계에서는 장애파형도 심전도의 일부분으로 컴퓨터가 판단해서 해석할 수 있기 때문에 주의가 필요하다.

③ 심전도가 기록지상에서 위끝 혹은 아래끝으로 크게 흔들리는 경우 바닥선의 동요(drift)를 의미한다(그림 8-9).

④ 각 유도별로 5심박 이하의 심전도를 기록한 경우와 교정파(1 mV)가 삽입되지 않는 심전도는 판독이 어렵다.

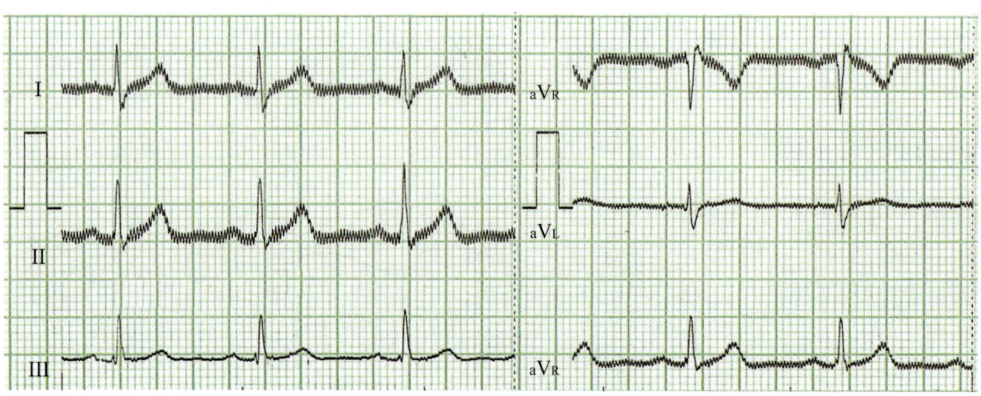

그림 8-7. 교류 혼입: 규칙적인 잡음

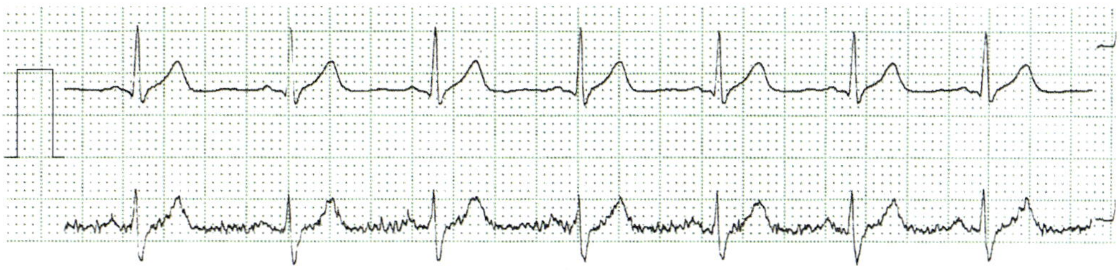

그림 8-8. 근전도 혼입: 불규칙적인 잡음

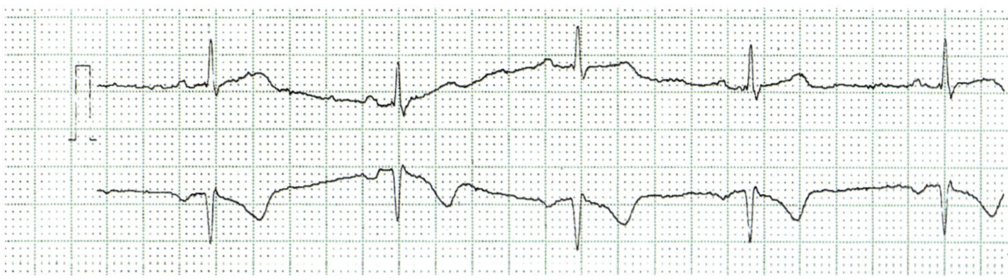

그림 8-9. 바닥선 동요의 예

3) 잡음(Noise) 혼입 시 그 원인 및 대책

(1) 교류(Hum noise)

- 특징: 규칙적인 잡음(60 Hz)이 심전도에 혼입된다.
- 교류장애 원인

① 단선 및 전극 접속 불량

② 피부와 전극의 접촉 불량

③ 실내습도 높을 때(60% 이상)

④ 심전계의 교류장애 제거장치 이상 등

원인	대책
접지 및 위치가 나쁘거나(접지불량) 접지선이 끊어졌을 때	접지장소 및 접지선을 점검한다.
피검자의 주변에 고압전선이나 전기 기기가 있을 때	TV, 라디오, 전기모터 등의 스위치는 끄고, 침대는 벽면으로부터 약 10cm 간격을 띄워서 설치한다.
전극이 녹이 슬었거나 오래된 전극풀이 붙어 있을 때	녹, 굳은 전극풀을 깨끗이 제거한다.
전극이 간신히 붙어 있을 때(접속 불량)	다시 한 번 전극을 정확히 연결한다.
피검자가 물체와 접촉되어 있을 때	피검자의 신체가 벽이나 금속 등에 닿지 않도록 한다.
유도 코드가 끊어졌을 때	유도 코드를 손으로 흔들어 본 후 파형이 불안정해 질 경우 수리 의뢰한다.

(2) 근전도(EMG noise)

- 특징: 불규칙적인 작은 잡음이 심전도에 혼입된다.
- 근전도 원인

① 피검자의 불안 및 긴장

② 실내온도가 낮을 때

③ 전극부착 밴드가 너무 강하게 조여 있을 때

원인	대책
실내온도가 낮거나 피검자가 추워할 때	실내온도를 높여주며 피검자에게 타월 등으로 덮어준다.
침대가 좁거나 피검자가 몸에 힘을 주고 웅크릴 때	넓은 침대(약 80 cm 정도)를 사용하고 편안한 상태로 누워 있을 수 있게 한다.
검사를 받는다는 심리적 압박감으로 긴장하고 있을 때	• 시간이 짧고 간단하며 안전한 검사라는 것을 설명해 주어 긴장을 풀어준다. • 2~3회 심호흡을 시킨 후 눈을 감고 편안히 있게 한다. • 화장실에 가고 싶은지 물어본다.
피검자가 움직이거나 몸에 힘을 주고 있거나 말을 하고 있을 때	움직이거나 말하지 않고 몸의 힘을 빼고 전극밴드 조임을 약하게 한다.
병적인 움직임이 있을 때 (Parkinson병, Basedow병)	가장 움직임이 적을 때 기록하거나 전극을 몸 가까이로 이동한다.
심리적 부담으로 심한 호흡곤란이 있을 때	가장 편안한 상태를 유지하도록 한다.

(3) 바닥선 동요

- 특징: 심전도 기록 중 바닥선이 위, 아래로 흔들리는 현상을 말한다.
- 바닥선 동요 원인

① 소변을 참는 행위 등과 같은 생리적 현상에 기인한 미세한 움직임(동시에 근전도가 혼입될 수도 있음)

② 호흡운동(특히 가슴유도)

③ 높은 실온

④ 증폭기 불안정

⑤ 피검자와 검사자의 옷깃의 가벼운 접촉

⑥ 전극과 환자 사이의 연결 코드의 상태 불량

⑦ 피검자의 손이 검진 침대 바깥으로 약간 흘러내려가 있을 때

원인	대책
<피검자에게 원인이 있는 경우> 생리적 현상에 의한 피검자의 미세한 움직임이 있을 때	피검자의 생리현상 유무를 확인 후 생리현상 해소를 유도한다.
<피검자에게 원인이 없는 경우> 전극의 청결상태	환자 코드와 전극을 잘 관리하여 항상 깨끗이 하고 완벽한 것을 사용하여야 한다.
환자와 연결된 코드와 전극이 팽팽하게 연결되거나 코드가 흔들릴 때	항상 환자 코드는 절대 힘이 가해지지 않게 잘 정리하여 연결한다.

4) 전극이 서로 바뀐 경우

(1) 오른팔전극과 왼팔전극이 서로 바뀐 경우

검사자가 가장 흔하게 범할 수 있는 실수로, 오른팔과 왼팔의 유도를 서로 바꾸어서 부착하는 오류를 말한다(그림 8-10).

팔다리유도는 정상 심전도 패턴과 다르게 기록되지만 가슴유도는 정상 패턴으로 기록된다(그림 8-11).

가장 먼저 I유도의 모든 파형이 음성(-)으로 기록되었는지를 확인해야 한다.

① aVR과 aVL유도: 심전도 패턴이 서로 바뀌어 기록됨(aVR유도: 저진폭 양성파, aVL유도: 음성파)

② I유도: 모든 파형이 음성(-)파로 기록됨

③ II와 III유도: 심전도 패턴이 서로 바뀌어 기록됨(III유도: 고진폭 R의 양성파, II유도 낮은 양성파)

④ 가슴유도: 정상(팔다리의 전극교체는 가슴유도와 무관함)

⑤ aVF 유도: 정상(아인토벤삼각형에서 서로 바뀌는 유도의 반대편(꼭지점) 유도는 불변)

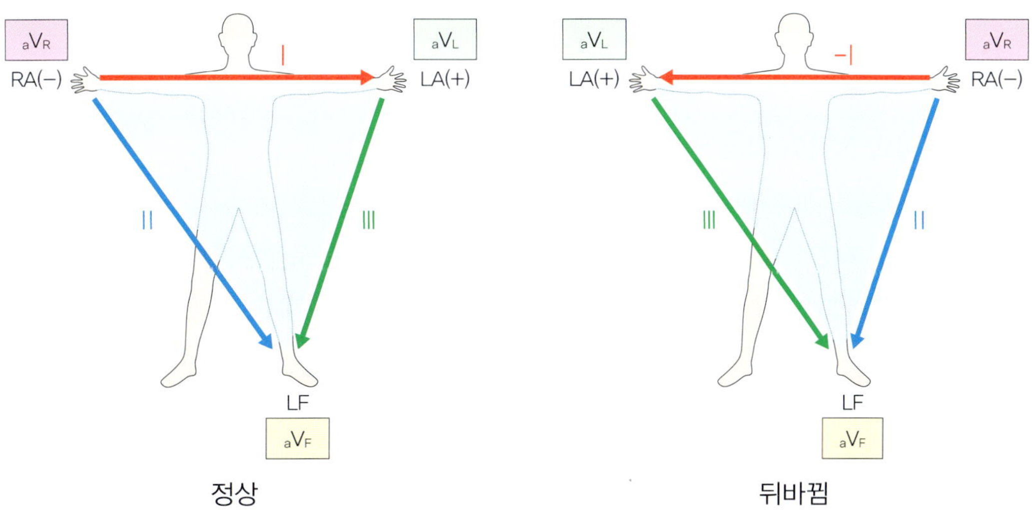

그림 8-10. 오른팔전극과 왼팔전극이 서로 바뀐 경우

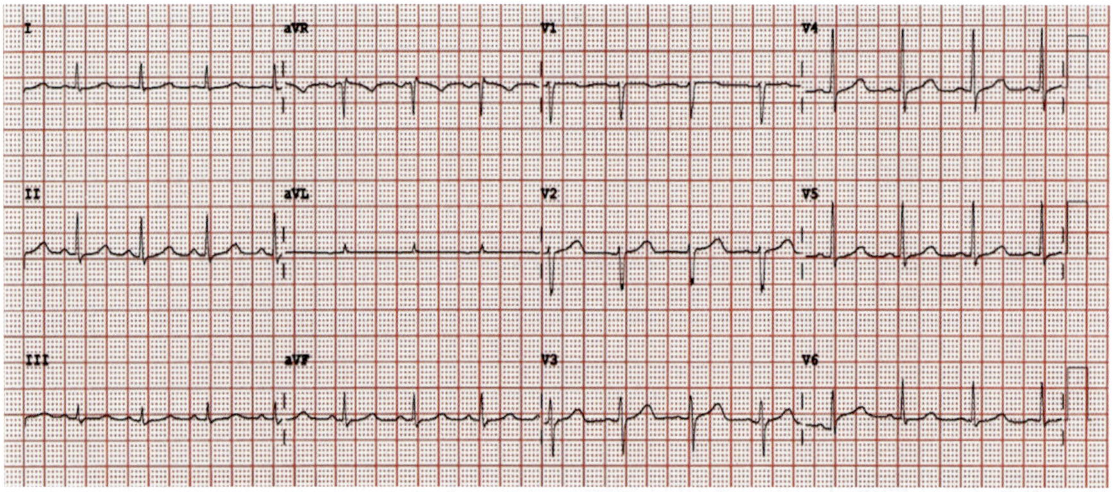

정상 심전도

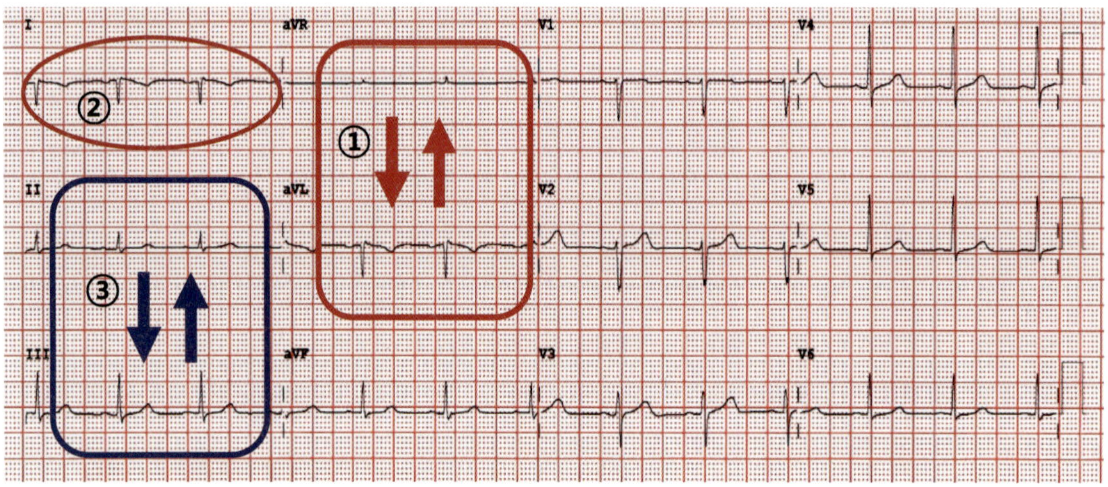

그림 8-11. 정상 심전도 및 오른팔전극과 왼팔전극이 서로 바뀐 경우의 심전도

(2) 왼팔과 왼발의 전극이 서로 바뀐 경우

왼팔과 왼발의 유도를 서로 바꾸어서 부착하는 오류를 말한다(그림 8-12).

팔다리유도는 정상패턴과 다르게 기록되나 가슴유도는 정상패턴으로 기록된다(그림 8-13).

가장 먼저 III유도의 모든 파형이 음성(-)으로 기록되었는지를 확인해야 한다.

① aVL과 aVF 유도: 심전도 패턴이 서로 바뀌어 기록됨(aVF유도: 저진폭 양성파, aVF유도: 양성파)

② I과 II유도: 심전도 패턴이 서로 바뀌어 기록됨(I유도: 고진폭 R의 양성파, II유도: 낮은 양성파)

③ III유도: 모든 파형이 음성(-)파로 기록됨.

④ 가슴유도: 정상(팔다리의 전극교체는 가슴유도와 무관함)

⑤ aVR유도: 정상(아인토벤삼각형에서 서로 바뀌는 유도의 반대편(꼭지점) 유도는 불변)

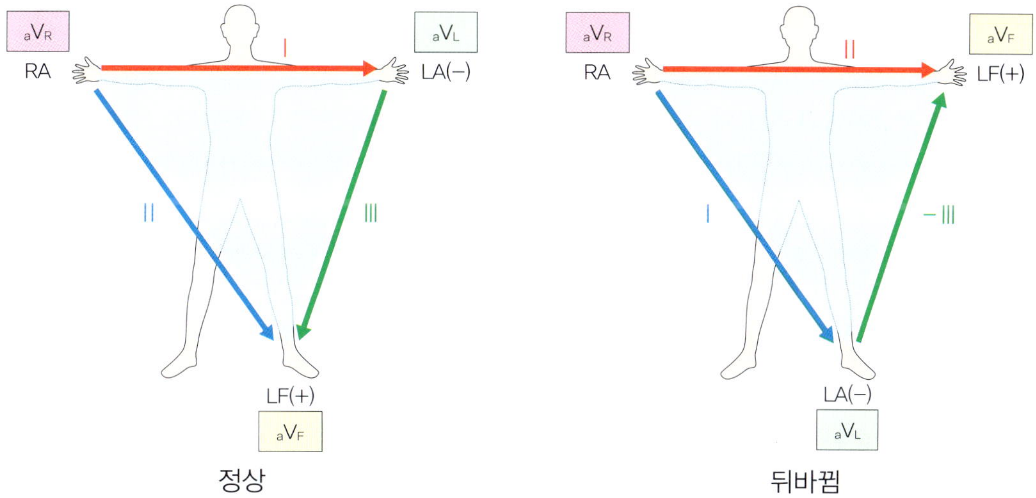

그림 8-12. 왼팔전극과 왼발전극이 서로 바뀐 경우

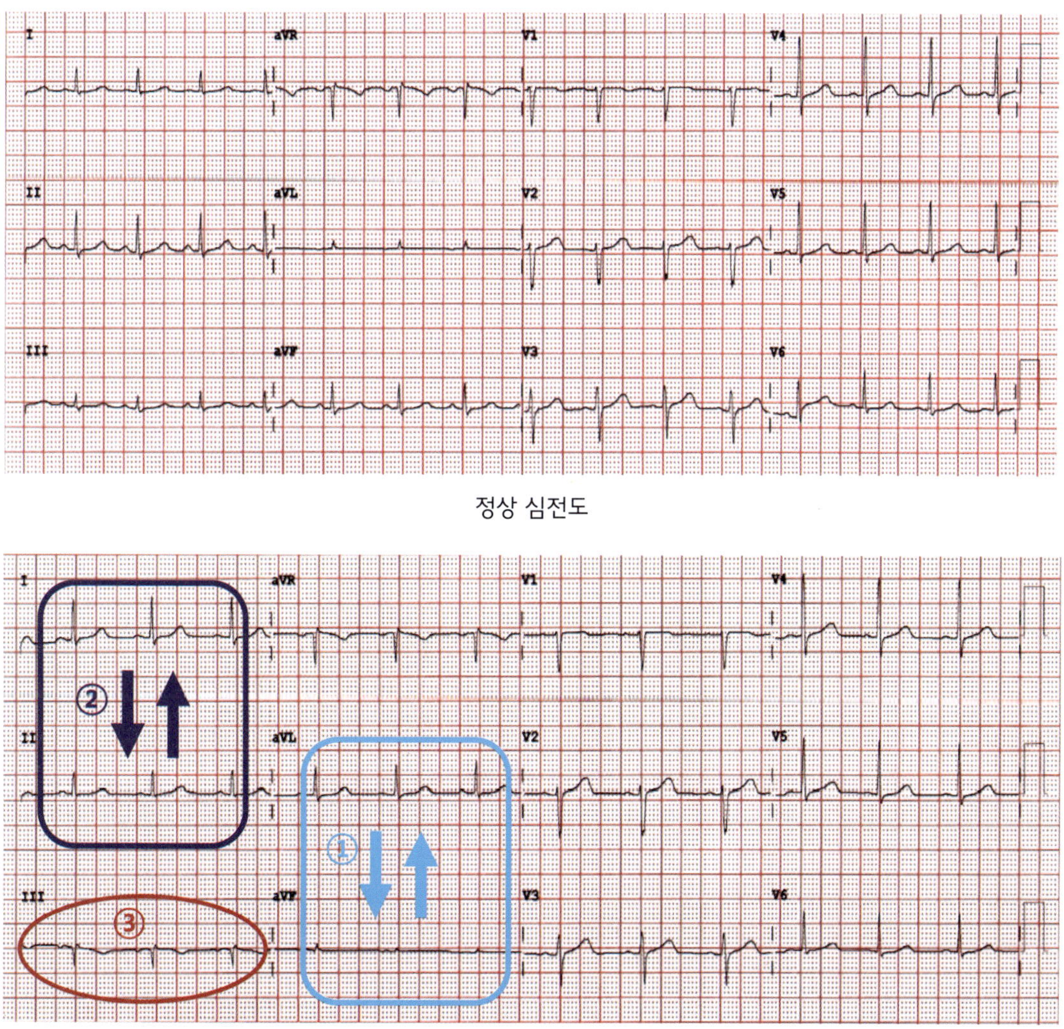

그림 8-13. 정상 심전도 및 왼팔전극과 왼발전극이 서로 바뀐 경우의 심전도

(3) 오른팔과 왼발의 전극이 서로 바뀐 경우

오른팔과 왼발의 전극을 서로 바꾸어서 부착하는 오류를 말한다(그림 8-14).

팔다리유도는 정상패턴과 다르게 기록되나 가슴유도는 정상패턴으로 기록된다(그림 8-15).

가장 먼저 I, II, III유도의 모든 파형이 음성(-)으로 기록되었는지를 확인해야 한다.

① aV_R과 aV_F유도: 심전도 패턴이 서로 바뀌어 기록됨(aV_R유도: 양성파, aV_F유도: 음성파)

② I과 III유도: 모든 파형이 음성(-)으로 기록됨(III유도: 음성파, I유도: 낮은 음성파)

③ II유도: 모든 파형이 음성(-)으로로 기록됨(높은 음성R파)

④ 가슴유도: 정상(팔다리의 전극교체는 가슴유도와 무관함)

⑤ aV_L유도: 정상(아인토벤삼각형에서 서로 바뀌는 유도의 반대편(꼭지점) 유도는 불변)

(4) 가슴유도전극의 부착위치가 바뀐 경우

가슴유도에서의 정상적인 심전도 패턴을 확인하여 정상파형과 다르게 기록되었다면 유도 위치가 바뀌지 않았는지 확인하는 것이 좋다.

① R파의 높이는 V_5, V_6로 갈수록 점점 증가하는 패턴을 보인다.

② 반대로 S파는 V_1, V_2에서 깊다가 V_5, V_6로 갈수록 줄어들어 매우 작거나 거의 보이지 않는다.

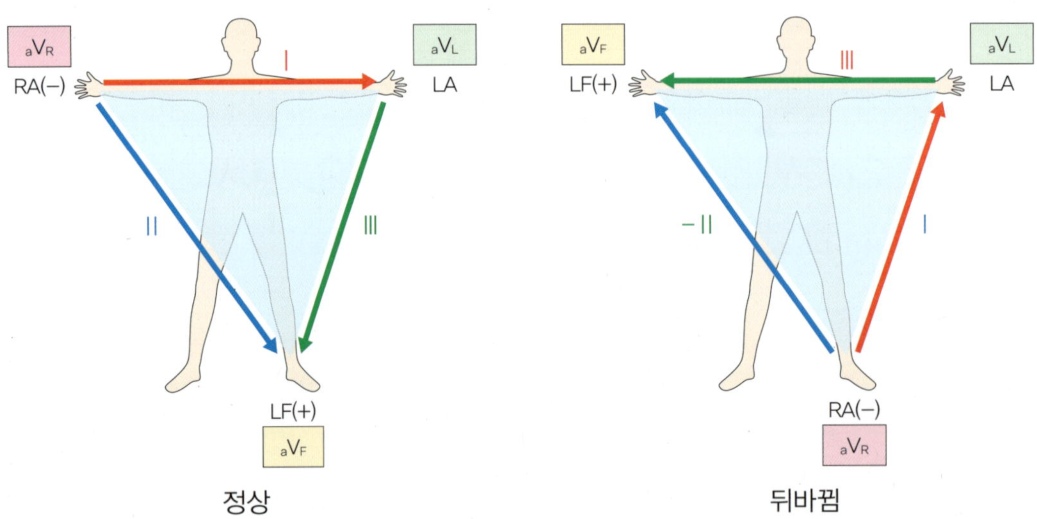

그림 8-14. 오른팔전극과 왼발전극이 서로 바뀐 경우

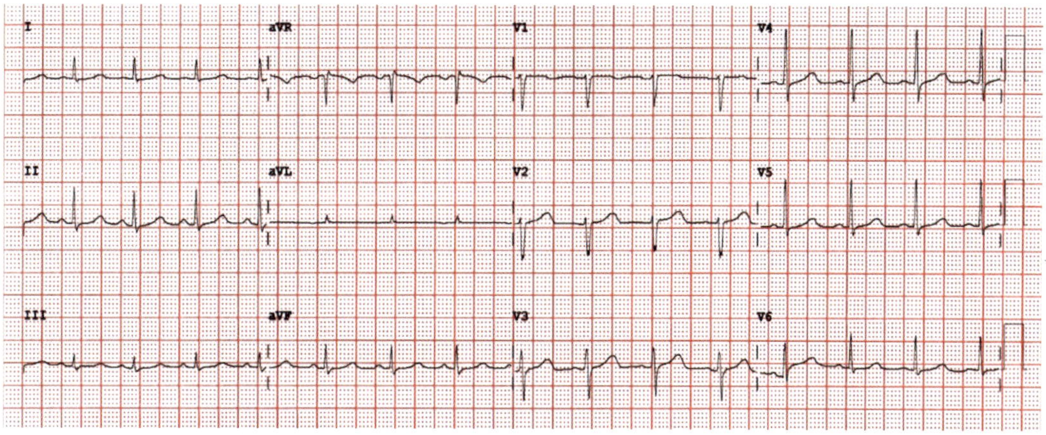

정상 심전도

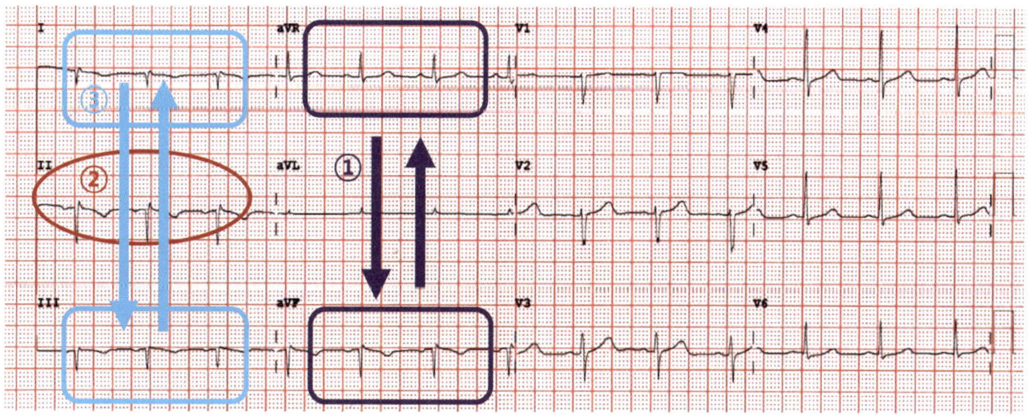

그림 8-15. 정상 심전도 및 오른팔전극과 왼발전극이 서로 바뀐 경우와 심전도

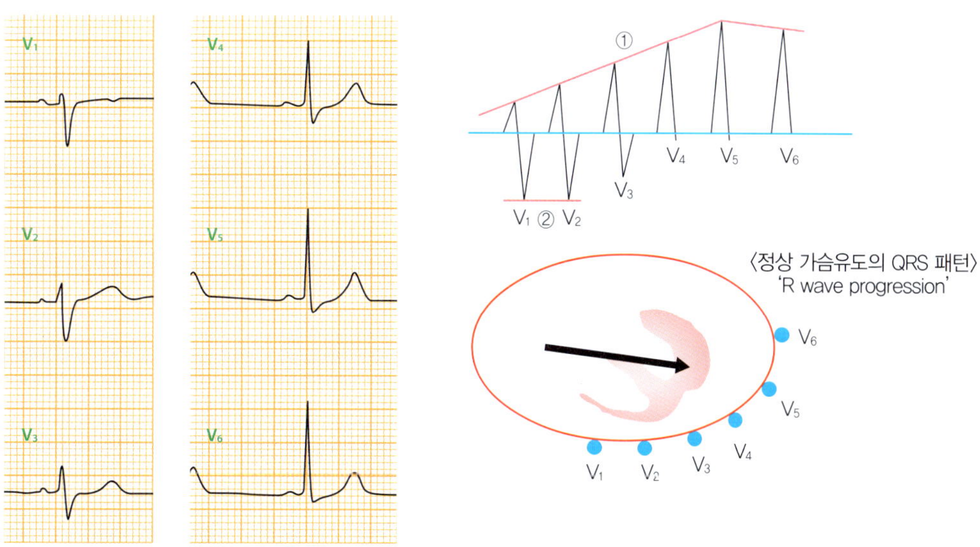

그림 8-16. 정상 가슴유도의 심전도

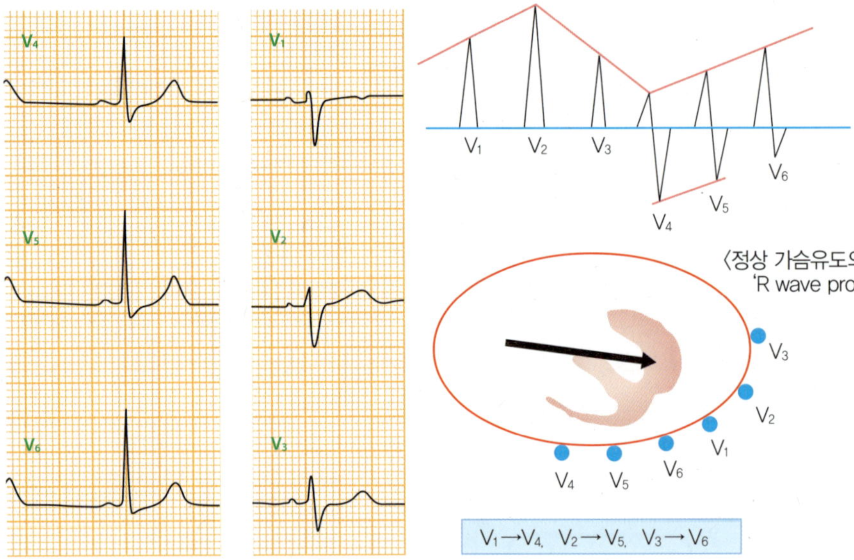

그림 8-17. 가슴유도 전극의 부착위치가 바뀐 경우의 심전도

3. 우심증 심전도

우심증(dextrocardia, 그림 8-18)은 내장기관 모두가 정상인과 반대인 선천성 기형으로, 심장의 위치도 좌우가 바뀌어 있고, 심장끝이 가슴의 오른쪽 아래를 향하고 있다. 정상적인 심장의 전기적 방향은 왼쪽 아래를 향하나, 우심증인 경우에는 오른쪽 아래를 향한다(그림 8-19).

팔다리유도에서는 오른팔(RA)과 왼팔(LA)의 전극을 서로 바꾸었을 때(그림 8-20)와 유사한 패턴의 심전도가 기록되며, 가슴유도에서는 $V_1 \rightarrow V_6$유도로 갈수록 정상과는 달리 R파의 높이가 감소되는 패턴을 보인다.

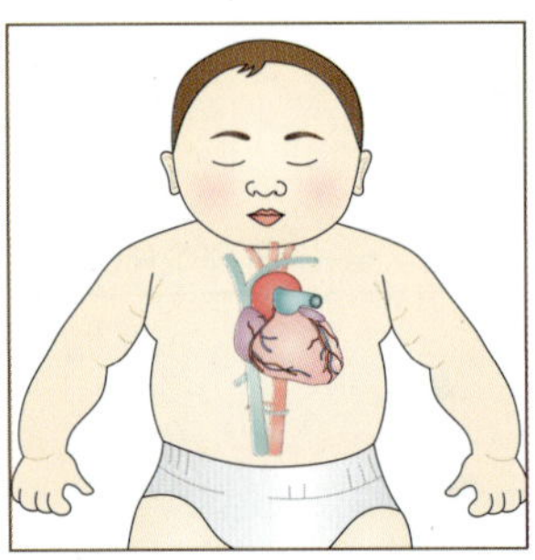

정상적인 심장의 위치

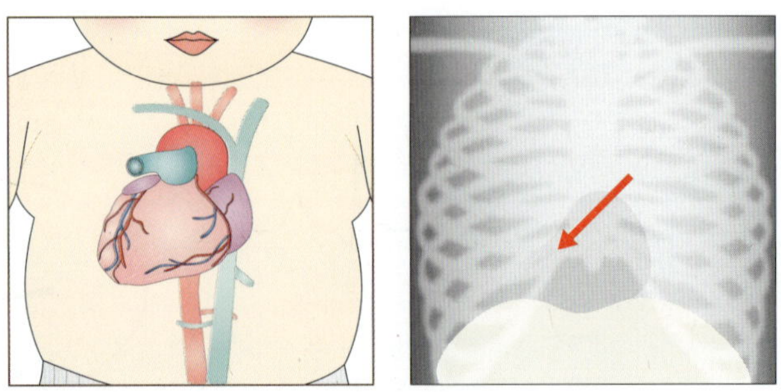

우심증

그림 8-18. 우심증

오른손과 왼손의 전극이 바뀐 심전도와 우심증 심전도의 비교(그림 8-20)

- 공통점: 팔다리유도에서 파형의 패턴이 비정상적으로 기록된다.
- 차이점: 좌 · 우손목 전극이 바뀐 경우는 가슴유도가 정상으로 기록되나 진짜 우심증일 경우는 V_1~V_6유도로 갈수록 R파의 높이가 감소되거나 거의 사라질 수도 있다.
- 우심증이라면 V_{3R}~V_{6R}유도를 보조적으로 추가 기록할 필요가 있다.

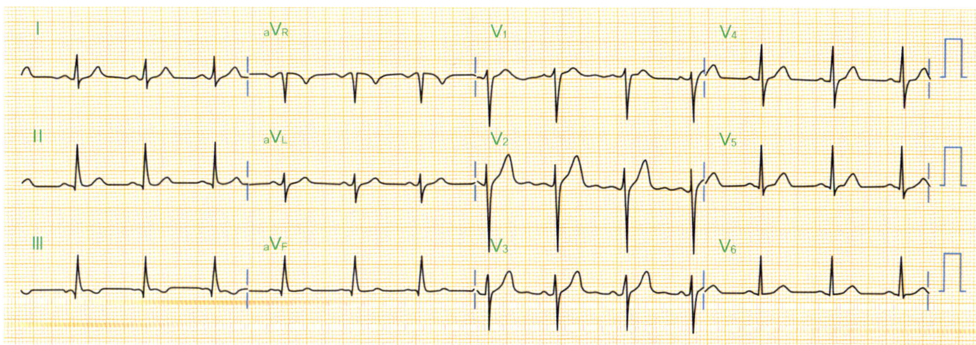

정상 심전도

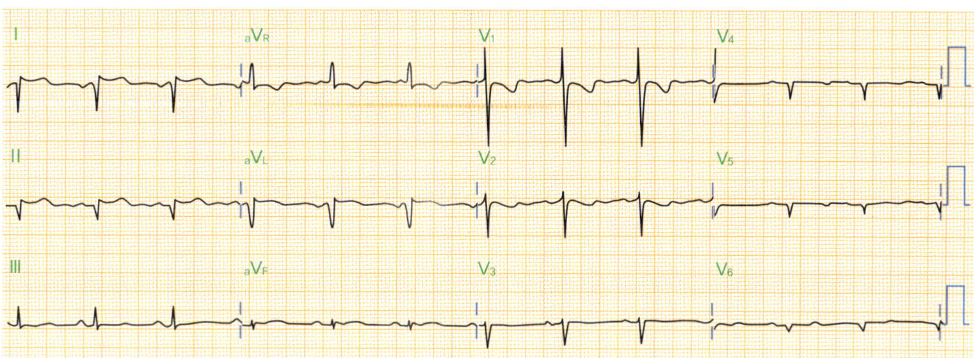

우심증 심전도

그림 8-19. 정상 심전도와 우심증의 심전도

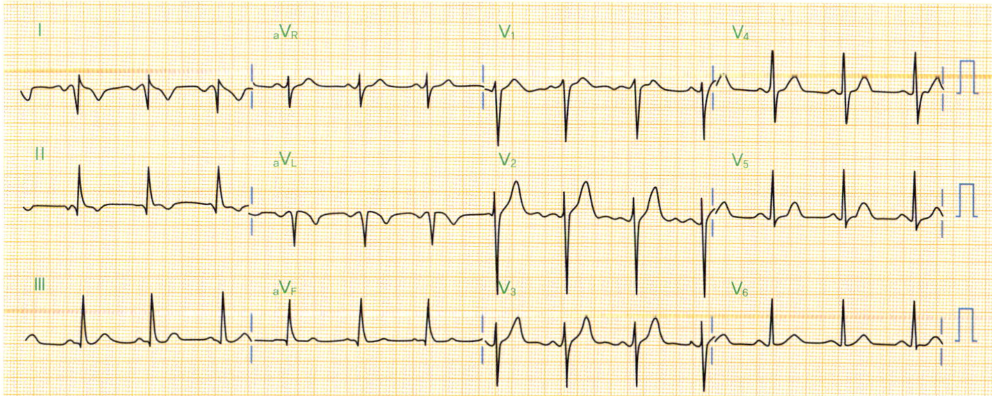

그림 8-20. 오른팔과 왼팔의 전극이 서로 바뀐 경우의 심전도

4. 심전도 검사실 환경

1) 심전도실 준비

① 실내온도: 20~25℃
- 추우면: 근전도 혼입
- 더우면: 땀에 의한 바닥선 동요 출현

*교류, 근전도, 바닥선 동요 등의 잡음을 인공산물이라 하며 심전도의 파형에 장애가 된다.

② 습도: 60±5% 이하(낮은 편이 좋음), 습도가 높으면 교류장애 원인

③ 침대: 충분한 공간 확보, 목재 및 철재 침대 다리 밑에 고무 캡, 칸막이 커텐 설치

④ 환경: 초음파 장치, X선 장치 등에서 멀리 떨어진 독립된 방

⑤ 접지단자: 전용 접지선 사용(접지저항 10 Ω 이하), 가스관 절대 사용 금지

⑥ 기타장비: 간단한 공구 준비, 장비 및 사용설명서 준비

2) 심전계의 점검

① 전원의 점검
- 110 V, 220 V
- 기계를 설치할 때 사용설명서 참조

② 접지 점검: 반드시 설치

③ 접속: 전원 코드, 유도 코드 접속 점검

④ 감도, 교정상태 점검(그림 8-21) 감도
- 감도: 1 mV 전압에 대한 민감도 조절
- 교정: 1 mV의 표준전압에 의하여 교정곡선이 바르게 그려지게 하는 것

⑤ 종이 이동 속도 점검: 25 mm/sec

감도	1 mV	파형	비고
0.5	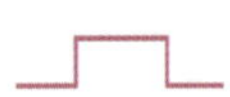 5 mm	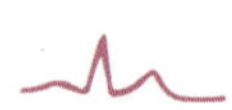	1/2 축소
1.0	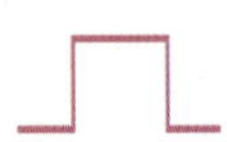 10 mm	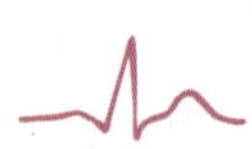	기준
2.0	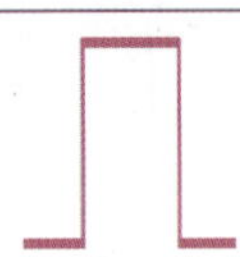 20 mm	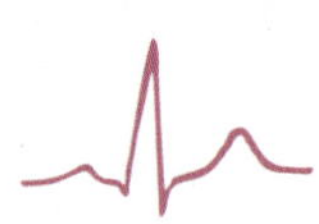	2배 확대

그림 8-21. 감도조절

3) 피검자의 준비

① 검사 전 의뢰서(접수증)를 통해 성명, 성별, 연령 등 기본 인적사항을 확인한다.

② 질환명, 임상증상, 진료소견 등을 파악하여 피검자에 대한 예비지식을 파악한다.

③ 피검자를 호명한다.

④ 피검자가 뒤바뀌지 않도록 개방형 질문을 통해 이중으로 확인한다(접수증, 등록번호, 주민번호 등으로 재확인).

⑤ 금속 제품 제거, 다리 아래 부위와 가슴 노출을 한 후 침대에 바로 눕힌다.

⑥ 검사의 목적, 안전성, 준비방법(탈의 등) 등을 안내한다.

⑦ 편안히 누운 상태에서 안정되게 호흡하도록 하고, 몸에 힘을 빼고 긴장하지 않도록 배려한다.

⑧ 피부(전극을 부착할 곳)를 알코올 솜으로 깨끗하게 소독한다.

⑨ 팔다리유도와 가슴유도를 정확한 위치에 잘 부착한다.

⑩ 모니터가 있는 심전계라면 12유도 심전도가 잘 나오고 있는지 확인한 후 출력하거나 전산으로 바로 결과물을 전송한다.

4) 심전도 기록법

(1) 심전도 기록

① 정확한 접지 실시(심전계의 접지단자와 침대에 각각 접지선 접속하고, 이 두 개의 접지선을 검사실의 전용 접지단자에 접속한다.)

② 전원선 접속(전원 스위치는 끈 상태)

③ 아래의 표준측정 조건으로 심전계를 준비

- 감도: 10 mm/mV
- 기록지 이동 속도: 25 mm/sec
- filter: off
- 시정수: 3.2초 이상(일반적인 심전도)

④ 위의 측정 조건이 충족되면 power ON

⑤ 시정수 확인(그림 8-22)

- Calibration button을 사용하여 약 5초간 누른 후 전압이 최초 높이의 1/3 정도 떨어질 때까지의 시간을 측정한다.

⑥ 이상의 준비가 끝나면 유도선의 커넥터(connector)를 심전계에 접속한다.

⑦ 검사의 필요에 따라 유도를 선택하여 기록한다.

- 부정맥이 출현하는 경우 12유도 중 1개의 유도(보통 제II유도)를 길게(20~30초) 기록한다.

⑧ 심전도의 정리: 기록된 심전도 기록지는 보통 심전도 차트에 붙이지만 유도순서나 파형의 위·아래 등에 주의하여 붙이고 필요사항을 기입한다.

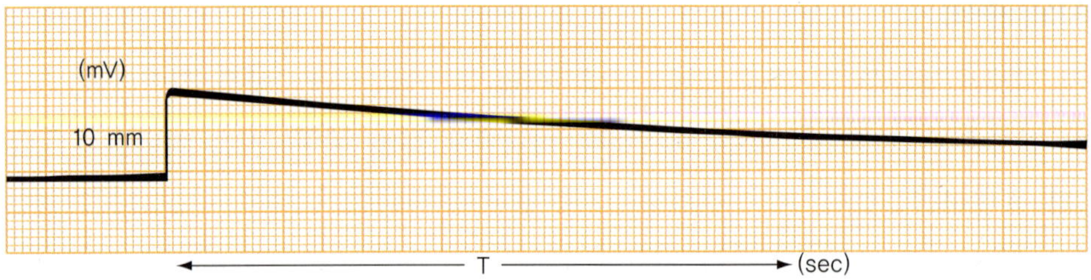

그림 8-22. 시정수의 측정법. 지수곡선의 높이가 약 0.3 mV까지 떨어질 때까지의 시간(sec)이 시정수이다.

(2) 심전도 점검사항

심전도를 바르게 읽기 위해서는 좋은 조건에서 기록된 깨끗한 심전도를 기록하는 것이 중요하다. 판독에 적당한 심전도는 다음과 같은 조건에서 기록되어야 한다.

① 유도에 실수가 없어야 한다.

② 교류 · 근전도의 혼입이 없어야 한다.

③ 표준감도는 1 mV = 10 mm로 조정되어 있어야 한다. 파형이 너무 커서 표준감도로는 파형의 왜곡이 출현할 경우 표준감도를 0.5(1 mV = 5 mm)로 줄여서 기록한다. 이것은 특히 가슴 유도의 기록에서 문제가 되는 일이 있다. 심전도의 파형 크기는 진단상 큰 의미를 가지므로 0.5로 기록한 경우에는 반드시 표준감도를 기록해 두어야 한다.

④ 바닥선의 동요가 없어야 한다(ST 분절, T파의 이상을 판정하는 데 영향을 미침).

⑤ 교정 파형의 변형이 없어야 한다.

⑥ 인공파형(잡음, 기록지의 이동 이상, 환자가 수족을 움직이거나 기침 등을 하면 이상한 파형이 생긴다)이 없어야 한다.

순환생리기능검사학 및 기타 생리검사학 실습보고서

학교명: 학번: 이름:

순환생리기능검사학 및 기타 생리검사학 실습보고서

학교명: 학번: 이름:

Section

09 심전도 결과해석

학습목표

1. 정상 심전도를 설명할 수 있다(A).
2. 소아 심전도를 설명할 수 있다(A).
3. 심장비대 심전도를 설명할 수 있다(A).
4. 관상동맥질환 심전도를 설명할 수 있다(A).
5. 부정맥 심전도를 설명할 수 있다(A).

1. 정상 심전도

1) 정상 심전도의 일반적 특징

정상인의 심전도는 여러 요인에 의해(연령, 성별, 운동, 흡연, 약물복용, 긴장이나 불안 등) 달라지는 경우가 많고, 기록 당시 잠깐(약 10초)의 심장상태를 보여주는 것이기 때문에 심전도 소견만으로 정상(normal)과 비정상(abnormal)을 감별하기 어려운 경우가 많다.

(1) 팔다리유도

① $_aV_R$유도: P파, QRS군, T파 모두 음성

② I, II, III유도: QRS군 양성, T파 및 P파도 대개 양성

③ 보통 II유도에서 파형의 크기 최대

④ 전기축: 0~+90° 사이

⑤ ST 분절: 바닥선 위에 있음

⑥ II = I + III

(2) 가슴유도

① V_1, V_2: R파가 작고 S파는 깊은 음성파(rS형)

② V_3, V_4: 이행부위가 보임

③ V_5, V_6: R파가 크고 S파가 작은 음성파(Rs, qR, qRs형)

④ T파: V_1을 제외한 모든 유도에서 양성

⑤ ST 분절: 바닥선 위에 있음

2) 정상 동성리듬이란

굴심방결절(sinoatrial node)에서 발생된 전기 자극이 자극 전도계를 통해 정상적으로 심장세포 전체를 탈분극시킴으로써 심장이 정상적으로 박동되는 상태를 말한다. 자극을 만들고 전달하는 모든 과정 중에서 어느 한 가지라도 정상 조건에서 벗어나게 되면 정상 동성리듬이라고 할 수 없으며, 넓은 의미에서 이를 부정맥(arrhythmia)이라고 한다.

심전도 판독은 의사의 업무이지만, 올바른 심전도의 기록과 응급상황에 대한 적절한 대처를 위해서는 검사자가 심전도 판독에 대한 최소한의 지식을 가지고 있어야 하며 정상 동성리듬의 조건들을 반드시 이해하고 있어야 한다.

3) 정상 동성 리듬의 조건(그림 9-1)

① 리듬: 규칙적
② 심박수: 60~100회/분
③ P파와 QRS군의 상호관계: 1개의 P파 뒤에는 반드시 1개의 QRS군이 뒤따라야 한다.
④ PR 간격: 0.12~0.20 (120~200 msec)초 이내로 일정하다.
⑤ P파: 최대 높이는 2.5 mm 미만, I과 II 유도에서 양성(상향), V_1 유도에서 2상성이며, 나머지 유도에서는 일정하지 않다.

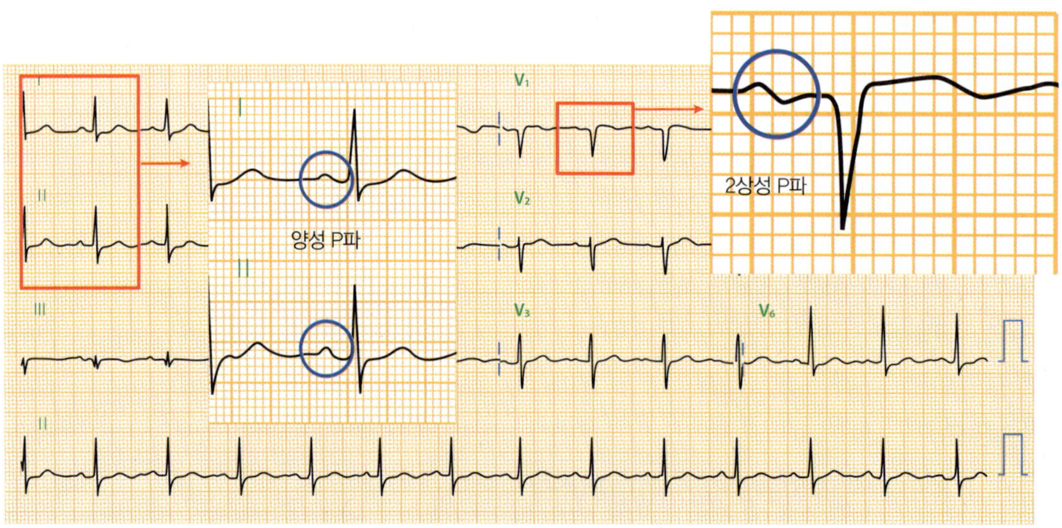

그림 9-1. 정상 동성리듬

2. 소아 심전도

소아의 심장은 해부학적 및 생리학적으로 발육과정에 있으므로 연령에 따라 상당히 다른 심전도를 나타낸다. 연령에 따른 변동은 나이가 어릴수록 현저하며 연령마다 정상치가 다르므로 반드시 연령대별 정상 기준표에 준하여 심전도 결과를 확인해야 한다.

소아는 성인보다 가슴벽(흉벽, thoracic wall)이 얇고 심장과 가슴벽 사이에 폐 조직이 적다. 또 출생 시 좌심실과 우심실의 중량비(LV/RV weight ratio)도 0.8 : 1로 우심실의 중량이 다소 많기 때문에 심전도에서 다음과 같은 특징을 보인다.

1) 소아 심전도 특징

(1) 좌심실/우심실의 중량 비는 출생 시 0.8 : 1, 생후 1개월 1.5 : 1, 6개월 2.0 : 1, 성인 2.5 : 1이다. 즉, 해부학적으로 소아는 성인에 비하여 상대적으로 우심실비대를 나타낸다.

(2) 폐동맥압력은 생후 2주경에는 대동맥압력과 비슷하다. 생후 1개월 이후에는 대동맥압력의 1/2에 가까워지고 성인이 되면 1/6이 된다.

(3) 영아는 가슴벽이 얇기 때문에 심장과 전극 사이의 거리가 매우 가까우며, 특히 우심장과 가슴벽 사이는 더 가깝다.

(4) 소아의 가슴벽은 성인에 비하여 얇고 심장과 가슴벽 사이에 폐 조직이 적다. 이런 이유로 소아는 다음과 같은 심전도의 특징을 나타낸다(그림 9-2).

① 진폭(amplitude)이 크다.

② 나이가 어릴수록 상대적으로 우심실 우세를 나타낸다.

- 나이가 어릴수록 오른쪽가슴유도(V_{4R}, V_{3R}, V_1, V_2)에서 R파가 상대적으로 높고(R/S 비가 크다), 반대로 왼쪽가슴유도(V_5, V_6)에서는 S파가 깊다.
- 나이가 어릴수록 평균 전기축(QRS 축)은 우축편위를 나타낸다.
- 소아의 electrical position은 대체로 수직위치이며 수평위치는 드물다.

③ T파의 경우 오른쪽 가슴유도에서 생후 5일~5세까지 역전되어 있는데, 이것을 청소년 T파 (juvenile T wave)라고 한다. 성장함에 따라 음성 T파는 V_4, V_5의 순으로 양성이 되고, 20세를 전후로 하여 모든 가슴유도에서 양성이 되지만 드물게는 V_1유도에 음성 T가 남아있는 경우가 있다. 소아의 경우 V_{1-3} 까지 정상적으로 음성으로 나타나고 대개 청소년기로 가면서 점차 양성으로 바뀌게 된다. 그런데 어떤 경우 바뀌지 않고 성인이 될 때까지 T wave inversion 형태가 지속될 수 있는데 이를 persistant juvenile T wave라고 한다. V_{1-3} 유도에서 T파 형태는 비대칭이며 3 mm이하이다(그림 9-3).

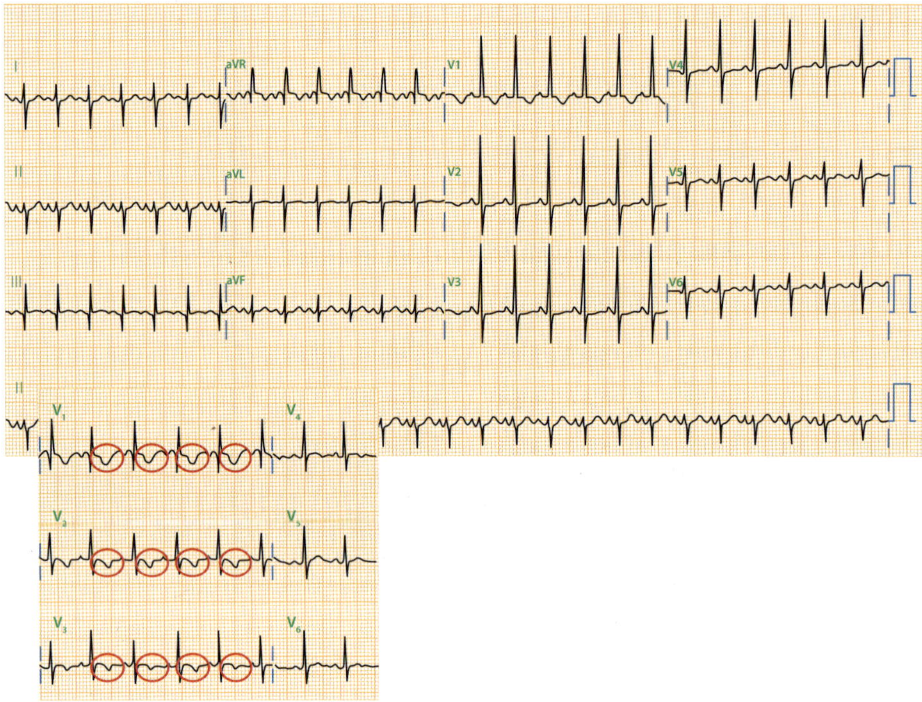

그림 9-2. 소아 심전도의 특징(남아 / 15일)

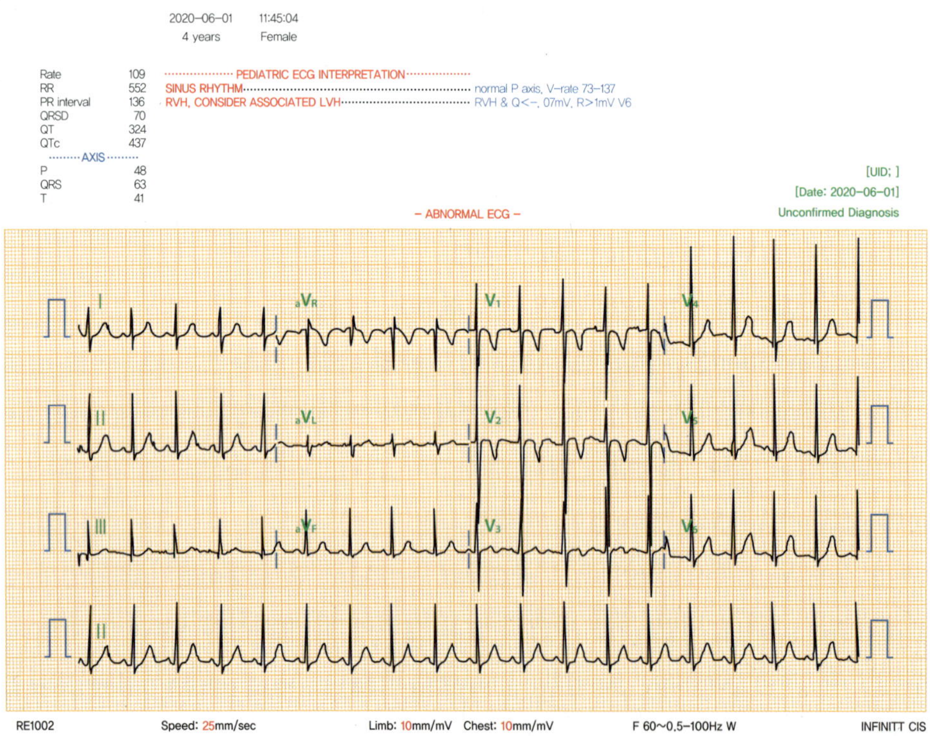

그림 9-3. 청소년 T파(Juvenile T wave)

2) 소아 심전도 기록 시 주의사항

(1) 진정법

생후 3개월 미만의 영아에서는 젖을 먹인 후 잠들었을 때 찍으면 쉽게 찍을 수 있다. 어머니가 아기를 안고 찍을 수 있는데, 이때 어머니의 노출부위가 아기의 몸에 닿지 않게 한 후 찍는다. 아기가 보채고 움직여서 찍을 수가 없을 때에는 pentobarbital, chloral hydrate 등의 진정제를 사용하기도 한다.

(2) 전극부착 방법

팔다리유도의 경우 전극풀(electrode paste)을 바르거나 포화식염수를 사용하여 전극을 부착한다. 영아의 경우 발목이나 손목에 감는 대신에 넓적다리부위(대퇴부)나 위팔(상완)에 감고 찍어도 된다. paste를 너무 넓게 바르면 가슴이 작은 영아의 경우는 인접 부위에 영향을 주므로 필요한 최소 범위에 바르도록 한다. 영아의 경우 V_3을 생략해도 좋다. 소아의 경우 소아용 전극(2.8×2.5 cm)이 사용되며 전극이 잘 떨어지는 경우에는 전극풀이 부착되어 있는 일회용 전극 패치를 사용하는 것이 편리하다(크기는 신생아용에서 소아용, 성인용까지 다양함).

(3) 유도부위

소아에서는 표준 12유도 즉, 표준팔다리유도(I, II, III), 증폭단극팔다리유도($_aV_R$, $_aV_L$, $_aV_F$) 및 가슴유도(V_1, V_2, V_3, V_4, V_5, V_6) 외에 오른쪽보조 가슴유도(V_{3R}, V_{4R})를 찍는 것이 보통이다(그림 9-4).

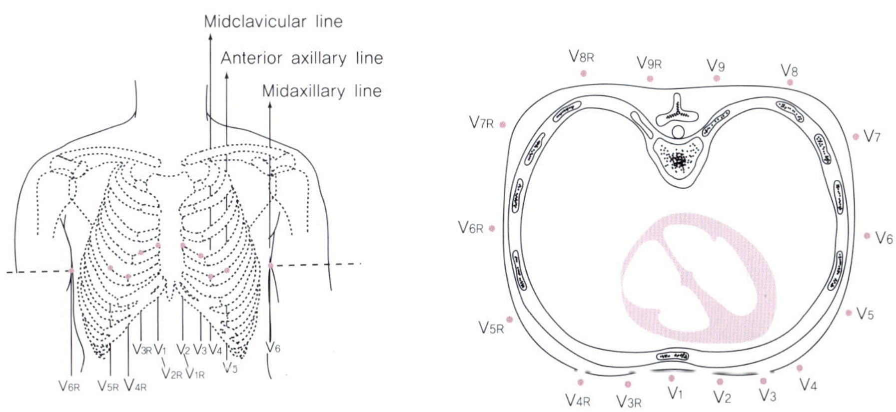

그림 9-4. 소아 가슴유도의 위치

(4) 기록 시 주의점

보통 심전도를 찍을 때의 표준감도는 10 mm/1 mV이지만 가슴벽이 얇은 소아의 경우 V_2~V_4에서 진폭이 매우 높은 QRS군이 출현하기 때문에 기록하기 어려울 때가 있다. 이때에는 감도를 1/2(1 mV가 5 mm 되도록)로 낮추어서 심전도를 기록한 후 기록지에 반드시 1/2을 표시해야 한다. 소아가 심하게 움직이거나 울면 바닥선(base-line)이 움직여 심전도가 제대로 기록되지 않는다. 또한 소아가 팔다리를 움직이면 전극이 제자리에 붙어 있지 않거나 떨어질 경우도 있다. 그러나 팔다리밴드를 너무 세게 조이면 근전도가 기록될 수 있고, 방이 너무 추워도 근전도가 기록될 수 있기 때문에 주위 온도를 따뜻하게 하여야 한다.

3. 심장비대 심전도

1) 심방의 확대

심방은 우심방이 먼저 탈분극하고 약 0.03초 뒤에 좌심방이 탈분극하며, 우심방의 탈분극은 좌심방의 탈분극이 끝나기 전에 끝난다. 정상 P파의 시작은 우심방의 탈분극 시작과 일치하고, P파의 끝은 좌심방 탈분극의 끝과 일치한다. 심방확장은 심방비대 또는 심방과부하라고도 하며, 심전도만으로는 확진이 어렵고 심장초음파를 통해 확진이 가능하다.

심방확장에는 좌심방확대(left atrial enlargement, LAE), 우심방확대(right atrial enlargement, RAE), 양심방확대(bi-atrial enlargement, BAE)가 있다(그림 9-5).

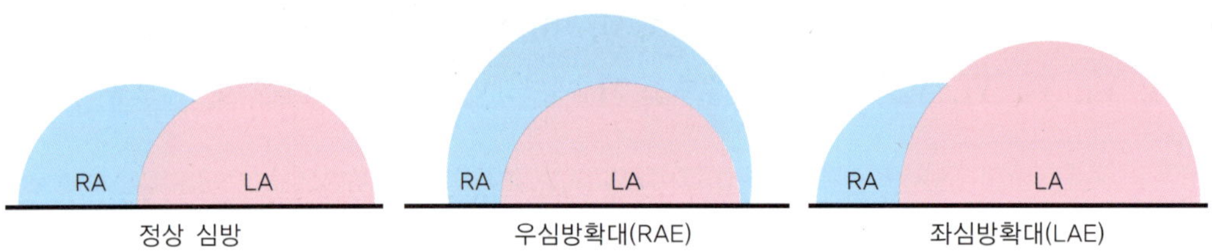

그림 9-5. 심방확대의 종류

(1) 좌심방확대(left atrial enlargement, LAE) (그림 9-8)

좌심방 내의 압력이 상승하거나 좌심방 내 혈액의 용량이 증가한 상태(즉, 좌심방에 부담이 생겨 좌심방의 근육 두께가 정상보다 두꺼워진 상태)인데, 주로 승모판협착증이나 승모판역류등이 있을 때 좌심방에서 좌심실로 혈액이 원활하게 유입되지 않거나 좌심실에서 좌심방으로 혈액역류가 생겨 좌심방의 용량이 증가하게 된다. 그 밖에 고혈압성 심장질환이나 심근병증, 좌심부전(좌심실부전) 등이 원인이 된다.

■심전도 특징적 소견

① 승모판성 P파(그림 9-6)

- P mitrale
- P파의 폭 ≧ 0.12초
- 패임 모양은 최고점 사이가 0.04초 이상일 경우 의미가 있다.
- I유도, II유도에서 관찰 가능

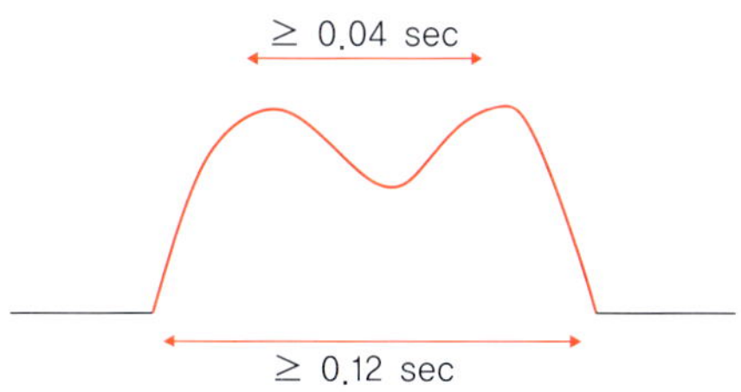

그림 9-6. 승모판성 P파

② 2상성 P파(그림 9-7)

- V_1유도, V_2에서 2상성 P파 ≧ 0.04초
- Morris index는 V_1 유도에서 P파가± 2상성을 보이기 때문에 좌 · 우 a(폭(sec))와 b(깊이(mm))의 곱을 p-terminal force V_1으로 표현한다.

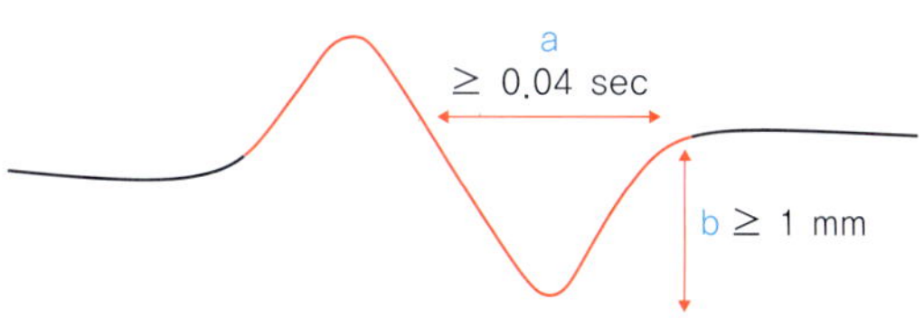

그림 9-7. 2상성 P파

(2) 우심방확대(right atrial enlargement, RAE)(그림 9-10)

우심방 내의 압력이 상승하거나 우심방 내의 혈액 용량이 증가한 상태로, 우심방에 부담이 생겨 근육 두께가 정상보다 두꺼워진 상태로 주로 폐기종, 폐섬유증 등의 만성 폐질환이 있는 경우 폐의 이상으로 폐동맥의 혈관저항이 증가하면서 우심실의 부하가 되고 그것이 다시 우심방에도 영향을 주게 되는 경우가 많다. 그 밖에 심방중격결손, 폐동맥판협착증, 폐경색증, 폐고혈압 등이 원인이 된다.

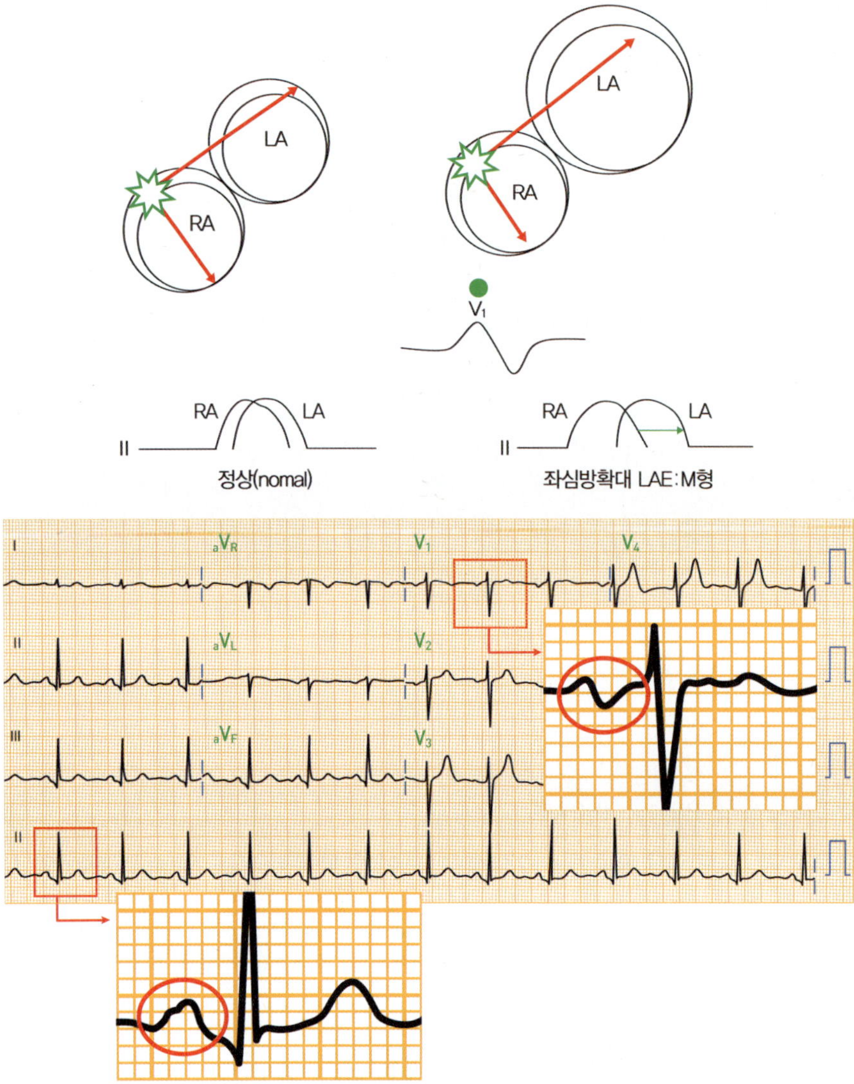

그림 9-8. 좌심방확대(LAE)와 그 심전도

■심전도 특징적 소견

① 폐성 P파(그림 9-9)

- P pulmonale
- II, III, $_aV_F$유도에서 뾰족한 P파: 진폭> 2.5 mm V(폐성 P파)
- V_1유도에서도 뾰족한 P파나 2상성 또는 하향의 P파

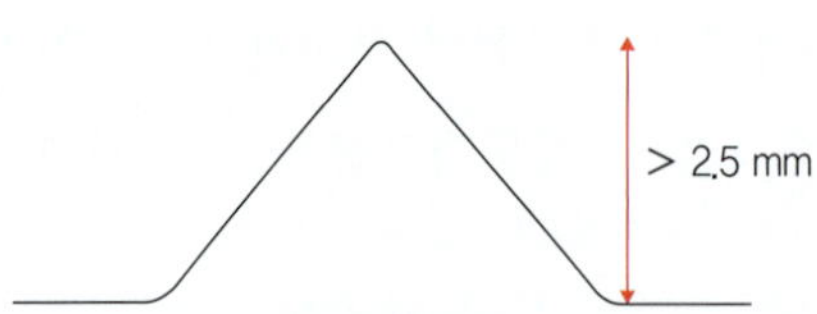

그림 9-9. 폐성 P파

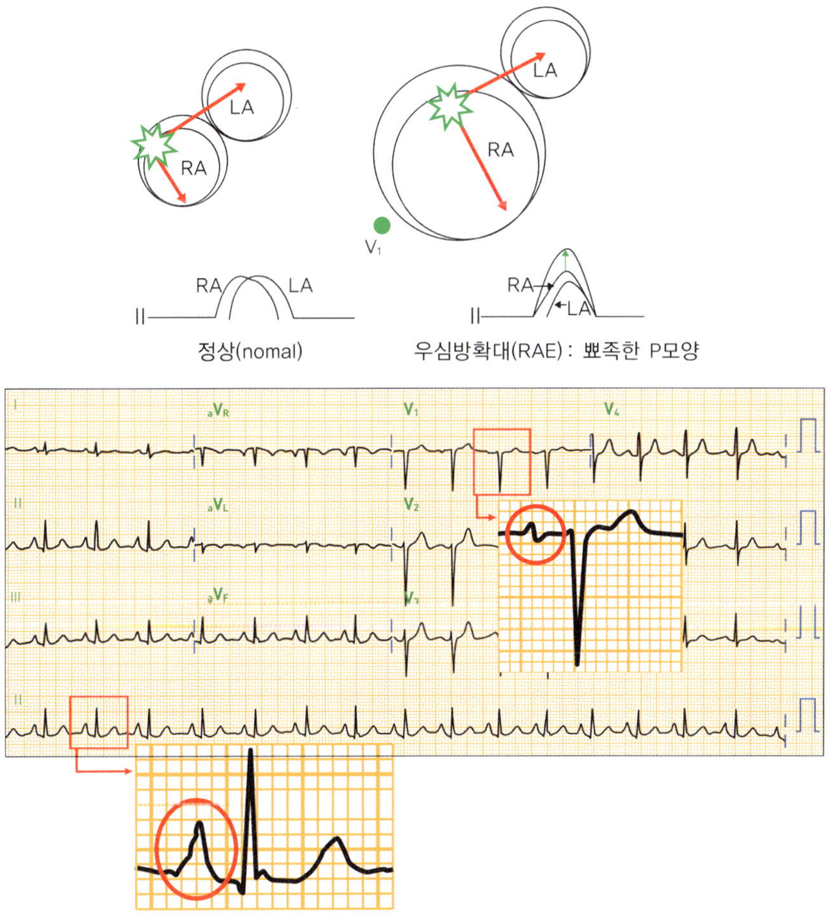

그림 9-10. 우심방확대의 심전도

2) 심실의 비대

심실비대는 심실의 압력이나 용량이 장기간 동안 과부하 되면서 심실이 비대하거나 확장한 상태를 말하며, 심방확장과 마찬가지로 심전도만으로 확진하기는 어렵지만, QRS군의 변화로 파악할 수 있다.

심실비대에는 좌심실비대(left ventricular hypertrophy, LVH), 우심실비대(right ventricular hypertrophy, RVH), 양심실비대(bi-ventricular hypertrophy, BVH)가 있다.

심실근육이 비대해지면 다음과 같은 특징적인 심전도 변화가 나타난다(그림 9-15).

① 심실의 근육양이 증가하면 QRS군의 높이가 증가한다.

② 심근이 두꺼워지면 심실흥분시간이 연장되어 QRS군의 폭이 넓어지고, 심실흥분시간(VAT)도 증가한다.

③ 심실근육이 비대해진 만큼 혈관의 확장이 따라주지 못하여 초기에 심내막에 허혈성 변화를 일으키고, 시간이 더 경과하면 섬유화를 일으켜 ST 분절이 하강한다.

④ 재분극에 문제가 생기면서 R파가 높은 유도에서 T파는 역위한다.

(1) 좌심실비대(left ventricular hypertrophy, LVH)

좌심실 내의 압력이 상승하거나 혈액 용량이 증가한 상태로, 심기전력이 정상보다 더 왼쪽으로 치우쳐 향하게 되고, 좌심실벽이 두꺼워져서 좌심실 쪽에 위치하는 V_5, V_6 유도에서 진폭이 큰 R파를 만들게 된다. 고혈압, 대동맥판협착증, 대동맥판역류, 심실중격결손 등을 원인으로 한다.

■심전도 특징적 소견(그림 9-11, 9-12)

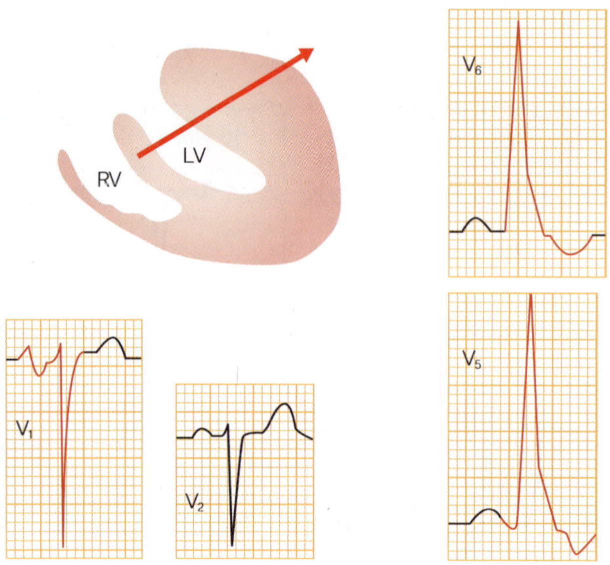

그림 9-11. 좌심실비대(LVH)의 특징적 소견

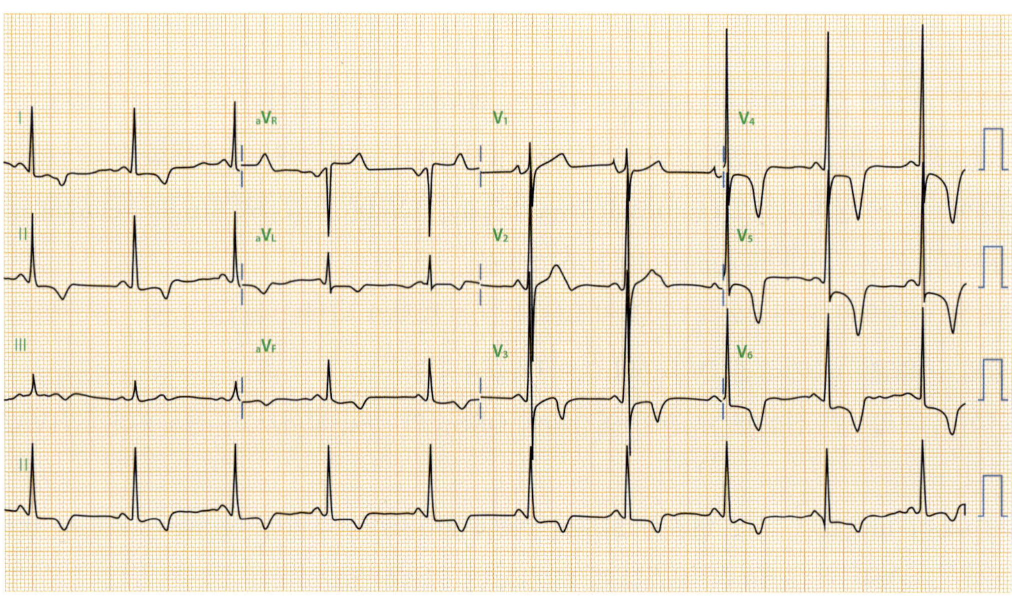

그림 9-12. 좌심실비대(LVH)의 심전도

① QRS군

- V_5, V_6유도: 높은 R파(26 mm 이상)
- 폭이 비교적 넓다(0.1~0.11초).
- V_1, V_2유도: R파는 작고, S파는 깊다(rS).

② ST 분절, T파

- V_5, V_6유도: ST는 하강, T파는 역위

③ −30° 이상의 좌축편위

④ 좌심방확대(LAE; V_1에서 2상성 P파 ≧0.04)

QRS군의 높이(voltage)를 증가시키는 원인은 심실의 비대 외에도 35세 이하이거나 발열, 갑상샘항진증(thyrotoxicosis), 마른 체형 등 여러 요인이 있어 QRS군의 높이의 증내만으로 심실비대를 진단해서는 안 된다.

■자심실비대 진단기준

① Romhilt – Estes법

- 팔다리유도에서 R이나 S의 크기 ≧ 20 mm
  (혹은 SV_1~SV_2나 RV_5~RV_6 ≧ 30 mm) 3점
- 좌심실 긴장
- 디기탈리스 복용 안한 상태 3점
- 디기탈리스 복용 중 1점
- 좌심방확대(LAE: V_1에서 2상성 P파 ≧ 0.04) 3점
- 좌축편위(LAD ≧ −30°) 2점
- QRS 간격 ≧ 0.09초 1점
- V_5~V_6의 심실흥분시간(VAT ≧ 0.05초) 1점

② Sokolow – lyon법

- SV_1 + RV_5~RV_6 > 35 mm(혹은 RV_5~RV_6 > 26 mm)

③ Cornell법

- RaV_L + SV_3: 여자 > 20 mm, 남자 > 28 mm

(2) 우심실비대(right ventricular hypertrophy, RVH)

우심실 내의 압력이 상승하거나 혈액 용량이 증가한 상태인데, 정상 성인에서 좌심실벽이 우심실벽보다 약 3배 정도 두껍기 때문에 우심실비대의 심전도 소견이 나타나려면 우심실이 상당히 비대해 있어야 한다는 것을 의미한다. 심전도에서 우심실 쪽에 위치하는 V_1, V_2유도에서 높은 R파를 만들게 된다. 주요 원인으로는 폐동맥판협착증, 원발성 폐고혈압, 폐심장증, 폐동맥판역류, 삼첨판역류 등이 있다.

■심전도의 특징적 소견(그림 9-13, 14)

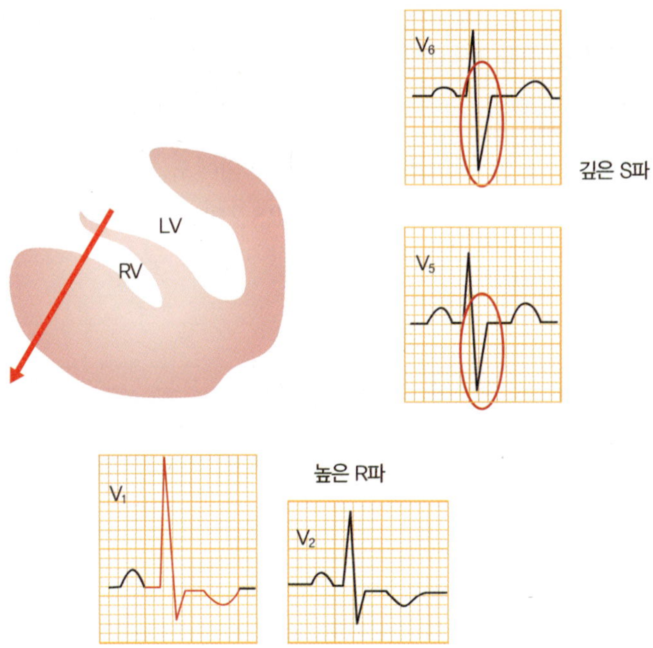

그림 9-13. 우심실비대(RVH)의 특징적 소견

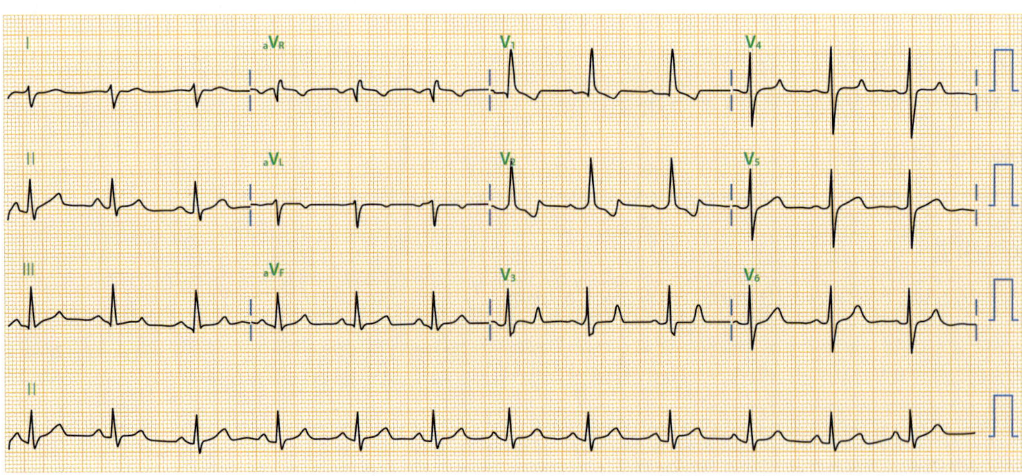

그림 9-14. 우심실비대(RVH)의 심전도

① QRS군

- V_1, V_2유도: 높은 R파(≥7 mm)
- 폭이 비교적 넓다(0.1~0.11초).
- V_5, V_6유도: 깊은 S파

② ST 분절, T파

- V_1, V_2유도: ST 분절 하강, T파 역위

③ 우축편위(RAD: +90°~+180°)

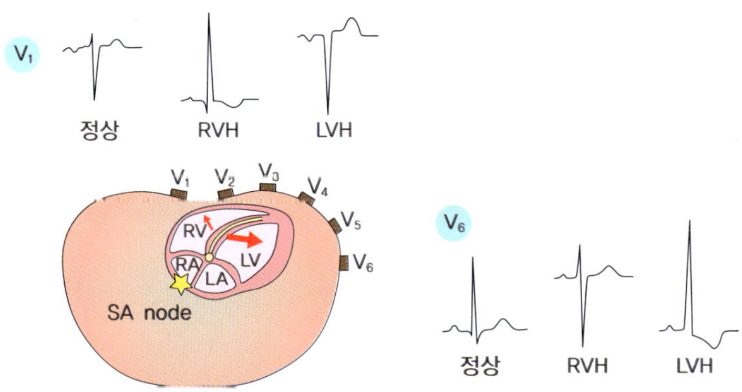

그림 9-15. 심실비대 시 V_1과 V_6유도에서의 파형 특징

심장의 확대와 비대

RAE

- Ⅱ, Ⅲ, aVF : 폐성 P파

LAE

- P파 폭 ≥ 0.12초
- Ⅱ: 승모성 P파 (Notch)
- V_1 : 2상성 P파 ≥ 0.04

RVH

- RAD
- V_1, V_2 : 높은 R파 (≥7 mm)
- V_1~V_2 : ST 하강, T파 역위
- V_5, V_6 : 깊은 S파 (rS)

LVH

- LAD
- LAE
- V_5, V_6 : 높은 R파 (≥ 26 mm)
- V_5, V_6 : ST 하강, T파 역위
- V_1 S파 + V_5 R파 ≥ 35 mm

4. 관상동맥질환 심전도

1) 심근허혈(Myocardial ischemia)

관상동맥(그림 9-16)이 좁아지는 등의 이유로 심근으로 필요한 만큼의 혈액공급이 충분히 이루어지지 못하는 상태를 말하며 심근허혈로 가슴통증이 나타나는 경우를 협심증(angina pectoris)이라고 하며, 넓은 의미로는 심근허혈 자체를 협심증이라고도 한다.

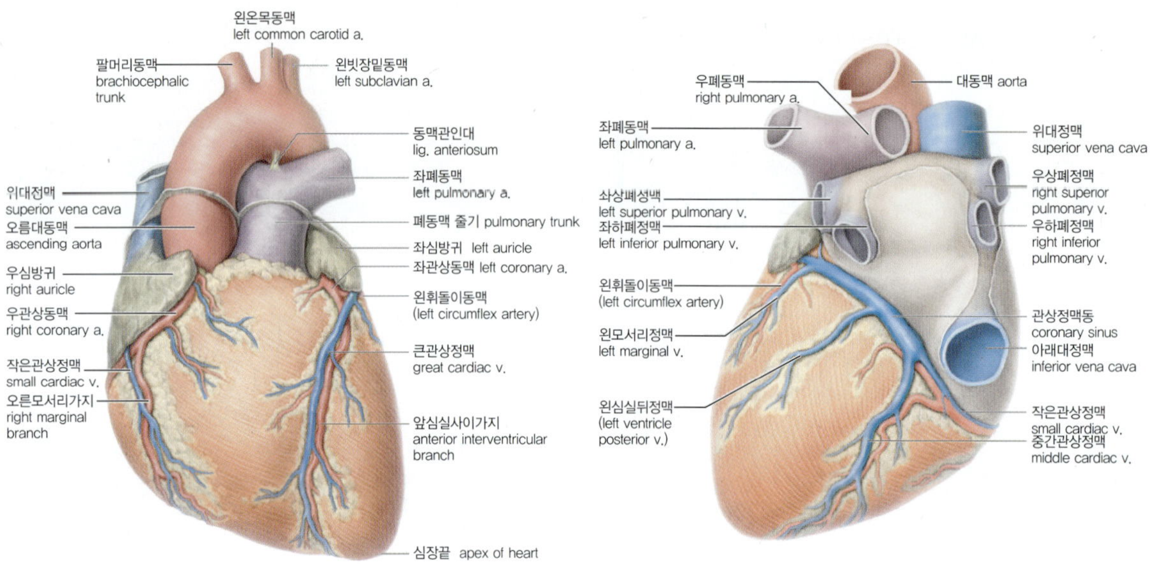

〈앞면〉 〈뒷면〉

그림 9-16. 심장의 혈관

(1) 원인과 진단

관상동맥경화가 가장 큰 원인이며, 그 외에도 좌심실비대, 대동맥판협착증, 폐고혈압, 빈혈 등으로 인해 발생한다. 주로 운동부하검사를 통해 진단되어지는 경우가 많다.

(2) 심전도의 특징적 소견

① ST 분절의 하강(그림 9-17)

심내막밑허혈인 경우에 나타나는 특징으로, 심내막의 심근이 먼저 재분극되어 손상된 심내막근육과 정상 심근 사이에 전류가 흐르게 되어 일어난다.

J점으로부터 0.08초에 1 mm 이상 ST 분절 하강이 나타나는데, 하강의 주요 모양은 하강형과 수평형이다.

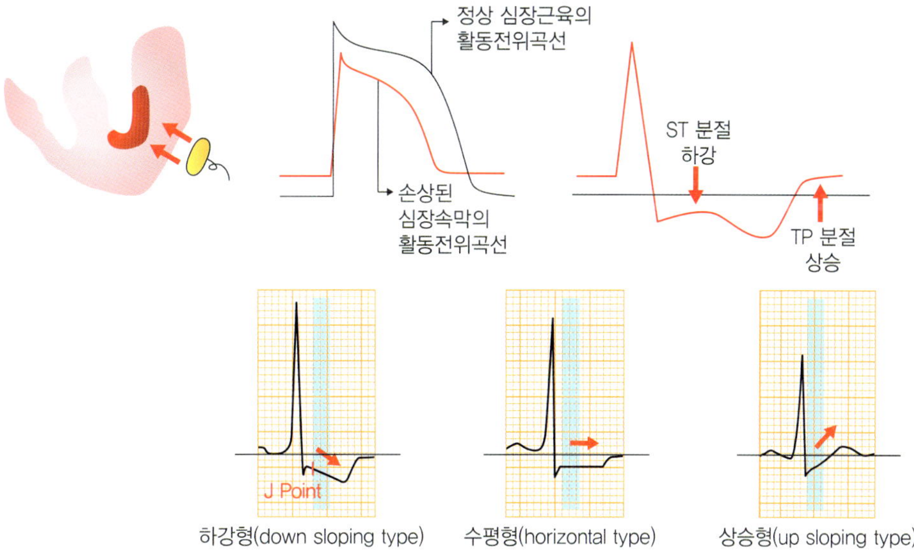

그림 9-17. ST 분절의 하강

② ST 분절의 상승(그림 9-18)

심외막밑허혈이나 심근벽 전층의 허혈인 경우에 나타나는 특징으로, 심외막의 심근이 먼저 재분극되어 손상된 심외막근육과 정상 심근 사이에 전류가 흐르게 되어 일어난다. ST 분절이 1 mm 이상 상승하는 소견을 보인다. 그러므로 ST 분절의 상승은 심한 심근허혈을 의미한다.

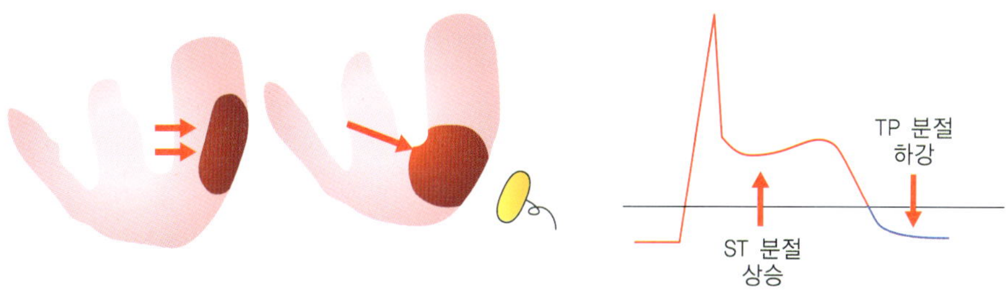

그림 9-18. ST 분절의 상승

2) 심근경색증(Myocardial infarction, MI)

관상동맥의 폐쇄로 심근으로 가는 혈액공급이 단절되어 심실벽 일부에서 심근괴사가 일어난 상태를 말한다. 심근경색증(myocardial infarction, MI)의 종류에는 그림 9-19와 같은 종류가 있다.

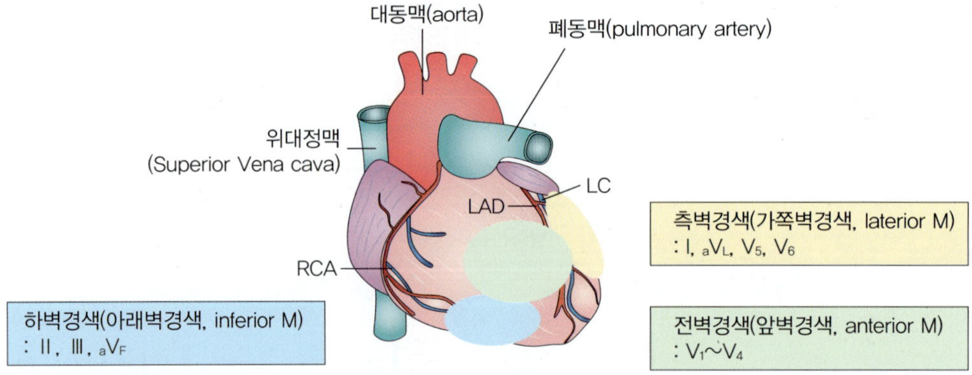

그림 9-19. 심근경색증의 종류

(1) 원인과 진단

심근허혈과 마찬가지로 관상동맥경화가 가장 많다. 심전도는 심근경색증의 진단에 매우 중요한 역할을 하며, 심전도 소견은 심근경색증의 시기, 범위, 부위 등에 따라 다르게 나타나므로 이들의 예측에도 큰 도움이 된다.

(2) 심전도의 특징적 소견

① ST 분절 상승(ST segment elevation)

심근경색증 부위 유도에서 위로 볼록한 모양으로 ST 분절의 상승이 나타난다[반대 부위 유도에서는 ST 분절이 하강하는 상대적 변화](그림 9-20).

ST 분절의 상승은 경색 발생 후 몇 분~몇 시간 이내에 나타나고, 몇 시간~며칠에 걸쳐 점차 하강하기 시작하여 대개 몇 주 이내에 등전위선으로 회복된다.

또한 정상인, 심실류, 심낭염, 이형협심증 등에서도 나타나므로 심근경색증과의 감별이 필요한데, 상승의 패턴이 조금씩 다르긴 하지만 전형적인 경우가 아니면 감별이 쉽지 않은 경우도 많아서 심전도소견과 함께 여러 가지 임상소견을 참고하여 종합적으로 판단하여야 한다.

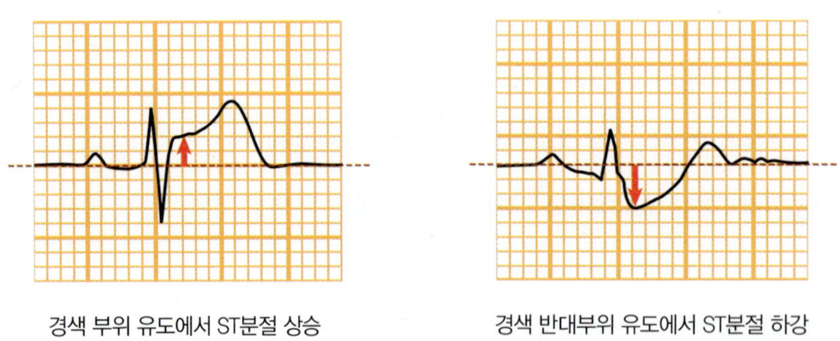

그림 9-20. ST 분절의 변화

② 이상Q파(Abnormal Q wave)

심근경색증의 가장 중요한 심전도 소견으로 심근경색증이 일어나면 그 부위에 심기전력을 잃어 QRS 군은 경색이 일어난 반대쪽으로 향하게 되므로 심근경색증이 일어난 부위에 위치한 유도에서 깊은 하향의 비정상 Q파가 나타난다.

■ 이상Q파의 기준(그림 9-21)

- 폭 ≧ 0.04초(≧ 1 mm)
- Q ≧ 1/4 R(Q/R ≧ 25%), 하향 ≧ 4 mm

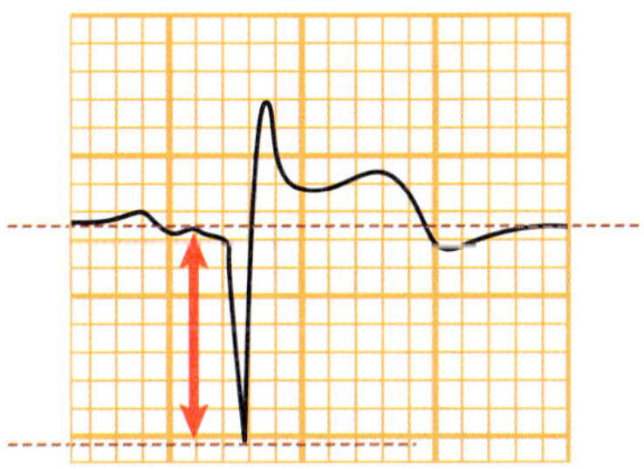

그림 9-21. 이상Q파

③ T파 역위(T wave inversion)

심근경색증 발생 후 즉시 또는 몇 시간 내에 심근경색증 부위에 뾰족하고 높은 상향의 T파가 출현하는데, 손상 받은 근육세포에서 세포 내 K+이 세포외액으로 누출되어 발생하는 것으로 알려져 있다.

심근경색증 발생 후 몇 주 이내에 왼·오른 대칭형의 뾰족한 하향 T파(심장성 T파)가 출현한다(그림 9-22).

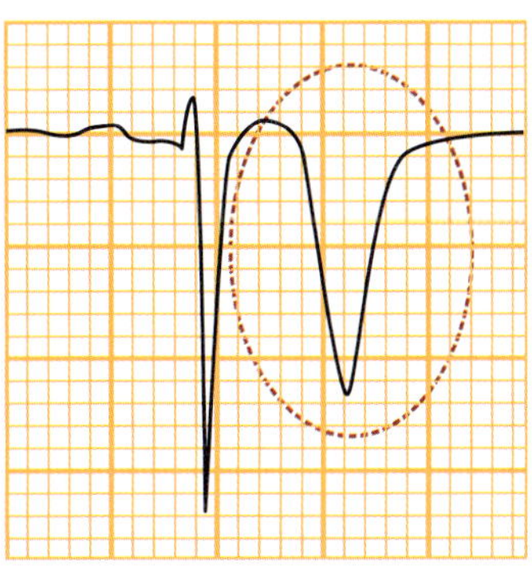

그림 9-22. 심장성 T파의 출현

(3) 심근경색증(MI) 심전도의 시간에 따른 변화

심근경색증 시의 심전도는 시간에 따라 다음과 같이 변한다(그림 9-23).

심전도 변화	발생	소실
초급성 T파(높고 뾰족함)	즉시	6~24시간
ST 분절 상승	즉시	1~6주
이상Q파	즉시 혹은 수일 후	수년 혹은 평생
T파 역위 (왼 · 오른대칭형의 뾰족한 하향 T파)	6~24시간 후	수개월 내지 수년

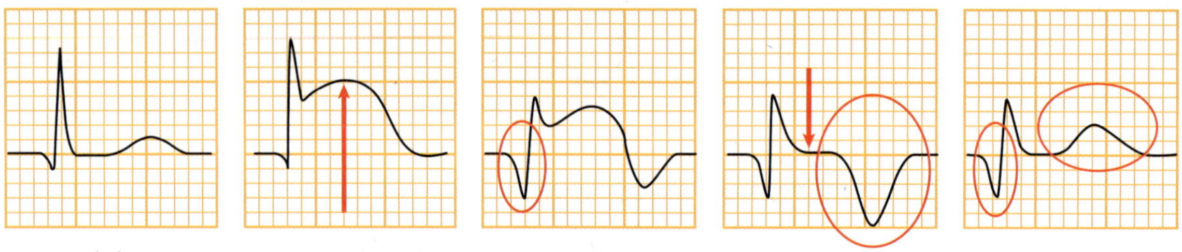

그림 9-23. 심근경색증 심전도의 시간에 따른 변화

심근경색증 후 가장 마지막까지 없어지지 않고 남아있는 소견은 이상Q(abnormal Q)파이다. 그러므로 이상Q파는 오래된 심근경색증(old myocardial infarction, OMI)의 진단소견이 된다.

(4) 심전도에 의한 심근경색증 부위의 진단

심근경색증이 발생한 부위를 진단할 때에는 각 유도에서 ST 분절 상승과 이상Q파를 확인한다(그림 9-24, 9-25).

ST 분절 상승 또는 이상Q파가 있는 유도	심근경색증의 위치
$V_1 \sim V_4$	전벽(anterior wall) 경색
V_3, V_4	심실중격(ventricular septum) 경색
I, $_aV_L$, V_5, V_6	측벽(lateral wall) 경색
II, III, $_aV_F$	하벽(inferior wall) 경색
$V_1 \sim V_2$(RS파)	후벽(posterior wall) 경색

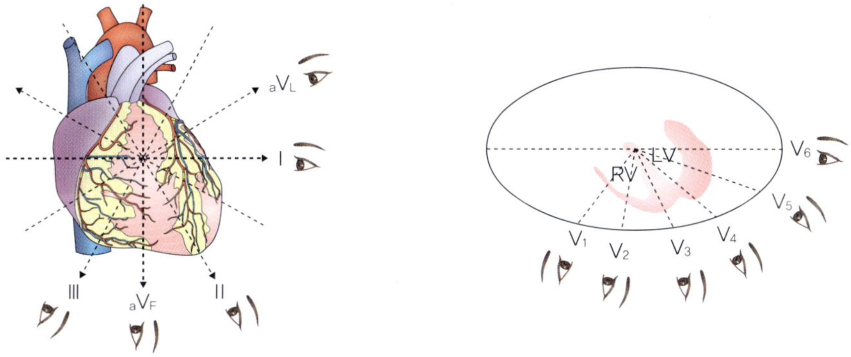

그림 9-24. 심전도에 의한 심근경색증 부위의 진단

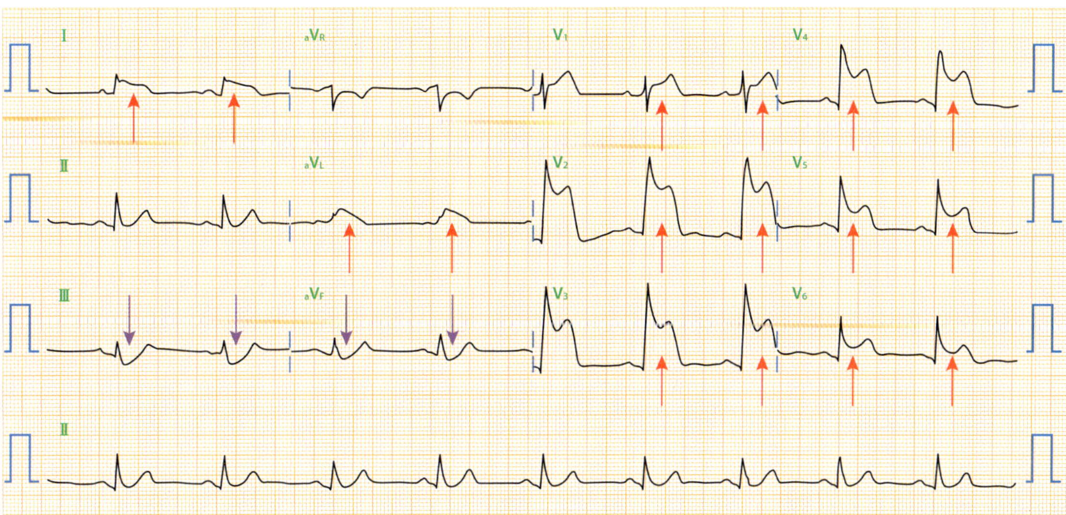

전벽 및 측벽경색

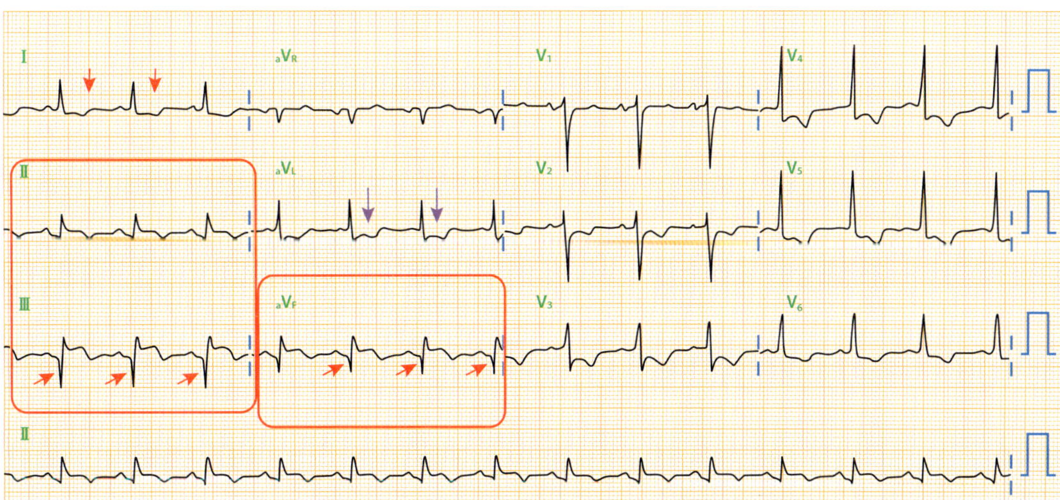

하벽(inferior wall)

그림 9-25. 급성 심근경색증(AMI)의 심전도

5. 부정맥 심전도

1) 부정맥이란

부정맥이란 넓은 의미에서 정상 동성 리듬을 벗어난 모든 비정상 상태를 말하며, 그 종류 및 범위는 매우 넓고 다양하다.

심장은 심근이 가지고 있는 생리적 특성(자동성, 흥분성, 불응성, 전도성, 수축성)에 의해 유지되고 규칙적으로 활동하고 있는데, 이러한 특성 중 어느 하나라도 이상이 생기면 심장 근육의 활동에 규칙성이 깨지면서 부정맥이 발생하게 된다.

부정맥으로 인해 환자가 느끼는 증상은 실신을 제외하고는 매우 주관적이며 다양하고, 보통은 두근거림, 호흡곤란, 현기증, 맥의 건너뜀 등을 호소하는 경우가 많고, 때로는 전혀 증상을 못느끼기도 한다. 부정맥이 갖는 임싱직 의미는 증상이나 혈역학적 영향, 좌심실기능 등에 따라 다르며, 치료가 필요 없는 것에서부터 즉시 적절한 응급조치가 필요한 것에 이르기까지 매우 다양하다.

2) 부정맥의 원인

- 심장질환: 관상동맥질환, 류마티스성 심장병, 선천성 심장병 등
- 폐질환: 만성폐쇄폐질환, 폐색전증 등
- 자율신경계 이상: 과민성 목동맥팽대(경동맥동) 등
- 전신질환: 갑상샘항진증, 갑상샘저하증, 빈혈, 고열 등
- 전해질 대사이상: 고칼륨혈증, 저칼륨혈증, 고칼슘혈증, 저칼슘혈증 등
- 약물중독: 디기탈리스 제제, 항부정맥제 등
- 하지만 위와 같은 기질적인 질환 외에도 카페인, 흡연, 운동, 알코올, 스트레스, 흥분, 불안, 불면 등의 기능적 원인에 의해서도 비교적 쉽게 발생되기도 한다.

3) 부정맥의 발생과 종류

(1) 발생기전에 따른 분류(그림 9-26)

① 자극형성 장애 부정맥

동성 자극형성 장애, 이소성 자극형성 장애로 생기는 심실위부정맥(supraventricular arrhythmia)과 심실 자극형성 장애로 생기는 심실부정맥(ventricular arrhythmia)으로 구분됨.

② 자극전도 장애 부정맥

자극전도계의 차단 등으로 만들어진 자극이 전달되는 과정 중의 이상으로 발생되는 부정맥

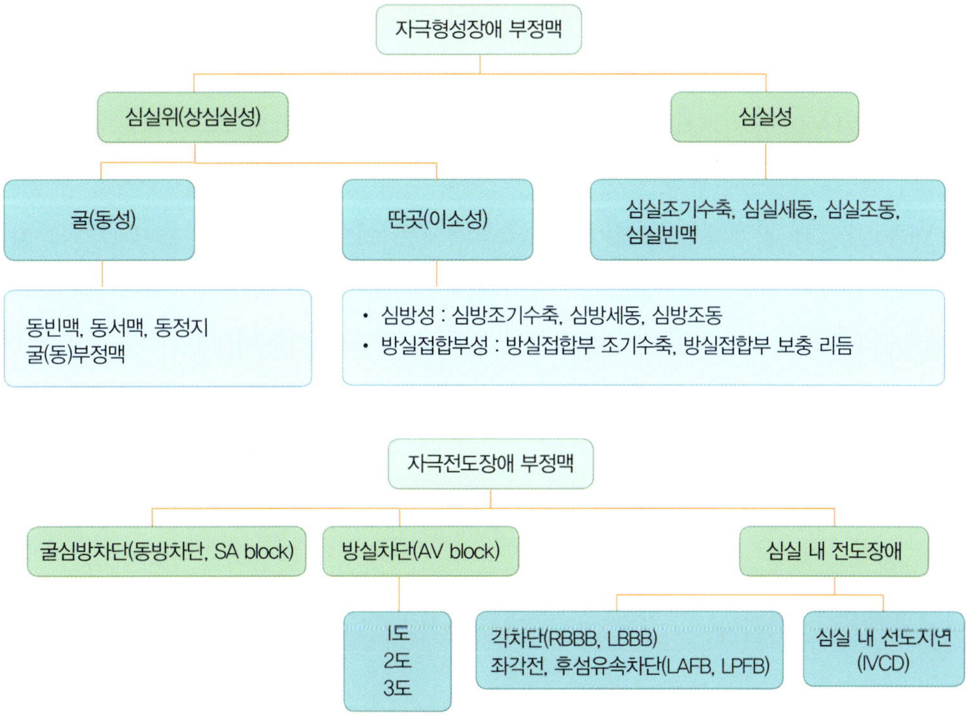

그림 9-26. 부정맥의 종류

(2) 발생부위에 따른 분류

① 심실위부정맥

심실의 위쪽(심방이나 방실접합부)에서 생기는 부정맥

② 심실부정맥

심실에서 생기는 부정맥

(3) 심박수에 따른 분류

① 빈맥형 부정맥

심박수가 100회 초과하여 빠른 리듬을 보이는 부정맥

② 서맥형 부정맥

심박수가 60회 미만으로 느린 리듬을 보이는 부정맥

4) 부정맥 진단을 위한 검사

부정맥을 진단하기 위한 검사는 많지만 우선은 검사가 간단하고 안전하며 경제적인 것부터 먼저 진행하게 된다. 일반적으로 병력조사와 신체검진 후 표준12유도 심전도를 첫 번째로 검사하고, 이어 필요에 따라 홀터 심전도, 운동부하심전도, 전기생리학적 검사 등의 특수검사를 추가로 시행할 수 있다.

부정맥은 대개 부정맥 자체가 문제되기보다는 부정맥을 일으키는 원인이 무엇인가에 따라 치료와 예후가 달라지고 심장기능에 따라 위험도가 달라지는 경우가 많다. 따라서 환자의 전신 상태와 심장기능에 대해서도 함께 진단하여야 하며, 그 발생 원인을 찾아내는 것이 우선이다.

부정맥으로 인한 증상은 실신을 제외하고는 매우 주관적인 경우가 많으나 대부분은 두근거림, 호흡곤란, 가슴통증, 숨참, 어지러움, 불규칙한 맥이나 맥이 건너뛰는 증상 등을 호소하는 경우가 많다. 하지만 이러한 증상은 환자에 따라 느끼는 정도가 달라서 부정맥이 심한 데도 증상이 미약하거나 못 느끼는 경우도 있고, 그 반대인 경우도 있어서 증상만으로 부정맥을 판단해서는 안 된다는 점도 항상 기억하도록 한다.

5) 주요 부정맥 심전도

(1) 동빈맥(Sinus tachycardia)

동빈맥은 굴심방결절에서 전기자극을 만들기는 하지만, 자극생성빈도가 100회/분 이상으로 빠르고 규칙적인 부정맥이다.

운동, 흥분, 고열, 카페인, 알코올 등의 생리적 원인이나 갑상샘항진증, 빈혈, 심부전등의 병적인 원인으로 발생하기도 하며, 특별한 원인 없이 발생하는 경우도 많다.

대부분 치료가 필요 없거나 또는 발생 원인을 치료하면 된다. 흡연, 술, 카페인, 교감신경흥분제 등을 피하는 것도 방법이 될 수 있으며 증상이 심하면 프로프라놀롤, 베라파밀 등의 약제를 사용하기도 한다.

■ 심전도 소견(그림 9-27)

① 리듬: 규칙적[RR(PP) 간격 거의 일정]

② 심박수: 100회/분 이상(100~160회/분, 운동이나 흥분 정도에 따라 160회/분 이상일 수도 있음)

③ 전기축: 정상(0~+90°)

④ 자극전도: 정상(PR 간격 0.12~0.20초로 일정, P파와 QRS군이 1:1로 일정하게 전도)

⑤ P파: 동성 P파[I, II, $_aV_F$, V_4~V_6유도에서 양성(+), $_aV_R$유도에서 음성(-)], 같은 유도에서 동일한 형태로 일정하며, 최대 높이 2.5 mm 미만, 폭 0.12초 미만이다.

⑥ QRS군의 모양과 폭: 정상

⑦ 빈맥의 시작과 종료가 완만하다.

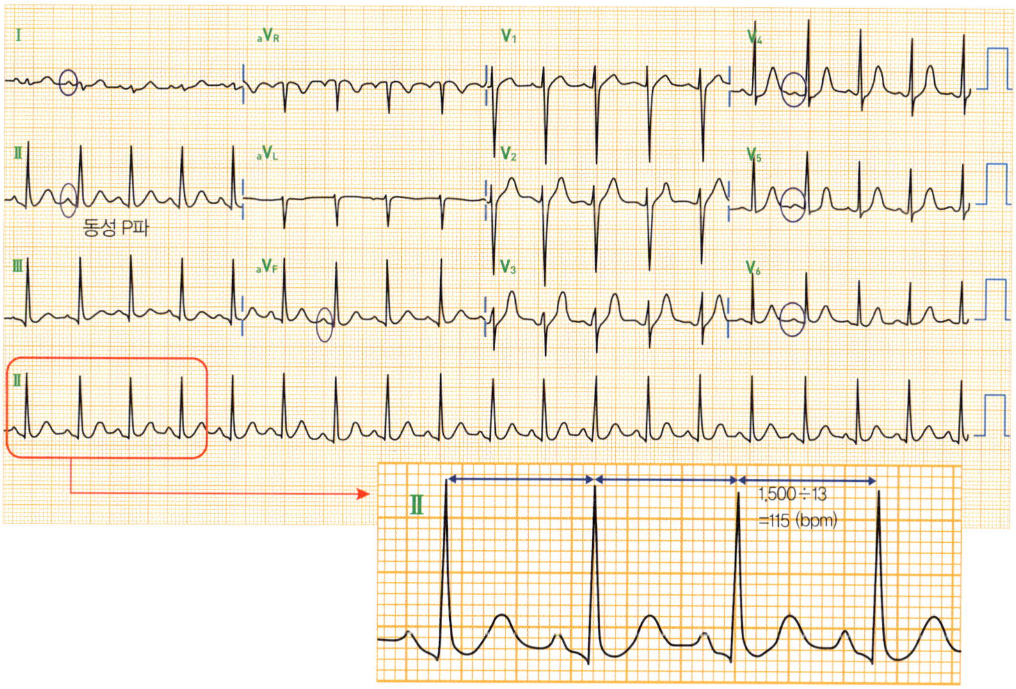

그림 9-27. 동빈맥의 심전도

(2) 동서맥(Sinus bradycardia)

동서맥은 굴심방결절에서 전기자극을 만들기는 하지만, 자극생성 빈도가 60회/분 미만으로 느리고 규칙적인 부정맥이다. 건강한 젊은이(운동선수), 노인, 수면 등 정상적인 경우에도 나타나며, 동기능부전증후군, 갑상샘저하증, 심부전, 허혈성 심장질환이나 약물[디기탈리스(digitalis), β차단제(β-blocker), 모르핀(morphine) 등]의 투여가 원인이 되기도 한다.

대부분 치료가 필요 없거나 발생 원인을 치료하면 된다. 일시적으로 혈압이 떨어지거나 서맥 증상이 있다면 아트로핀, 이소프로테레놀을 사용하며, 매우 심한 만성적인 동서맥으로 실신, 심부전 등의 증상이 있으면 인공심장박동기 치료를 고려해 볼 수 있다.

■ 심전도 소견(그림 9-28)

① 리듬: 규칙적[RR(PP) 간격 거의 일정]

② 심박수: 60회/분 미만(45~59회/분)으로 느리다.

③ 전기축: 정상(0～+90°)

④ 자극전도: 정상(PR 간격 0.12~0.20초로 일정, P파와 QRS군이 1:1로 일정하게 전도)

⑤ P파: 동성 P파[I, II, $_aV_F$, V_4~V_6 유도에서 양성(+), $_aV_R$ 유도에서 음성(-)], 같은 유도에서 동일한 형태로 일정하며, 최대 높이 2.5 mm 미만, 폭 0.12초 미만이다.

⑥ QRS군의 모양과 폭: 정상

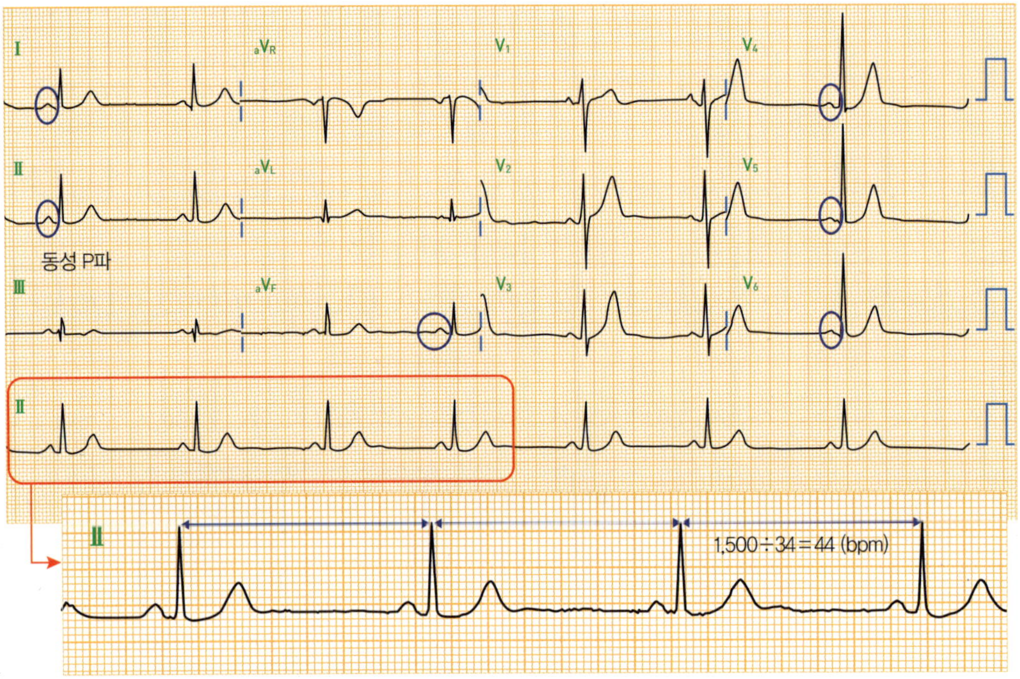

그림 9-28. 동서맥의 심전도

(3) 굴(동)부정맥(Sinus arrhythmia)

굴(동)부정맥은 굴심방결절에서 전기자극을 불규칙하게 생성하는 부정맥이다. 대개 그 간격이 주기적으로 변하는데, 호흡과 관련되어 발생하는 경우가 많고(들숨: 빨라짐, 날숨: 느려짐), 성인보다는 어린이에게서 잘 나타난다. 비호흡성인 경우는 특히 노인에게 많고 심장질환이 있을 때 잘 나타나는데, 치료는 필요하지 않은 경우가 대부분이다.

■ 심전도 소견(그림 9-29)

① 리듬: 불규칙하다. 가장 긴 RR(PP) 간격과 가장 짧은 RR(PP) 간격의 차이가 0.16초 이상이거나 10% 이상 변동하면 부정맥이라고 할 수 있다.

② 심박수: 불규칙(45~100회/분), 경우에 따라 45회/분 미만이거나 100회/분 이상일 수도 있다.

③ 전기축: 정상(0~+90°)

④ P파: 동성 P파이나 PP 간격은 불규칙하다.

⑤ 전도: 정상(PR 간격 0.12~0.20초로 일정, P파와 QRS군이 1:1로 일정하게 전도)

⑥ QRS군의 모양과 폭: 정상

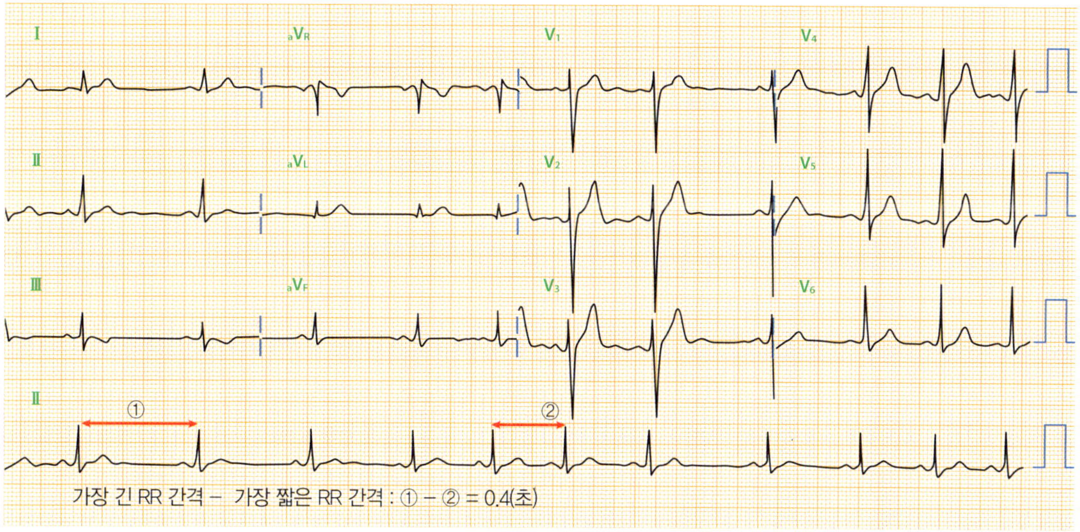

그림 9-29. 동부정맥의 심전도

(4) 동정지와 동방차단

동정지는 굴심방결절이 일시적으로 전기자극을 형성하지 못하는 상태이다. 주로 굴심방결절의 자동능이 억제되기 때문에 발생하며 자극형성장애 부정맥에 속한다.

동방차단은 굴심방결절에서 전기자극은 제대로 빠짐없이 형성되고 있으나 이 자극을 심방으로 전달하는 과정에서 일시적으로 차단이 일어나는 상태로, 자극전도장애 부정맥에 속한다. 하지만 이 둘은 심전도에서 똑같이 P파와 QRS군이 빠지는 현상으로 나타나기 때문에 얼핏 보면 감별이 쉽지 않을 수 있다.

동정지와 동방차단의 차이점은 PP 간격에 있는데, 동정지의 경우 휴지기 동안의 PP 간격은 동방차단 때와는 달리 정상 PP 간격의 정수배(×2)가 아니라는 점이다.

• 동정지(sinus arrest)

굴심방결절에서 일시적으로 전기자극을 형성하지 못하는 상태로, 이때 심전도에서 P파와 QRS군이 모두 빠지는 현상이 나타난다.

굴심방결절에서 과도한 미주신경 활동으로 자동성이 억제되거나 동기능부전증후군(굴기능부전증후군), 고칼륨혈증, 급성 심근염, 약물[디기탈리스(digitalis), 퀴니딘(quinidine)] 등이 원인으로 발생되기도 한다.

서맥으로 인한 실신, 현기증, 운동 시 호흡곤란 등의 증상이 없으면 치료 없이 관찰해도 좋으나, 증상이 있으면 인공심장박동기의 치료를 고려해 볼 수 있다.

■ 심전도 소견(그림 9-30)

① P파, QRS군, T파: 모양은 정상이나 전체가 탈락하는 현상이 나타난다(RR 간격: 갑자기 연장).

② P파와 QRS군의 탈락은 정상 PP 간격의 정수배(×2)가 되지 않는다.

③ 휴지기가 길어지면 대개 보충박동이 나타난다.

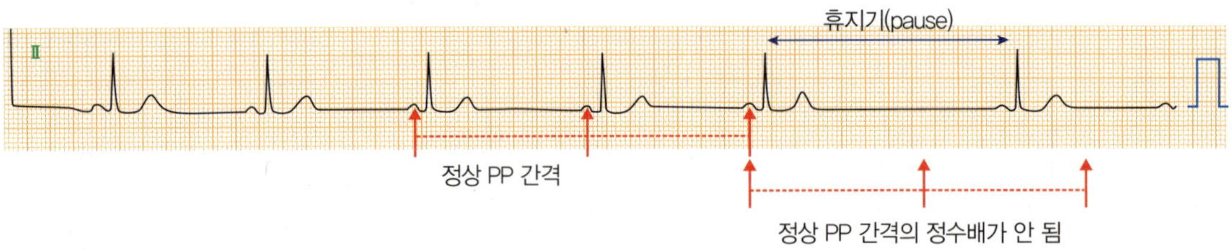

그림 9-30. 동정지의 심전도

• 동방차단(Sinoatrial block, SA block)

동방차단은 굴심방결절(동방결절)에서 형성된 전기자극이 심방으로 전도되지 못하도록 일시적으로 차단되는 부정맥이다.

미주신경 긴장도의 증가나 굴심방결절 근처의 허혈이나 염증, 약물중독[디기탈리스, 퀴니딘] 등이 원인으로 발생하며, 정상인에서도 운동선수들의 과다 긴장상태에서 생길 수 있다.

■ 심전도 소견(그림 9-31)

① P파, QRS군, T파: 모양은 정상이나 전체가 탈락하는 현상이 나타난다(RR 간격: 갑자기 연장).

② P파와 QRS군의 탈락은 정상 PP 간격의 정수배(×2)가 된다.

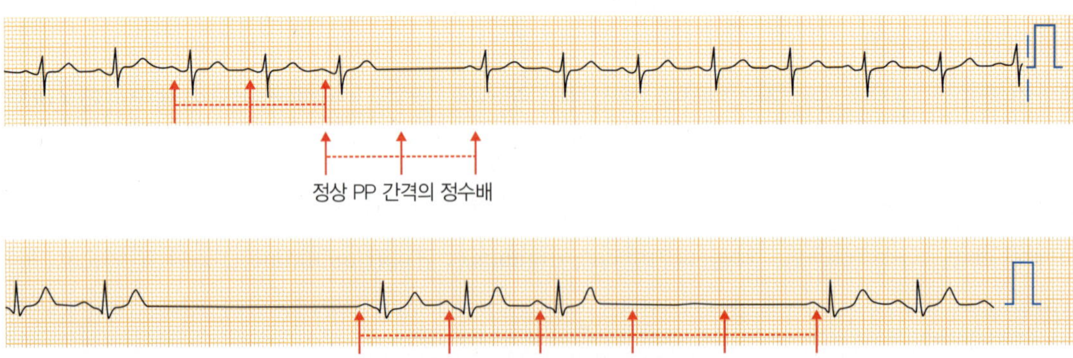

그림 9-31. 동방차단의 심전도

(5) 조기수축

원래 발생할 것으로 예상되는 정상 박동의 출현 시기보다 빠른 시기에 굴심방결절 이외 부위(심방, 심방심실이음부, 심실)에서 자극이 발생하는 것으로 기외수축이라고도 한다.

조기수축의 발생 장소에 따라 심방조기수축, 방실접합부 조기수축, 심실조기수축으로 구분하며, 발생장소의 수에 따라 일원성과 다원성으로, 또 발생빈도에 따라 산발성과 다발성으로 나눌 수 있다.

정상수축과 조기수축이 서로 번갈아 1개씩 나타나는 것을 이단맥(bigeminy), 정상수축 2개와 조기수축 1개가 번갈아 나타나는 것을 삼단맥(trigeminy)이라고 하며, 조기수축 2개가 연달아 출현하는 것을 couplet (or pair), 3개가 연달아 출현하는 것을 triplet이라고 한다(그림 9-32).

부정맥 중에서 가장 흔한 부정맥(약 30~40%)으로, 고령자일수록 빈도가 높으며 젊은 층에서도 흔히 나타난다. 정상인에게서도 자주 발생하며 술, 담배, 커피, 긴장, 흥분, 불안, 심장질환 등에도 따르지만, 특별한 원인 없이 발생하는 경우도 많다. 따라서 반드시 순환기내과 전문의사를 찾아가 상담과 진문검사를 받고 필요할 경우 약물치료나 심장 내부의 전기소작술을 시행할 수도 있다.

• 심방조기수축(Atrial premature contraction, APC = PAC)

심방조기수축은 심방에서 발생한 자극이 굴심방결절에서 생성한 자극보다 먼저 심방을 수축시키는 것으로, 정상과는 모양이 약간 다른 비정상의 P′파(이소성 P파)가 정상 P파(동성 P파)보다 먼저 출현한다. 심방의 어느 부위에서 자극이 발생되는지에 따라 P파의 모양은 다양하게 변화될 수 있다.

■ 심전도 소견(그림 9-33)

① 동성리듬의 PP 간격보다 이른 시기에 출현하는 P′파와 QRS군이 있다.
② 조기수축 이외의 P파와 QRS군은 동성 리듬과 같다.
③ 대개 비보상성 휴지기를 갖는다. QRS군과 T파의 모양과 폭은 대개 정상이나 RR 간격이 짧아진다(단축된다).

• 방실접합부 조기수축(Junctional premature contraction, JPC)

방실접합부 조기수축은 방실접합부에서 발생한 자극이 굴심방결절에서 생성한 자극보다 먼저 심방이나 심실을 수축시키는 부정맥으로, 심방이나 심실의 어느 쪽으로 자극이 먼저 전도되어 탈분극시키는가에 따라 P′파는 QRS군의 바로 앞이나 뒤, 또는 중첩되어 숨기도 한다. 만일 심방조기수축 발생 부위가 방실접합부와 인접한 곳이라면 심전도로 이 둘을 구별하기가 쉽지 않으며, 이런 경우에는 심실 위쪽에서 생긴 조기수축이라는 의미로 광범위하게 심실위조기수축이라고 부르기도 한다.

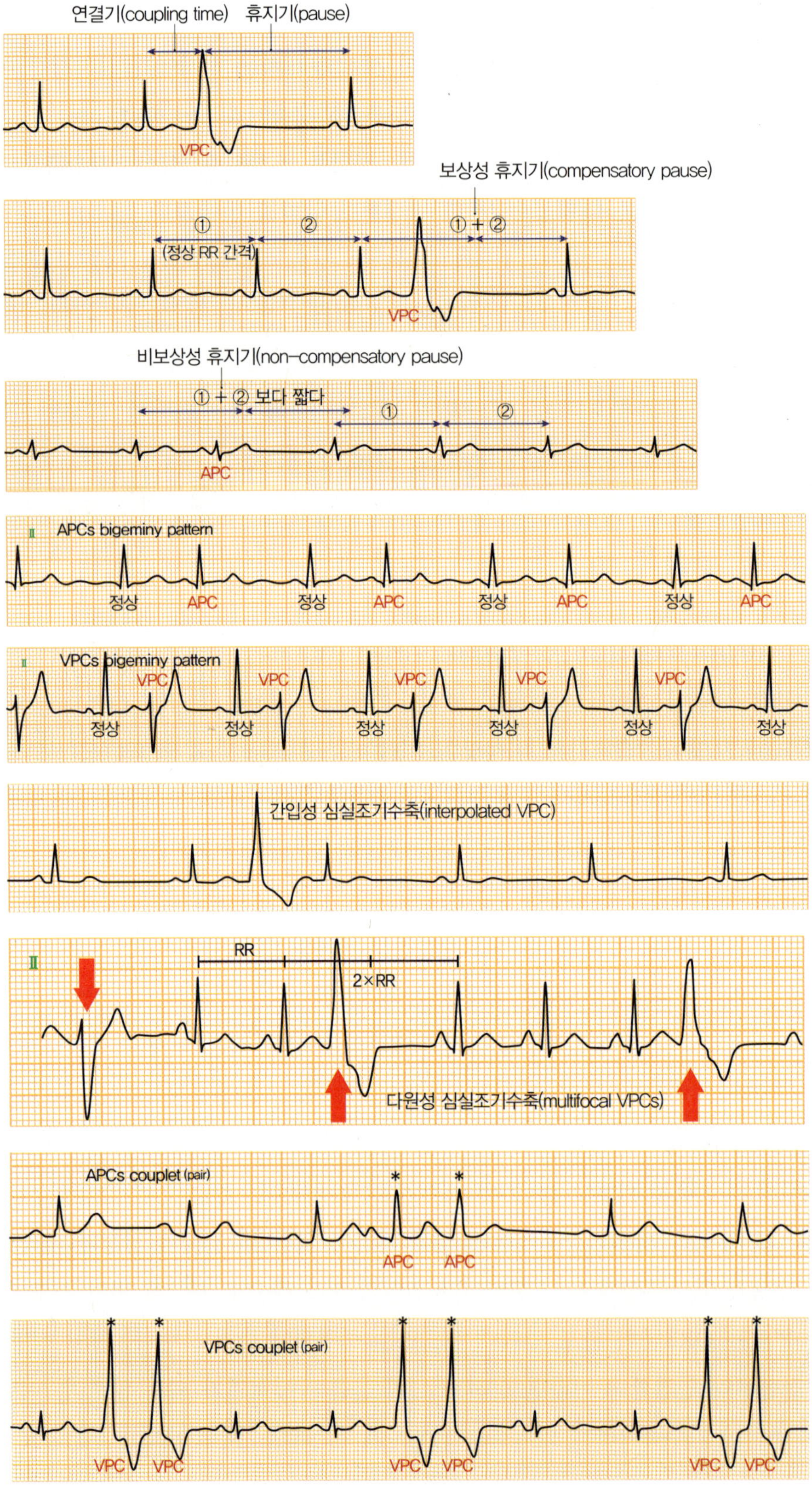

그림 9-32. 조기수축의 심전도

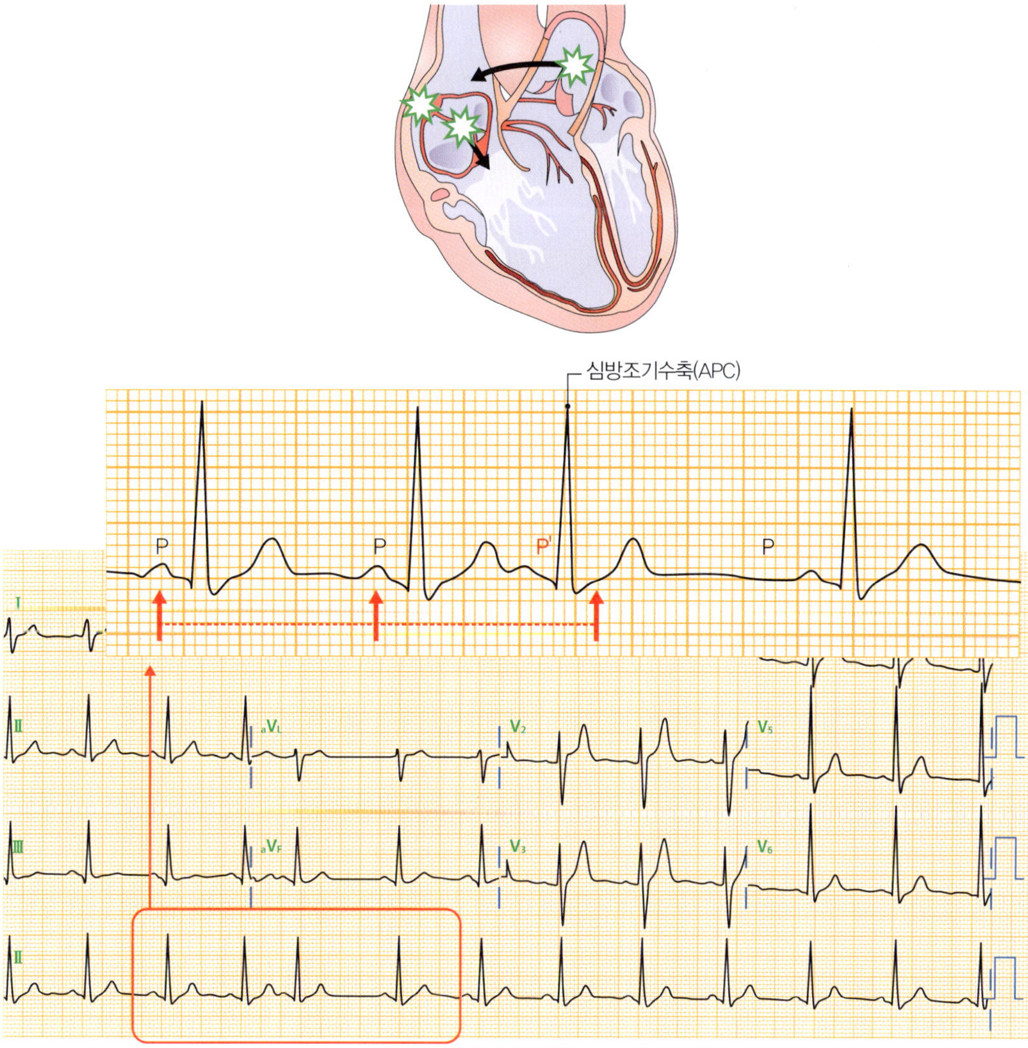

그림 9-33. 심방조기수축(APC)의 심전도

■ 심전도 소견(그림 9-34)

① 역전된 P파가 QRS군 바로 앞에 출현(PR 간격<0.12초)하거나(첫 번째 전도가 두 번째 전도보다 조금 더 빠른 경우), QRS군 바로 뒤에 출현하거나(두 번째 전도가 첫 번째 전도보다 조금 더 빠른 경우), QRS군에 묻혀서 P파가 보이지 않을 수도 있다(첫 번째 전도와 두 번째 전도가 거의 동시에 될 경우).

② P파가 보인다면 II, III, $_aV_F$유도에서 역전된 P파로 나타난다.

③ QRS군의 모양과 폭은 대개 정상이다.

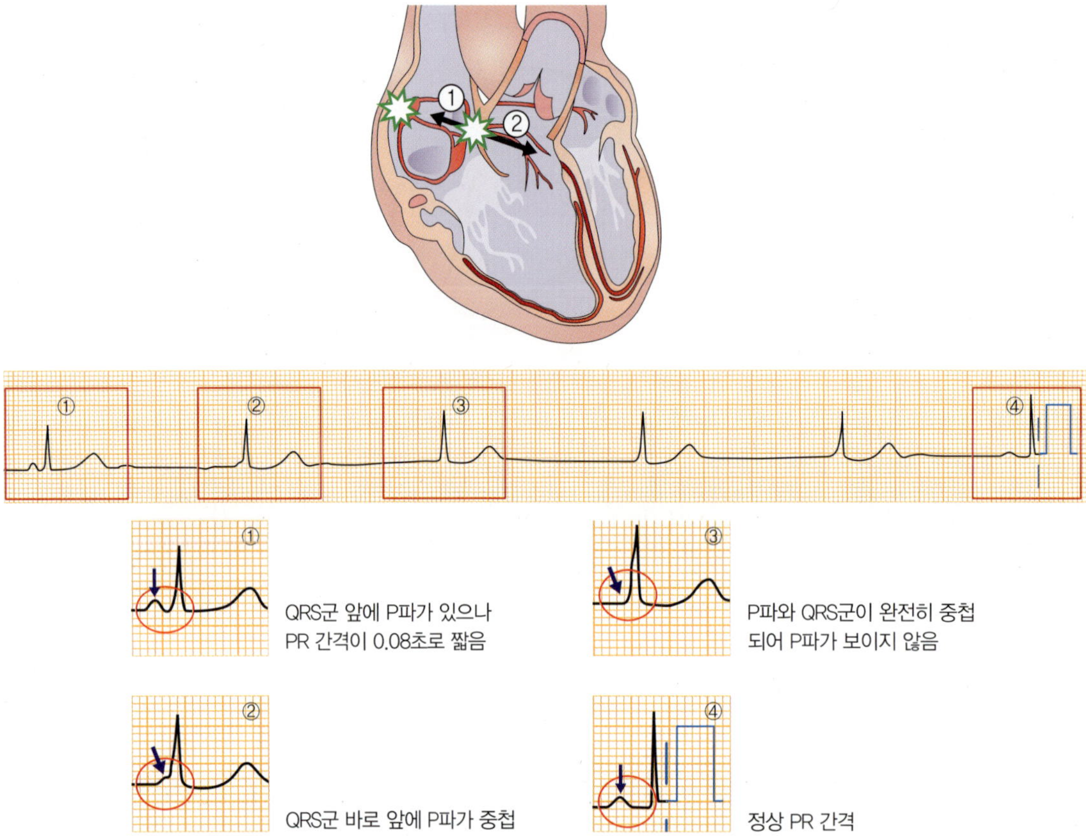

그림 9-34. 방실접합부 조기수축(JPC)의 심전도

• 심실조기수축(Ventricular premature contraction, VPC = PVC)

심실조기수축은 히스다발 아래의 심실부위에서 조기에 자극을 생성하는 부정맥으로, 심실부정맥이기 때문에 QRS군의 모양에 변형이 생기는 것이 특징이다(폭이 넓은 QRS군).

정상인에게서도 발생하며 관상동맥질환, 심근염 등에서 발생하는 경우가 많고, 디기탈리스 중독으로도 발생한다. 정상인에게서 나타나는 경우는 주로 단일형(single pattern)이며 빈도가 드문 경우가 많고, 다원성으로 빈번하게 출현하거나 연속적으로 출현하는 경우가 많으며 다른 기질적 질환에 의한 발생일 가능성이 높고 심근이 매우 흥분하기 쉬운 상태에 있다는 것을 의미하므로 각별한 주의가 필요하다.

치료 목표는 증상을 없애고 심실빈맥이나 심실세동의 발생을 예방하는 것인데, 만일 심장질환이 없고 심실조기수축으로 인한 증상이 없다면 치료할 필요는 없다.

■ 심전도 소견(그림 9-35)

① 비정상적으로 폭넓은(≥ 0.12초) QRS군이 이른 시기에 출현한다.

② P파는 대개 QRS군 안에 숨어서 보이지 않거나 QRS군보다 조금 늦게 출현한다.

③ T파는 대개 QRS군과 반대방향의 패턴을 보인다.

④ 대개 보상성 휴지기를 갖는다.

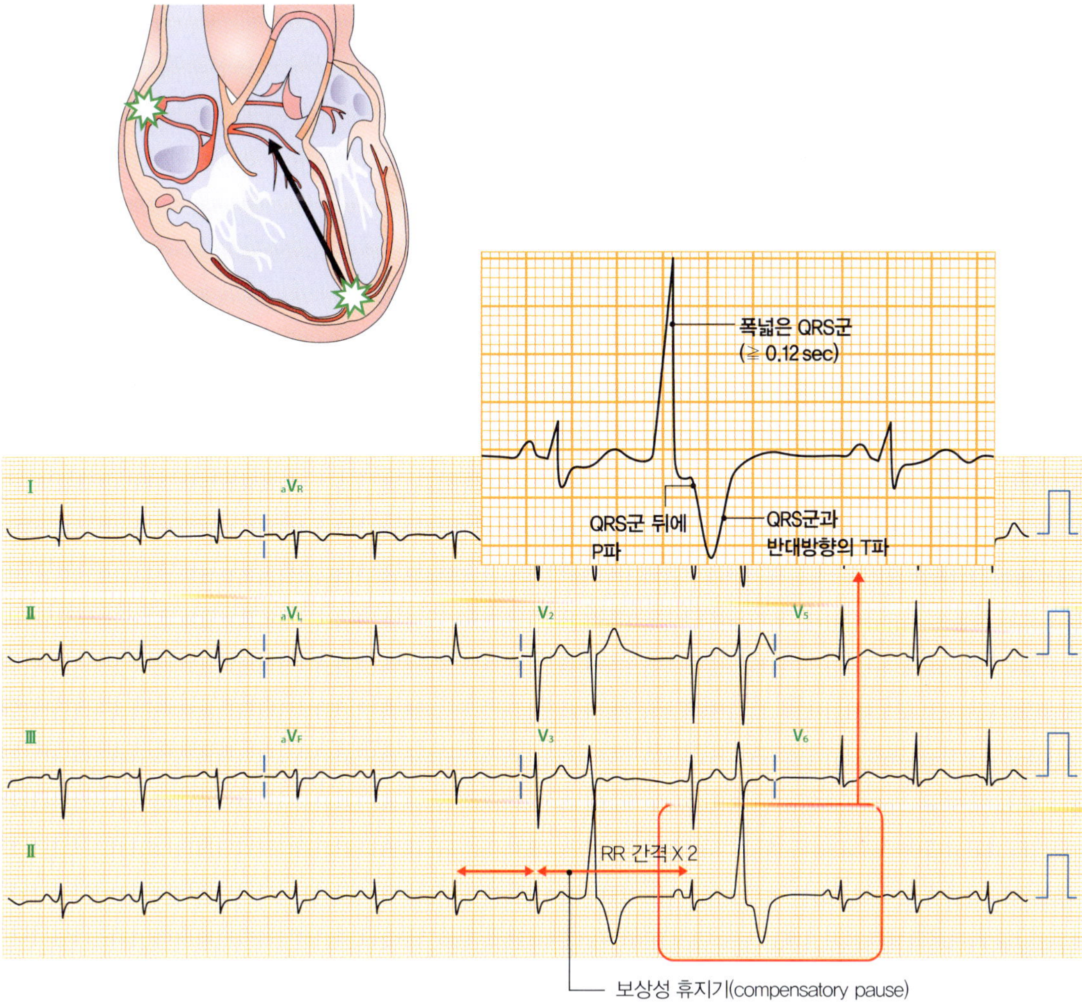

그림 9-35. 심실조기수축(VPC)의 심전도

• 심방빈맥(Atrial tachycardia, AT)

심방빈맥은 심방에서 동시다발적으로 매우 빠르고(100회/분 이상) 불규칙하게 자극을 발생시킴으로써 심방을 매우 빠르고 불규칙적으로 흥분시키는 부정맥이다. 심방조기수축이 3개 이상 연속적으로 발생한다.

정상인에게서 나타나기도 하며, 심장질환이나 갑상샘항진증, 폐색전증 등에서 발생하기도 한다. 주로 원인 질환에 대해 치료하며, 심박수가 너무 빨라서 환자가 증상을 호소하는 경우에는 심박수를 낮추기 위하여 약제(β차단제, 칼슘통로차단제)를 쓰기도 하고, 심방빈맥을 종료시키기 위하여 항부정맥제나 전기충격치료를 하기도 한다.

■ 심전도 소견(그림 9-36)

① 이소성 P′파가 100회 이상(120~200회/분 정도)으로 나타난다. 또는 심방조기수축(APC)이 100회/분 이상으로 3개 이상 연속적으로 발생한다.

② 심방의 파형(P′P′ 간격) 사이에는 등전위선이 있다. P′R 간격 < RP′ 간격

③ QRS군과 T파는 대부분 정상이다.

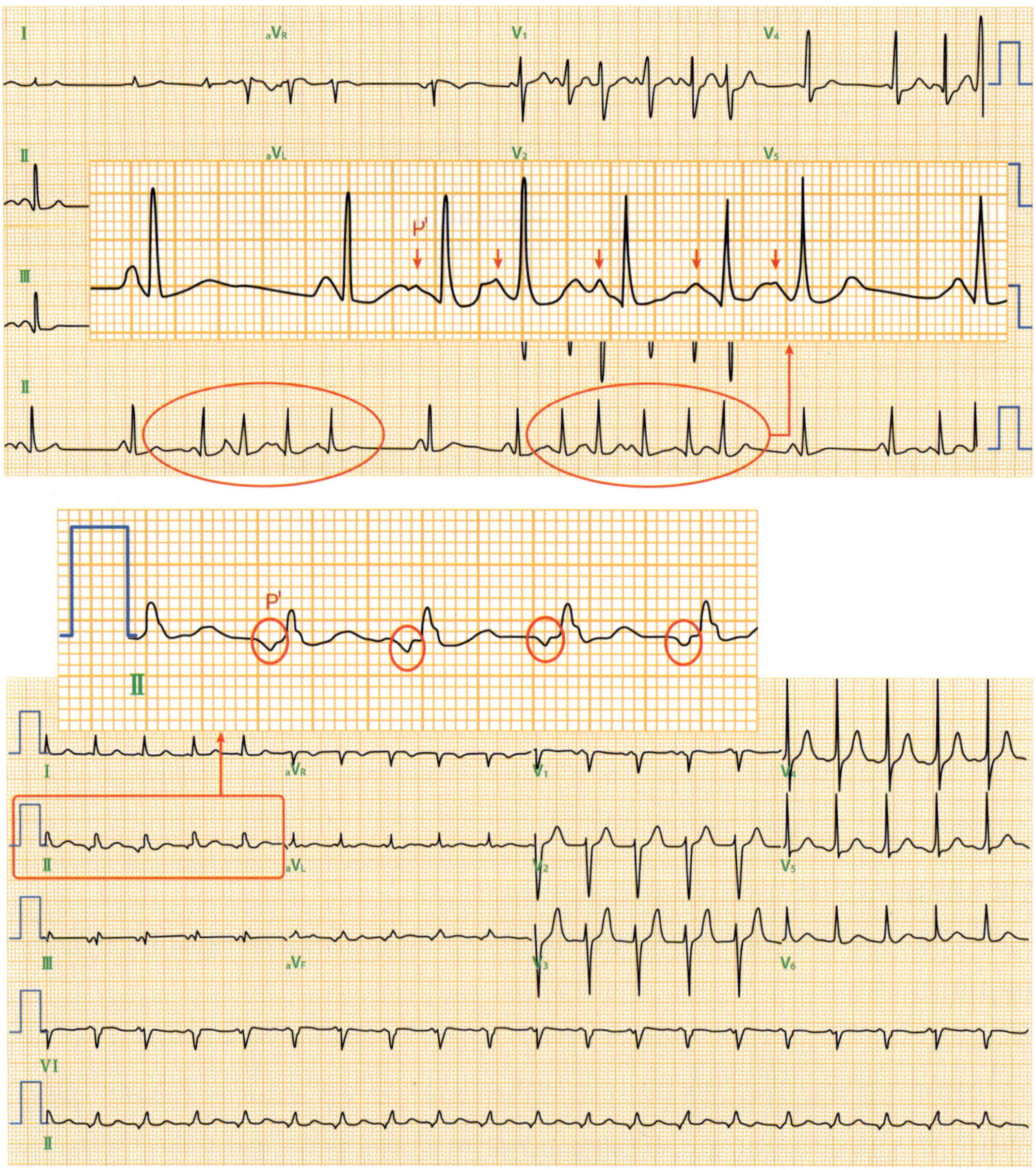

그림 9-36. 심방빈맥(AT)의 심전도

• 심실빈맥(Ventricular tachycardia, VT)

심실빈맥은 심실조기수축(VPC)이 100회/분 이상으로 3개 이상 연속해서 발생하는 경우를 말한다. 30초 이상 지속되는 경우를 지속형 심실빈맥(sustained VT)이라고 하고, 30초 이내에 자연히 종료되는 것을 비지속형 심실빈맥(non-sustained VT)이라고 한다.

일반적으로 심장질환을 동반하는 경우나 심실빈맥으로 인한 증상이 있는 경우에는 치료 대상이 되며, 심장질환이 없는 비지속형 심실빈맥이면서 증상이 없는 경우라면 일단은 주의 깊게 지속해서 관찰한다.

■ 심전도 소견(그림 9-37)

① 심실조기수축으로 인한 박동이 100회/분 이상으로 3개 이상 연속적으로 출현한다.

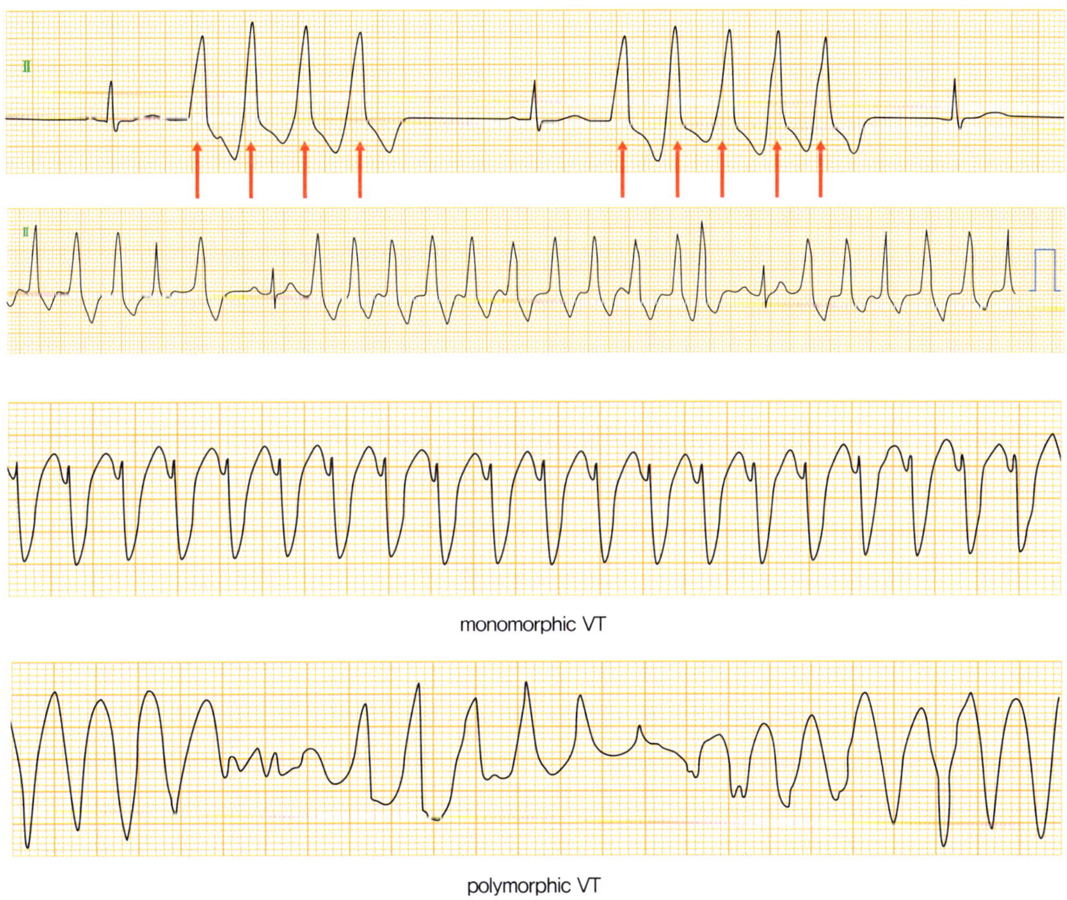

그림 9-37. 심실빈맥(VT)의 심전도

(6) 심방세동(Atrial fibrillation, Af)과 심방조동(Atrial flutter, AF)

심방세동과 심방조동은 발생 기전이 조금 다르지만, 둘 다 심방에서 생기는 빈맥의 한 종류이다. 심방세동은 조기수축 다음으로 흔한 부정맥으로 알려져 있다. 발작성으로 갑자기 생기는 심방세동이나 심방조동은 심장질환이 없는 경우에도 발생하지만, 만성적인 심방세동과 심방조동은 대부분 심장 질환이 있는 경우에 발생한다.

심방세동은 심방의 여러 부위에서 동시다발적으로 매우 빠르고 불규칙하게 자극을 발생시킴으로써 심방을 매우 빠르고 불규칙적으로 흥분시키고, 심방조동은 심방의 회귀기전(reentry)에 의해 빠르고 비정상적으로 흥분시키는 부정맥으로 심방세동에 비해 비교적 규칙적이다.

심방세동과 심방조동이 지속되면 심방 기능이 떨어져 심박출량이 저하되고, 심방 내 혈전을 형성하여 색전증을 일으키기도 한다. 치료는 기본적으로 리듬을 정상으로 전환시키거나 심박수를 조절하며, 혈전에 의한 색전증을 예방하기 위해 항응고 치료를 병행한다.

• 심방세동(Atrial fibrillation, Af)

■ 심전도 소견(그림 9-38)

① 정상 P파 소실, 이소성 P′파가 350~600회/분, 매우 불규칙한 세동파(f파)

② RR 간격: 100~160회/분 정도로 매우 불규칙

③ ST 분절, T파: 빠른맥형 심방세동이 지속되면 → 심근허혈 발생 → ST 분절과 T파 변화

④ 심실수축이 전혀 규칙성이 없으므로 절대성 부정맥이라고 불린다.

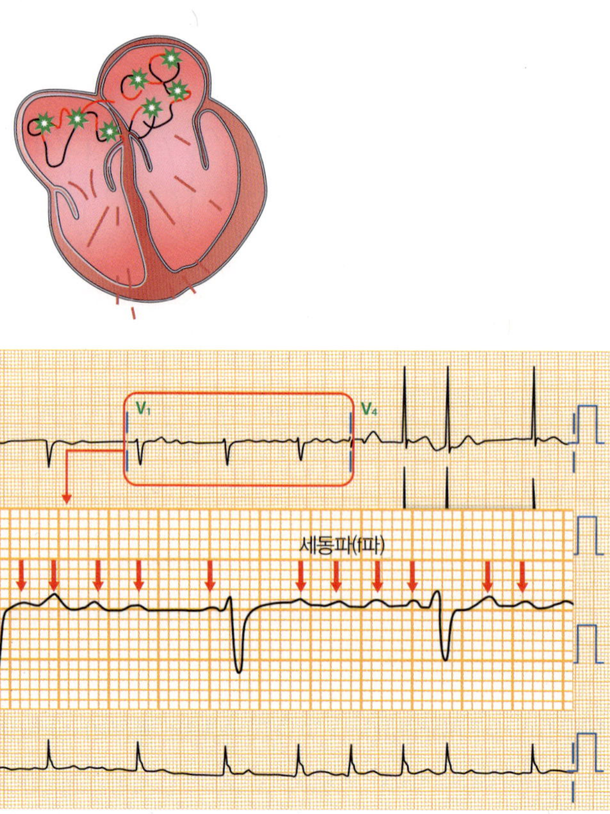

그림 9-38. 심방세동(Af)의 심전도

• 심방조동(Atrial flutter, AF)

■ 심전도 소견(그림 9-39)

① 정상 P파 소실, 이소성 P′파, 220~350회/분, 톱니모양의 조동파(F파)

② RR 간격: 심방세동에 비해 비교적 규칙적

③ 심실에서는 방실전도차단에 의해 2 : 1, 3 : 1, 4 : 1 등의 형태로 전도된다.

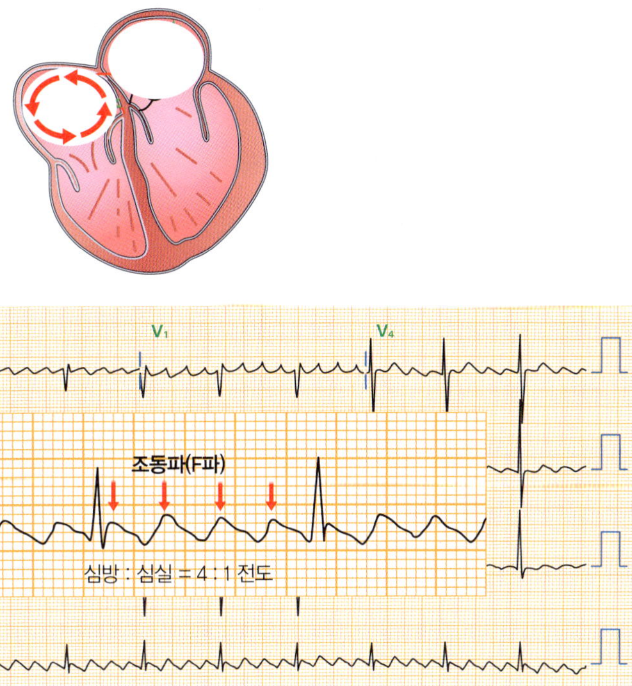

그림 9-39. 심방조동(AF)의 심전도

(7) 심실세동(Ventricular fibrillation, Vf)과 심실조동(Ventricular flutter, VF)

심실세동과 심실조동은 부정맥 중에서 가장 위험하다. 심실근육이 완전히 무질서하게 작은 흥분을 일으키는 상태이다. 이러한 상태에서 심실은 기계적으로 수축하지 못하고 펌프로서의 기능을 상실하게 되면서 전신으로 혈액을 박출하지 못하므로 수분 이상 계속되면 사망한다. 이 부정맥은 치명적이고 즉각적인 처치가 필요하다.

• 심실세동(Ventricular fibrillation, Vf)

■ 심전도 소견

① P, QRS군, T파 구별 불가능

② 모양, 진폭 수가 완전히 불규칙

③ 파의 빈도는 150~300회/분 정도

④ 사망 직전의 심전도(그림 9-40)

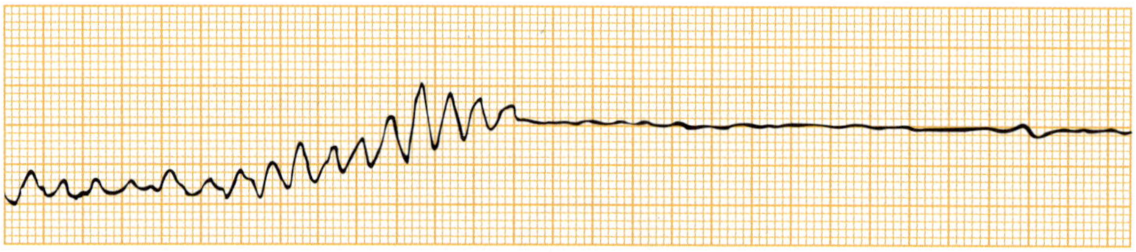

그림 9-40. 심실세동(Vf)의 심전도

심실세동은 여러 가지 모양으로 일어나는 빠르고 연속적인 다원성 조기 심실수축으로 생기는데, 심박수는 150~500회/분 정도이다. 이때 온몸순환으로의 혈액박출은 전혀 불가능하다.

• 심실조동(Ventricular flutter, VF)

■ 심전도 소견

① P, QRS군, T파 구별 불가능

② 심실세동보다는 비교적 규칙적

③ 파의 빈도는 200회/분 정도

④ 머리핀(hair pin) 모양(그림 9-41)

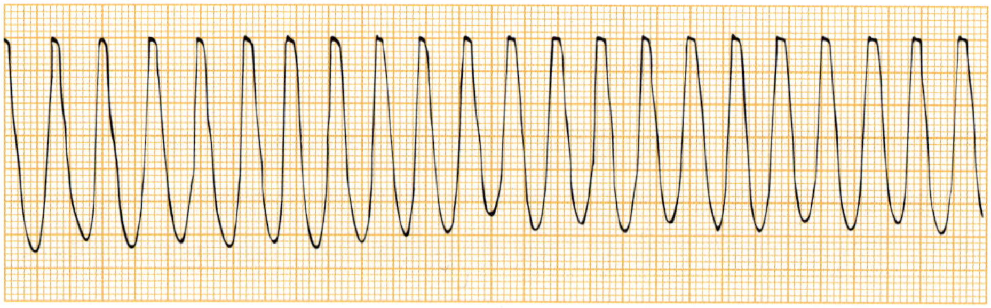

그림 9-41. 심실조동(VF)의 심전도

심실조동은 심실의 한 곳에서 150~300회/분의 어느 정도 규칙적인 빈도로 급속하고 연속적인 자극이 발생되어 일어난다.

(8) 방실차단(Atrioventricular block, AV block)

심방에서 심실로 전해지는 전기자극의 전도가 차단(block)되는 부정맥으로(표 9-1), 심전도에서 P파와 QRS군의 관계와 모양과 박동수, PR 간격 등을 잘 관찰함으로써 진단할 수 있다.

방실전도계의 퇴행성 변성과 경화성 병변, 급성 심근경색증, 방실결절의 미주신경활동 증가, 허혈 등이 원인으로 발생하며, 느린맥(서맥)으로 인한 심박출량 감소로 전신 쇠약감, 운동 시 호흡곤란, 현기증, 실신 등의 증상이 나타날 수 있다.

표 9-1. 방실차단의 종류

<table>
<tr><td rowspan="4">불완전방실차단
(incomplete AV block)</td><td colspan="2">1도 방실차단(1st degree AV block)</td></tr>
<tr><td rowspan="2">2도 방실차단(2nd degree AV block)</td><td>모비츠(Mobitz) I형(=Wenckebach)</td></tr>
<tr><td>모비츠(Mobitz) II형</td></tr>
<tr><td colspan="2">고도 방실차단(high degree AV block)</td></tr>
<tr><td>완전방실차단
(complete AV block)</td><td colspan="2">3도 방실차단(3rd degree AV block)</td></tr>
</table>

• 1도 방실차단

심방에서 심실로 전해지는 전기 자극은 차단 없이 모두 전달되나 그 시간이 정상보다 지연되는 부정맥을 말한다.

■ 심전도 소견(그림 9-42)

① PR (PQ) 간격: 연장(≥ 0.21초)

② P파 : QRS군 = 1 : 1로 전도되며, QRS군의 탈락 없음

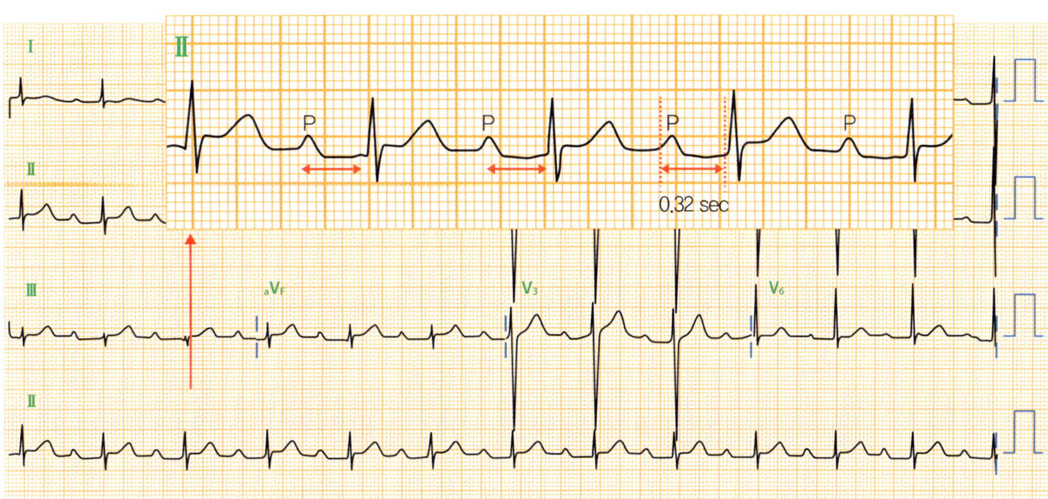

그림 9-42. 1도 방실차단의 심전도

• 2도 방실차단의 모비츠 I형

심방에서 심실로 가는 전기자극의 전도가 점차 주기적으로 지연되다가 한 번씩 차단되는 부정맥을 말하며, 대부분 예후가 양호하여 증상이 없으면 특별한 치료는 필요가 없다.

■ 심전도 소견(그림 9-43)

① PR(PQ) 간격이 점차 연장되다가 QRS군이 탈락(QRS군을 동반하지 않는 P파 출현)

② 방실차단 직전과 직후의 PR(PQ) 간격의 차이가 가장 뚜렷하다.

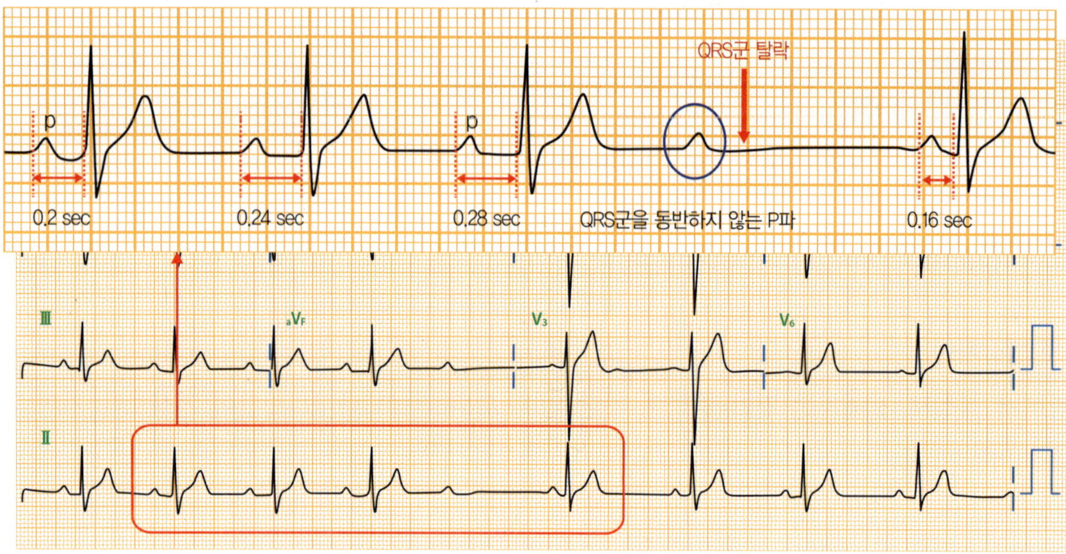

그림 9-43. 2도 방실차단 모비츠 I형의 심전도

• 2도 방실차단의 모비츠 II형

심방에서 심실로 가는 전기 자극의 전도가 갑자기 차단되는 부정맥을 말하며, 대개 차단부위가 히스다발 아래인 경우가 많다.

■ 심전도 소견(그림 9-44)

① PR(PQ) 간격이 일정하다가 갑자기 QRS군이 탈락

② QRS군 모양: 정상 또는 각차단

• 고도 방실차단

2개 이상의 P파 후에 QRS군이 나타나는 2 : 1, 3 : 1, 4 : 1 등의 방실차단을 말한다(그림 9-45). 대개 인공심장박동기 치료가 필요하다.

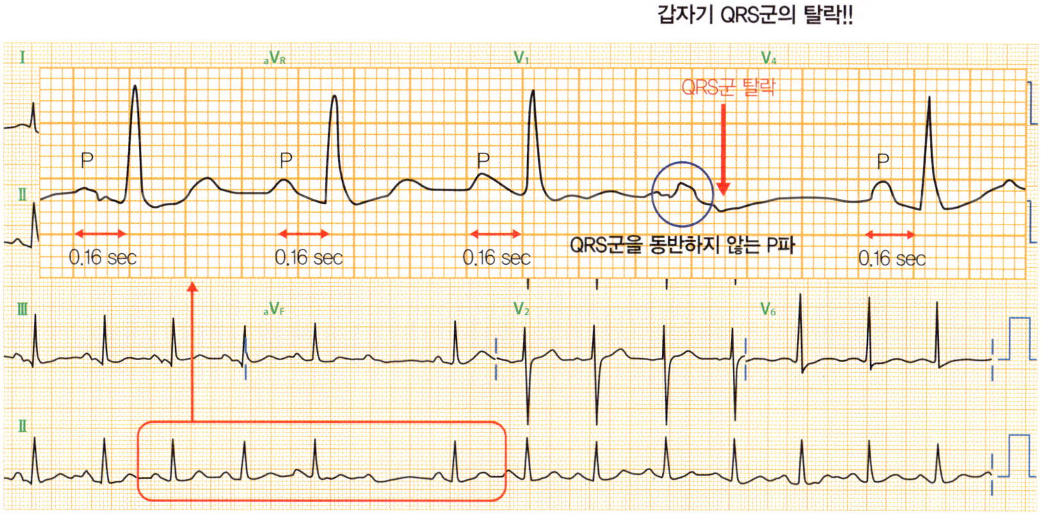

그림 9-44. 2도 방실차단 모비츠 II형의 심전도

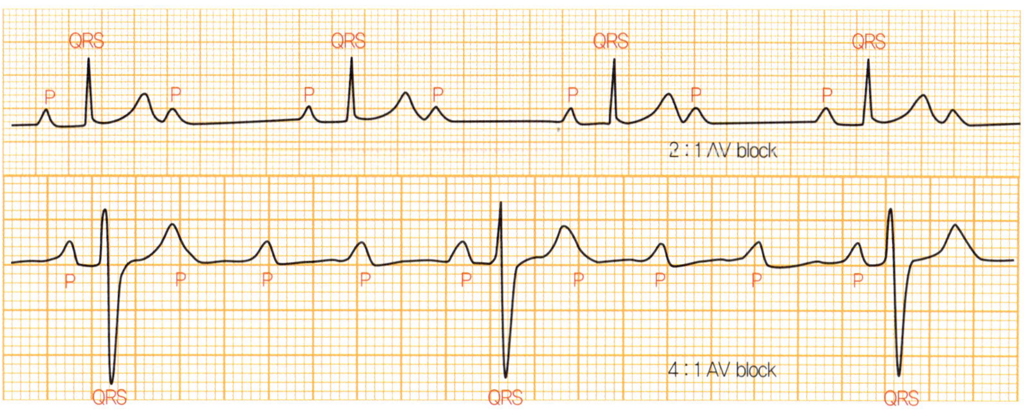

그림 9-45. 고도방실차단의 심전도

• 3도 방실차단 또는 완전방실차단

심방에서 심실로 가는 전기 자극의 전도가 완전히 차단되어 심방과 심실이 각각 독립적으로 박동하는 상태로, 안전방실차단이라고도 한다(P파와 QRS군은 서로 유기적인 관련성이 전혀 없음). 예후가 나쁘며, 서맥으로 인한 증상이 있거나 심장돌연사의 위험이 있는 경우 인공심장박동기 이식을 해야 한다.

완전방실차단의 차단부위는 심전도에 의해 어느 정도 추측이 가능한데 표 9-2와 같다.

표 9-2. 완전방실차단의 차단부위

차단 부위	QRS군의 모양	심박수(HR)
방실결절 또는 히스다발 내	폭이 좁은 정상 모양(narrow QRS)	50회/분 이상
히스다발 아래	폭넓은 각차단 모양(wide QRS)	30회/분 이하

■ **심전도 소견**(그림 9-46)

① P파와 QRS군의 출현: 연관성 전혀 없음 PR(PQ) 간격: 규칙성 전혀 없음

② P파는 P파대로 일정한 간격이며, QRS군은 QRS군대로 일정한 간격을 보인다.

③ QRS군의 모양: 차단부위에 따라 정상 또는 폭넓은 각차단형

④ 심박수: 매우 느린 편(약 30~50회/분)

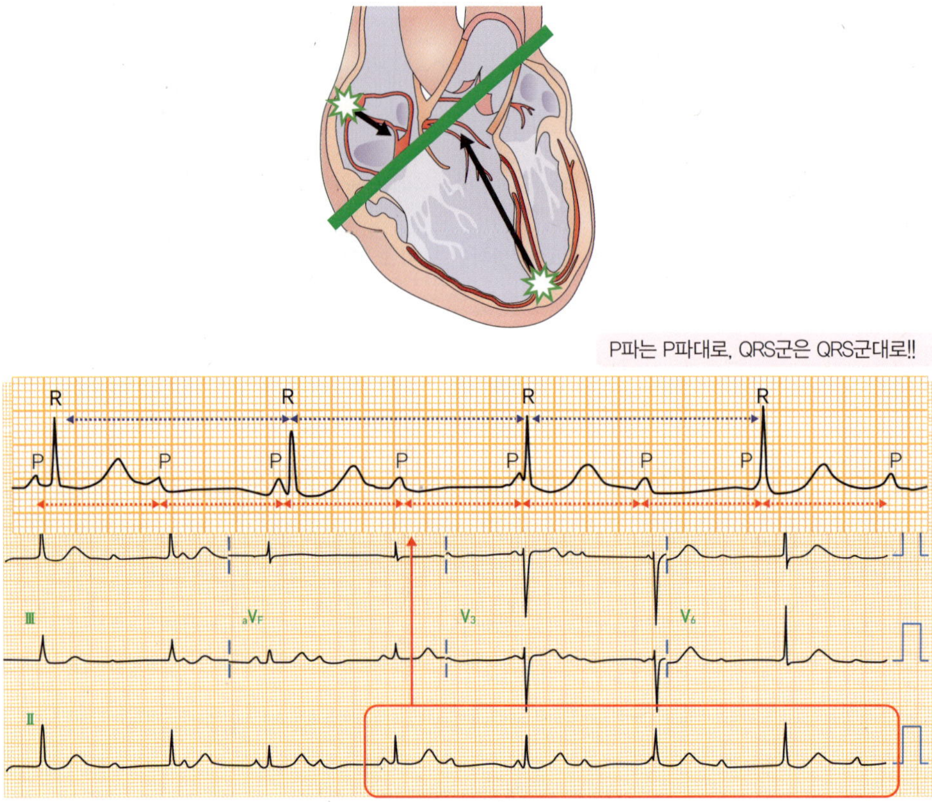

그림 9-46. 3도 방실차단의 심전도

(9) 심실 내 차단

심실 내 전도는 오른다발(우각, right bundle branch)갈래와 왼다발(좌각, left bundle branch)갈래에 의해 이루어지는데, 왼다발갈래는 다시 왼앞섬유다발(좌각전섬유속, left anterior fascicle, LAF)과 왼뒤섬유다발(좌각후섬유속, left posterior fascicle, LPF)로 나뉜다. 이들 중 어느 1개 이상의 전도로가 차단되어 해당 심실로 가는 전기자극의 전도가 지연되는 현상을 심실 내 차단이라고 한다.

전도로가 1개 차단되면 1섬유속차단(unifascicular block), 2개 차단되면 2섬유속차단(bifascicular block), 3개 모두 차단되면 3섬유속차단(trifascicular block)이라고 하며, 우심실로 향하는 전도로가 차단되었을 때를 우각차단(RBBB), 좌심실로 향하는 전도로가 차단되었을 때를 좌각차단(LBBB)이라고 한다. 좌각차단은 왼앞섬유다발과 왼뒤섬유다발이 모두 차단된 2섬유속차단이다.

• 우각차단(RBBB)

우각차단은 심실로 가는 자극전도계 중 우심실로 향하는 전도로가 차단되는 부정맥을 말하며, 심실전도는 ① 심실중격(심실사이벽) 및 좌심실(전도계를 통한 전도)은 정상 전도 → ② 우심실이 늦게 탈분극 된다(좌심실에서의 세포 간 전도)(그림 9-47).

세포 간 전도(cell to cell conduction)는 자극전도계를 통한 전도에 비해 전도속도가 현저히 느리다.

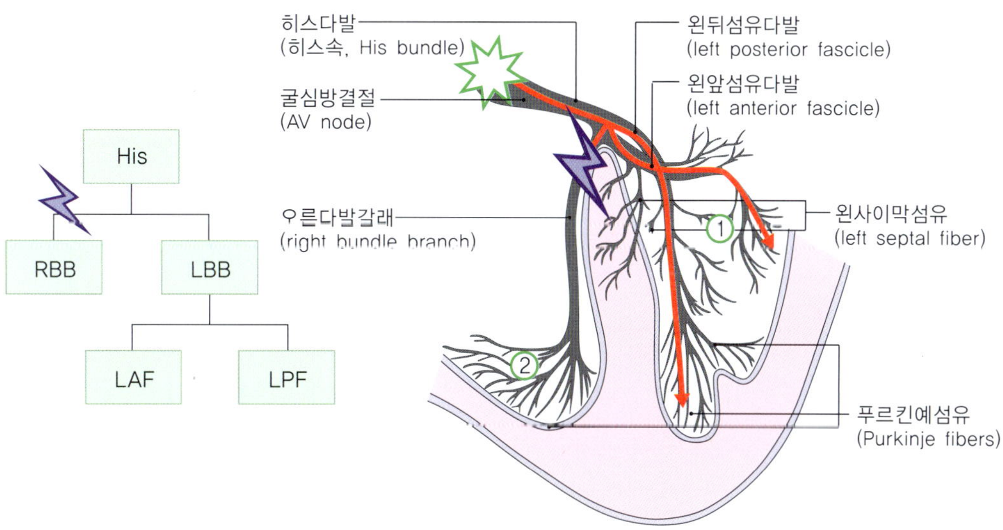

그림 9-47. 우각차단(RBBB)

■ 심전도 소견(그림 9-48)

① V_1~V_2유도: QRS폭 ≧ 0.12초, rsR′ (Rr′) 패턴

② V_1~V_2유도: ST 분절 하강과 T파 역위

③ 심실흥분시간(VAT) ≧ 0.06초

④ I, V_5~V_6유도: 깊고 넓은 S파(≧ 0.04초)

• 좌각차단(LBBB)

좌각차단은 좌심실로 향하는 자극전도계가 모두 차단되는 부정맥을 말하며, 심실 전도는 ① 우심실 정상 전도 → ② 심실중격 및 좌심실(우심실에서의 세포 간 전도)이 늦게 탈분극된다(그림 9-49).

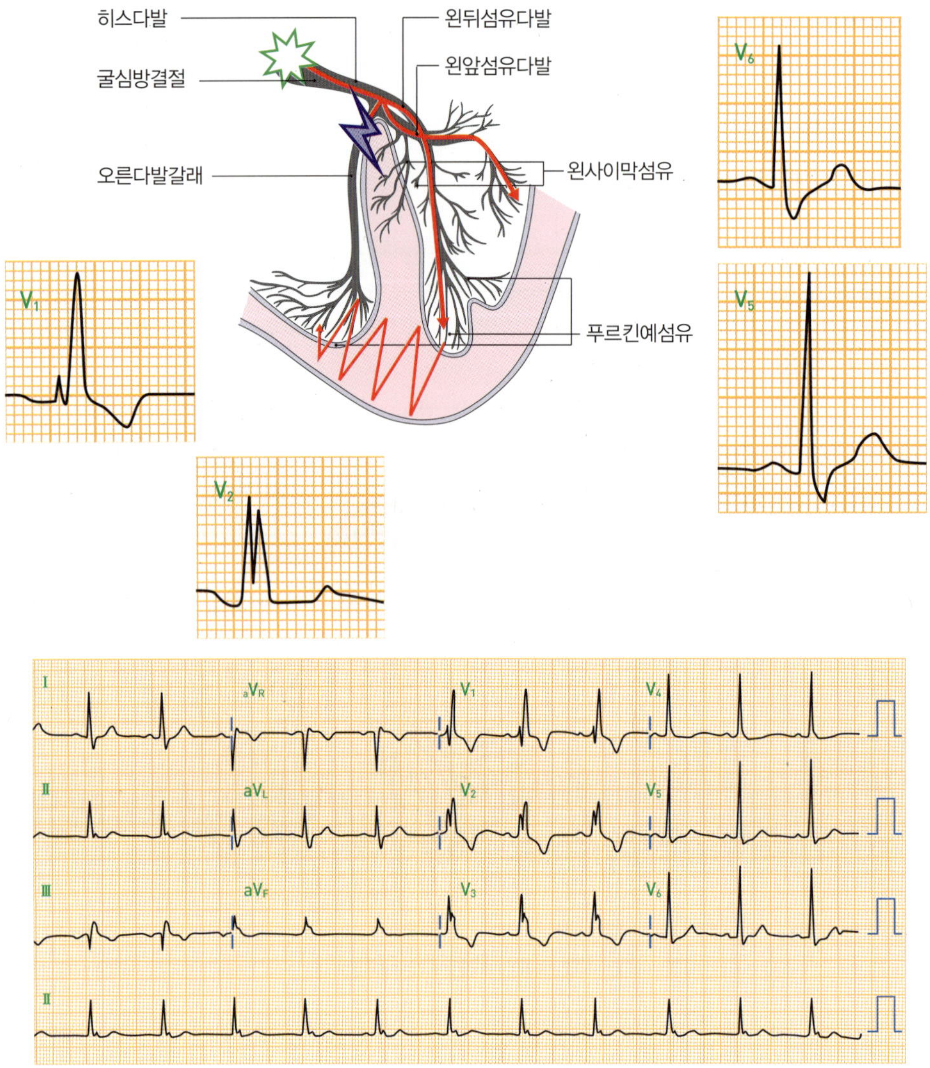

그림 9-48. 우각차단(RBBB)의 심전도

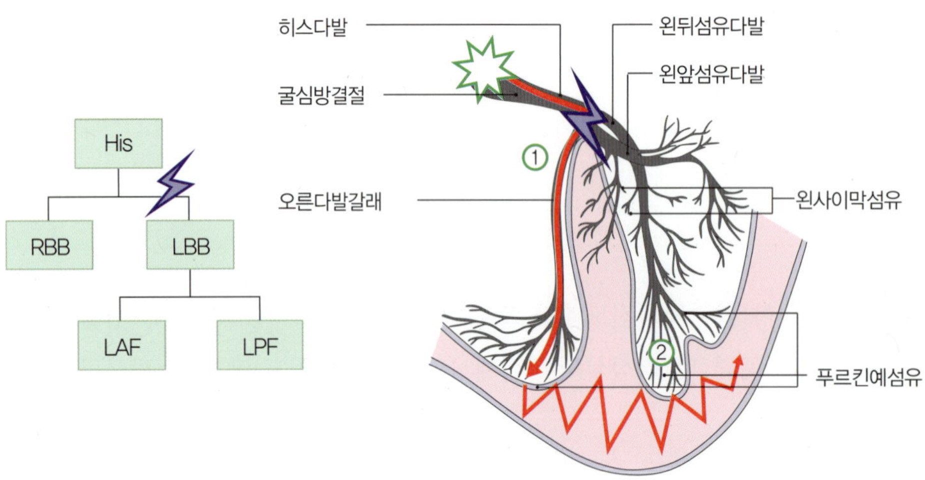

그림 9-49. 좌각차단(LBBB)

■ 심전도 소견(그림 9-50)

① QRS폭 ≧ 0.12초

② V_1~V_2유도: QS (qrS, rS) 패턴

③ I, $_aV_L$, V_5~V_6유도: slurred R, rsR′ or RsR′, 초기 q파 없음

④ V_5~V_6유도: 심실흥분시간 ≧ 0.09초

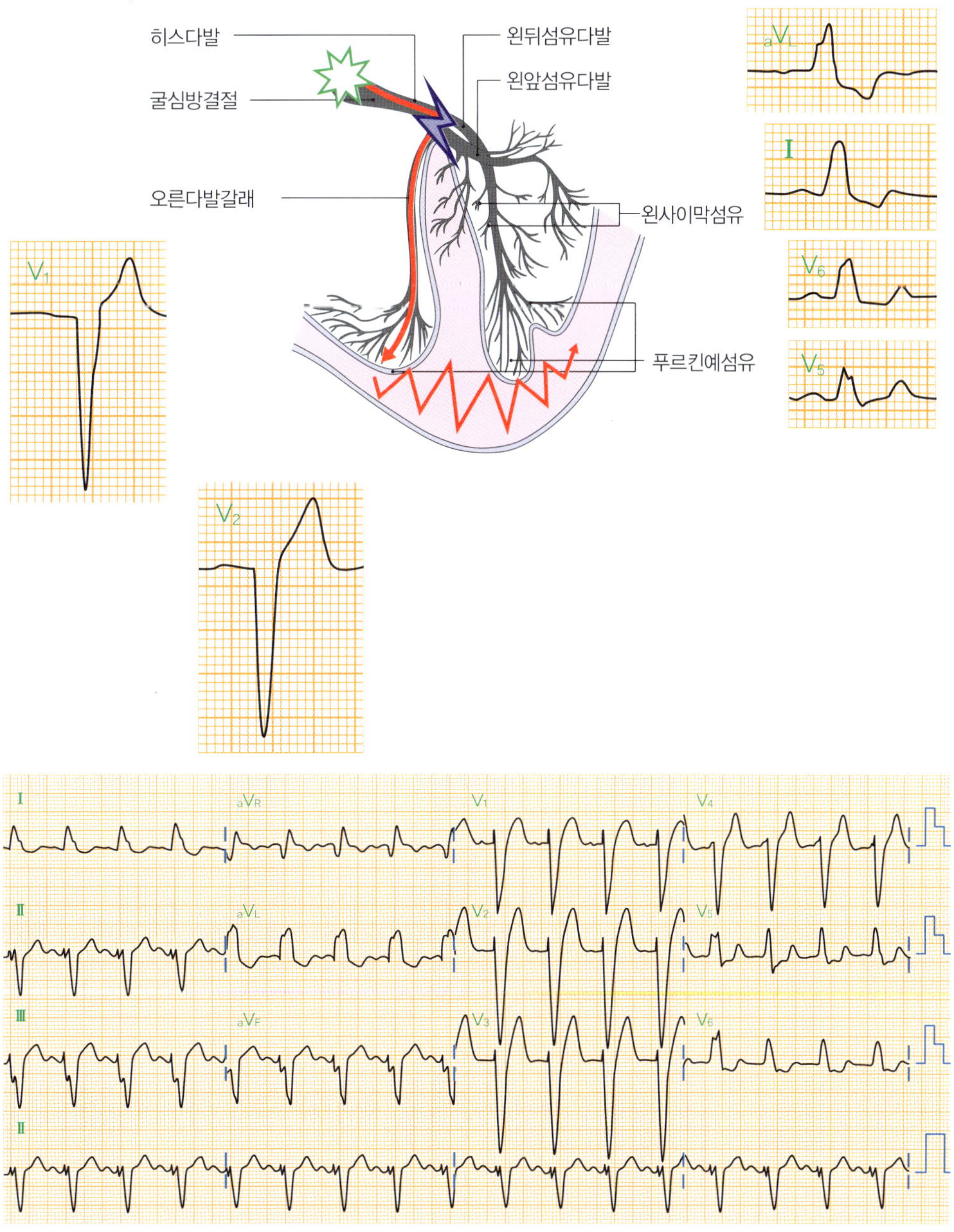

그림 9-50. 좌각차단(LBBB)의 심전도

표 9-3. 정상과 각 차단의 심전도 비교

	V_1	V_6
정상	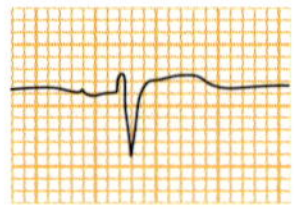	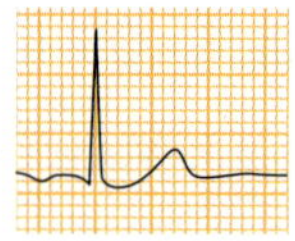
RBBB (우각차단)	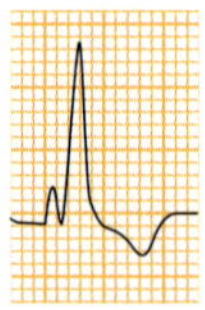	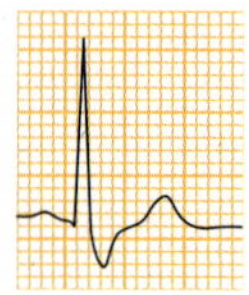
LBBB (좌각차단)	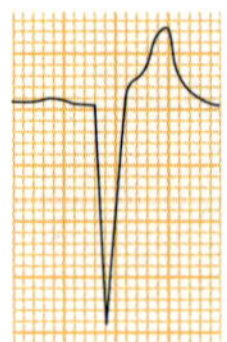	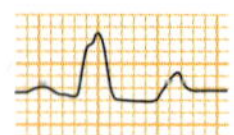

• 좌각전섬유속차단(LAFB)

좌각전섬유속차단(LAFB)은 좌심실의 앞과 위쪽 부분으로 가늘고 길게 분포한 전도로의 차단을 말하며, 좌심실의 자극은 ① 뒤쪽 및 아래쪽 → ② 앞쪽 및 위쪽으로 전도된다(그림 9-51).

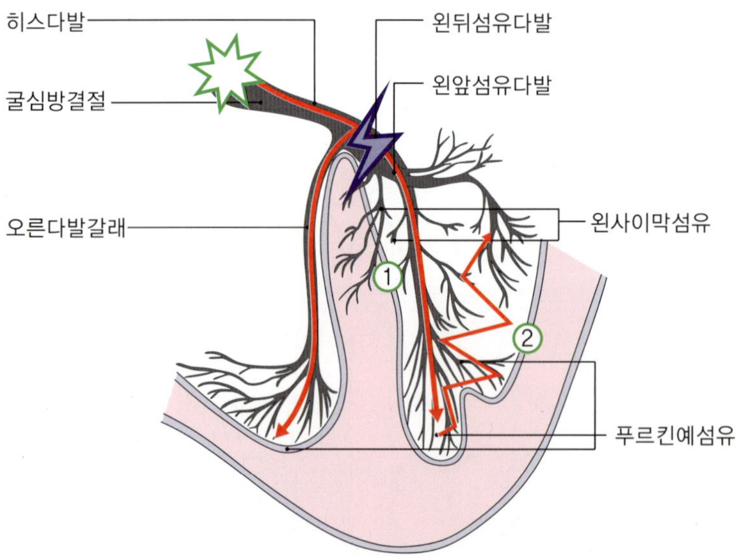

그림 9-51. 좌각전섬유속차단(LAFB)

■ 심전도 소견(그림 9-52)

① 심한 좌축편위(LAD: −40°~−90°)

② I, $_aV_L$유도: qR 패턴

③ II, III, $_aV_F$유도: rS 패턴

④ QRS폭: 정상

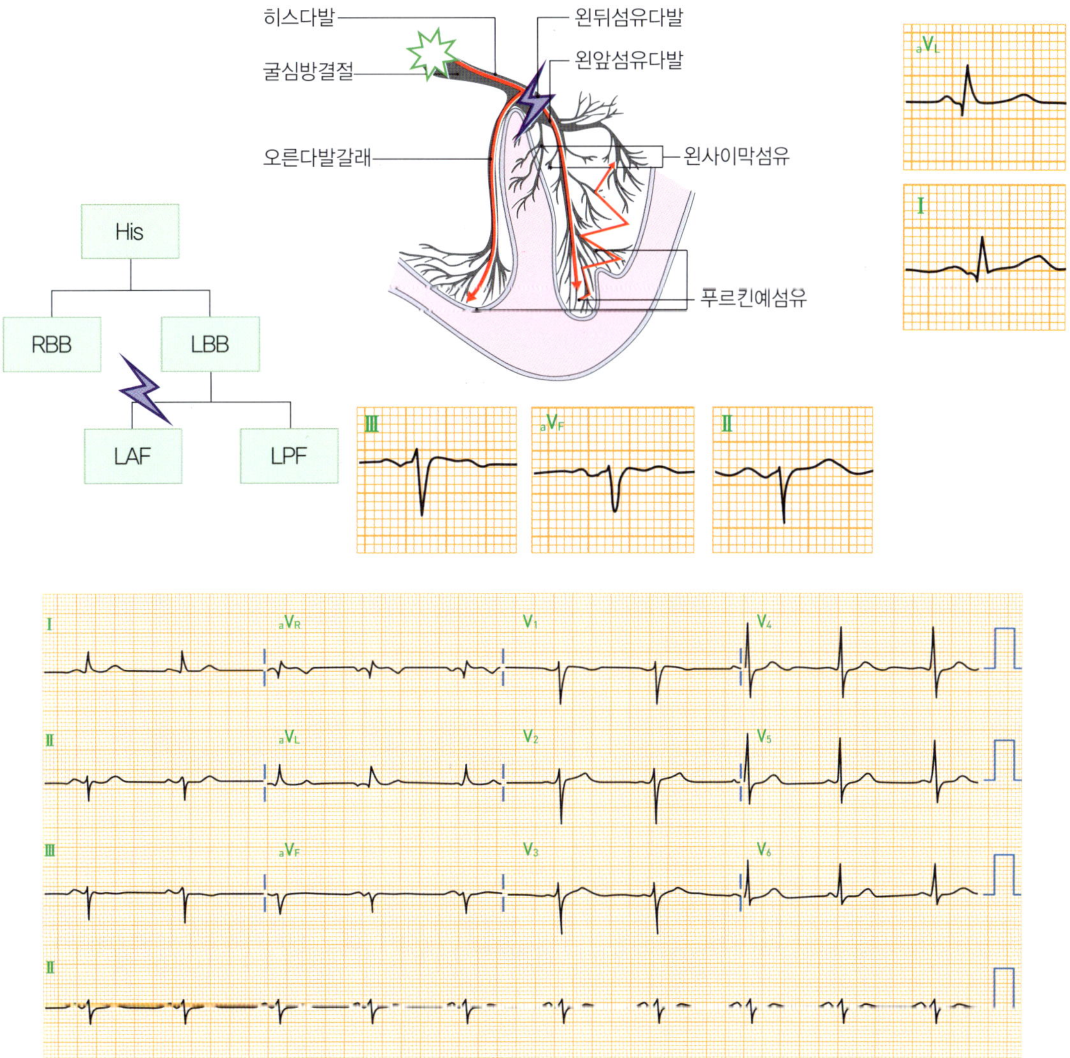

그림 9-52. 좌각전섬유속차단(LAFB)의 심전도

• 좌각후섬유속차단(LPFB)

좌각후섬유속차단(LPFB)은 좌심실의 뒤와 아래쪽 부분으로 넓게 분포한 전도로의 차단을 말하며, 좌심실의 자극은 ① 앞쪽 및 위쪽 → ② 뒤쪽 및 아래쪽으로 전도된다(그림 9-53).

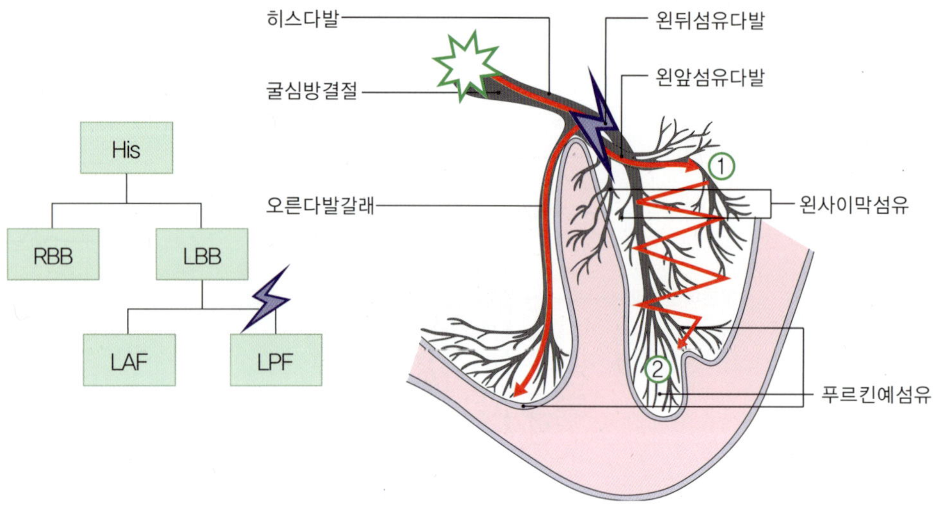

그림 9-53. 좌각후섬유속차단(LPFB)

■ 심전도 소견(그림 9-54)

① 우축편위(RAD: +90°~+120°)

② I, $_aV_L$유도: rS 패턴

③ II, III, $_aV_F$유도: qR 패턴

④ QRS폭: 정상

(10) 조기흥분증후군

조기흥분증후군(preexcitation syndrome)이란 선천적으로 정상전도로 외에 부전도로가 있어서 정상전도로와 부전도로를 통한 자극전도로 인하여 심방이나 심실이 조기에 흥분하여 빈맥을 일으키는 증후군을 말한다(그림 9-55). WPW증후군과 LGL증후군이 대표적이다.

• WPW증후군(월프파킨슨화이트증후군, Wolff-Parkinson-White syndrome)

: 켄트(Kent) 섬유라는 방실부전도로(심방-심실 연결)에 의한 조기흥분증후군으로 3명의 보고자 Wolff, Parkinson, White 이름을 따서 붙여진 것이다.

■ 심전도 소견(그림 9-56)

① PR (PQ) 간격: 단축(< 0.12초)

② QRS 시작부위에 심실조기흥분을 반영하는 델타파(delta wave) 생성

③ QRS폭: 연장(≧ 0.12초)

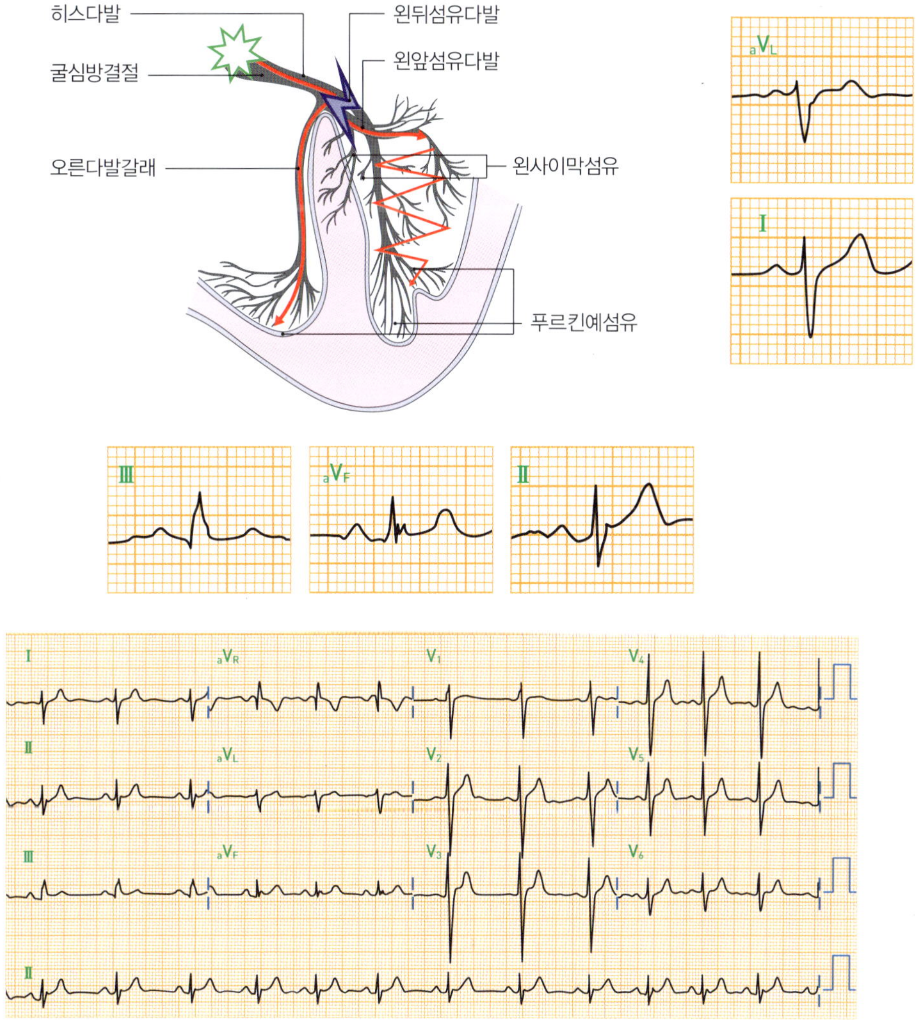

그림 9-54. 좌각후섬유속차단(LPFB)의 심전도

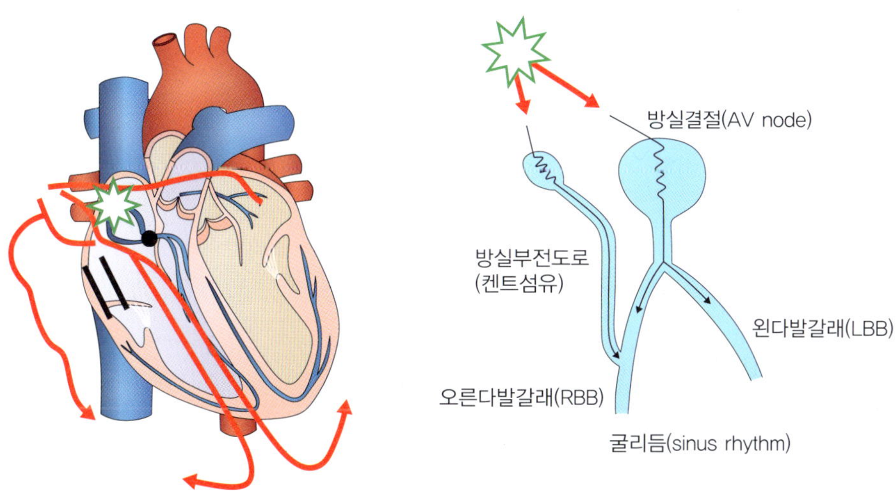

그림 9-55. 조기흥분증후군

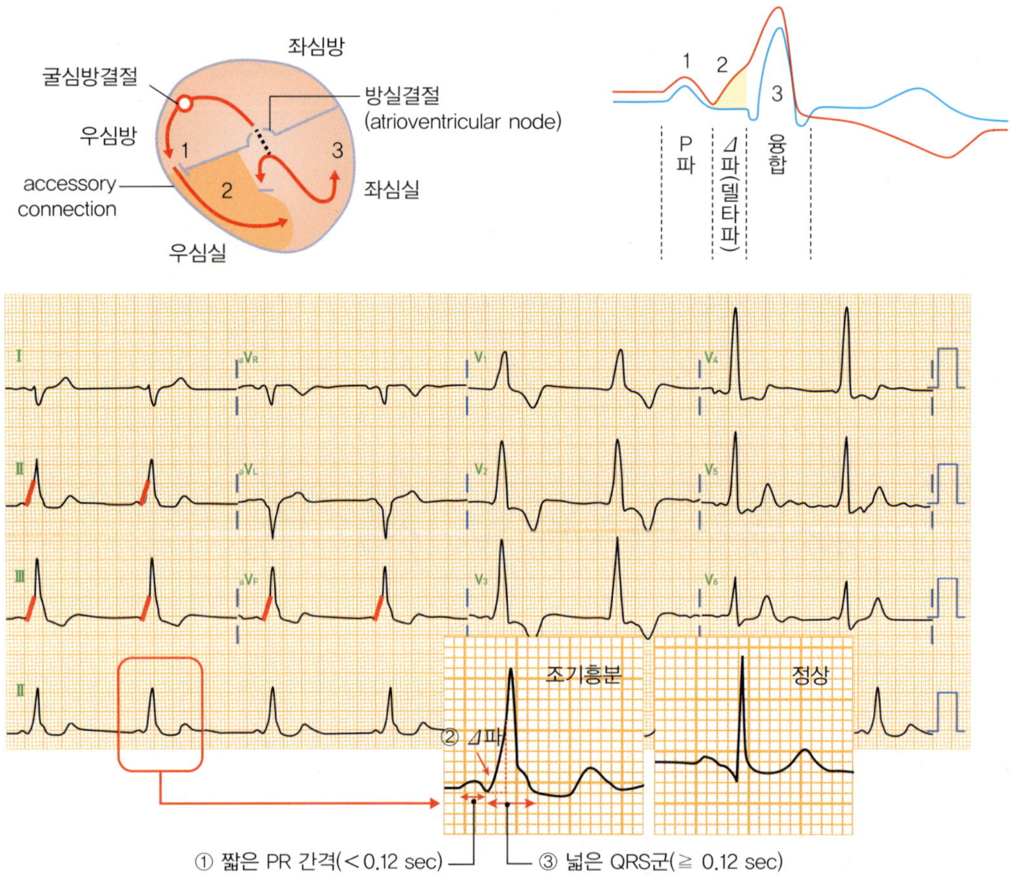

그림 9-56. 조기흥분증후군의 심전도

- LGL증후군(Lown-Ganong-Levine syndrome)

: James 섬유에 의해 자극이 by-pass하여 발생하는 심실조기흥분증후군으로 3명의 보고자 Lown, Ganong, Levine 이름을 따서 붙여진 것이다.

■ 심전도 소견

① P파: 정상

② PQ 간격: 단축(0.12초 이하)

③ QRS: 정상(델타파 없고, 폭도 넓지 않음)

④ 빈맥성 발작: 때때로 발생함

(11) 급성심장막염(acute pericarditis)

급성심장막염의 심전도 소견은 초기에 표준팔다리유도, 가슴유도에서 ST 분절이 상승되며, 수일 후 ST 분절은 정상으로 돌아오며 T파는 하향 대칭성으로 보인다. 심근경색증 심전도와 다른 점은 비정상 Q파를 확인할 수 없다(표 9-4, 그림 9-57).

표 9-4. 급성심장막염과 급성심근경색증의 심전도 비교

	급성심장막염	급성심근경색증
ST 분절의 시간에 따른 변화	없음	있음
(유도 I과 III에서) ST 분절 상승	모든 유도에서 상승	한 유도에서 상승하면 다른 유도는 하강
이상Q파	없음	있음
진행기간	수주	수개월
QT 간격	정상	연장

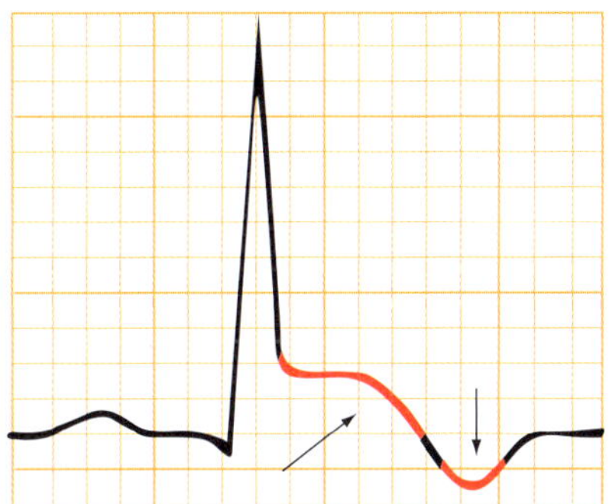

1. ST 분절 상승
2. T파 역위

그림 9-57. 심장막염

(12) 디기탈리스(Digitalis)에 의한 심전도 변화

디기탈리스는 심전도 변화를 일으키는 강심제 심장약이다. 디기탈리스를 투여하면 ST분절 하강, T파 평저, QT간격 단축, PR간격 연장 등의 소견이 보이게 된다. 디기탈리스 투여 중, ST분절 하강 및 PR간격 연장이나 부정맥 출현을 볼 수 없을 때는 디기탈리스가 유효하게 작용하고 있다고 생각된다. 이것을 디기탈리스 효과라고 한다(그림 9-58).

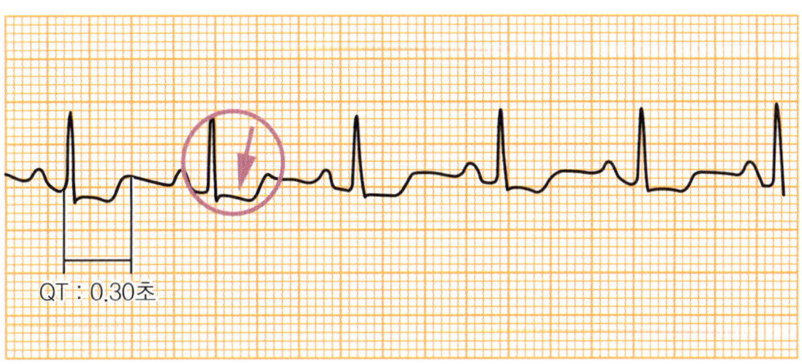

그림 9-58. 디기탈리스 효과

(13) 퀴니딘에 의한 심전도 변화

퀴니딘은 항부정맥 제재로서 V_5~V_6에 ST 분절 하강 및 T파 역전을 일으킨다. 이러한 소견은 digitalis 효과와 비슷하나 quinidine은 QT 간격을 연장시킨다(그림 9-59). 또한 퀴니딘은 모든 형의 전도 장애를 일으키고, QRS폭이 넓어지게 된다.

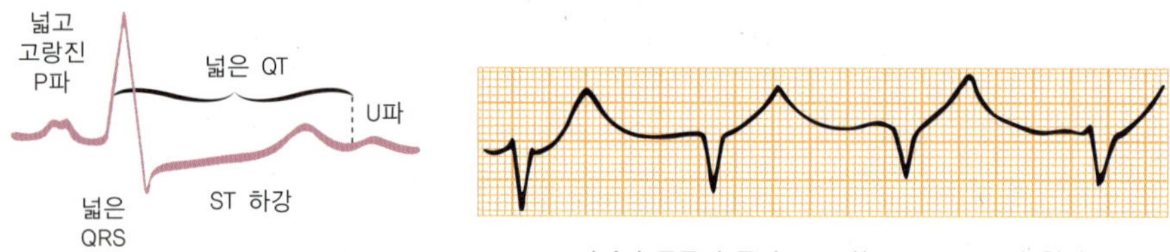

키니딘 중독의 롤러 코스터(Roller Coaster) 형태

그림 9-59. 퀴니딘 효과

(14) 칼륨혈증에 의한 심전도 변화

① 고칼륨혈증(Hyperkalemia)

T파가 높아져서 텐트형 T파라고도 부른다. 혈청에서 K 농도가 6.8 mEq/L 이상이 되면, 이러한 변화가 온다(그림 9-60). 점차 칼륨농도가 높아지면, P파는 없어지고, PR 간격은 길어지며, QRS군은 폭이 넓어진다. 또한 ST 분절은 하강된다. 칼륨농도가 높아지면 심실세동이나 심실 무수축(asystole)으로 사망을 초래한다.

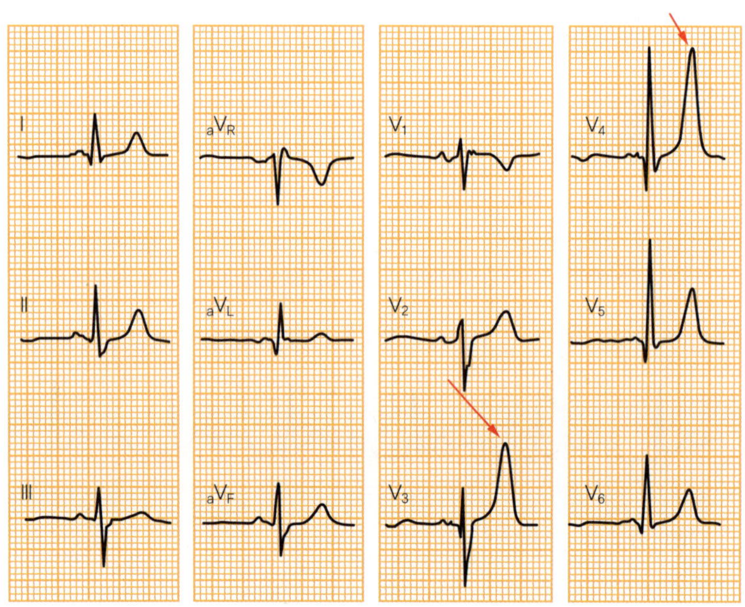

그림 9-60. 고칼륨혈증(Hyperkalemia)

텐트형(뾰족) T파가 특징이다. K^+의 숫자에 따라 T의 변화가 다르다.

② 저칼륨혈증(Hypokalemia)

혈청농도가 4.2 mEq/L 이하가 되면 T파는 평탄하고, 더욱 감소하면 역전되고 QT시간도 연장된다. K 농도 3.0 mEq/L 정도일 때, PR 간격은 약간 길어지며 뚜렷한 U파가 나타난다. K 농도 2.5 mEq/L 정도일 때 PR 간격은 길어지고, ST 분절은 하강하고 U파가 현저하게 나타난다(그림 9-61).

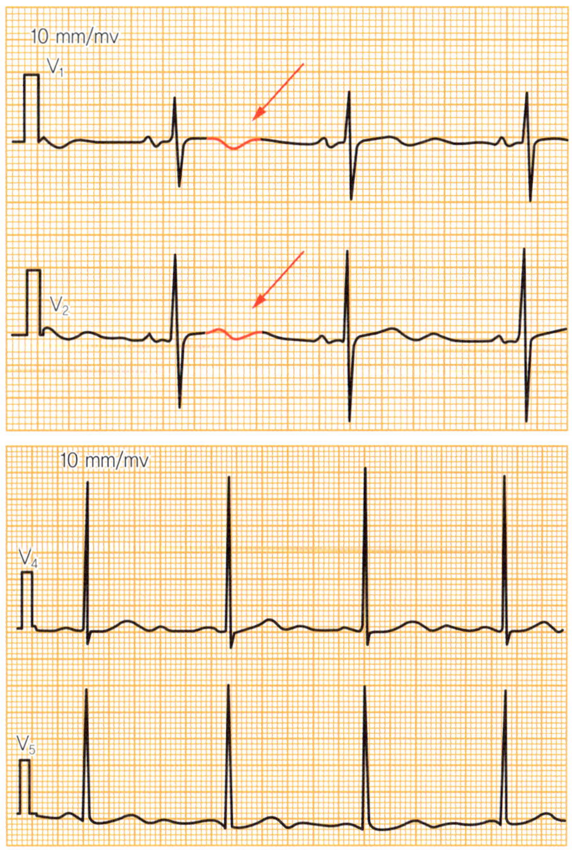

그림 9-61. 저칼륨혈증(Hypokalemia)
ST분절 하강, T파의 평탄 또는 역전, U파 출현, QT 시간 연장, PR 간격 연장

(15) 칼슘혈증에 의한 심전도 변화

① 고칼슘혈증(Hypercalcemia)

ST 분절이 단축되고, QT 간격도 단축된다(그림 9-62).

② 저칼슘혈증(Hypocalcemia)

ST 분절이 연장되고, QT 간격도 연장된다.

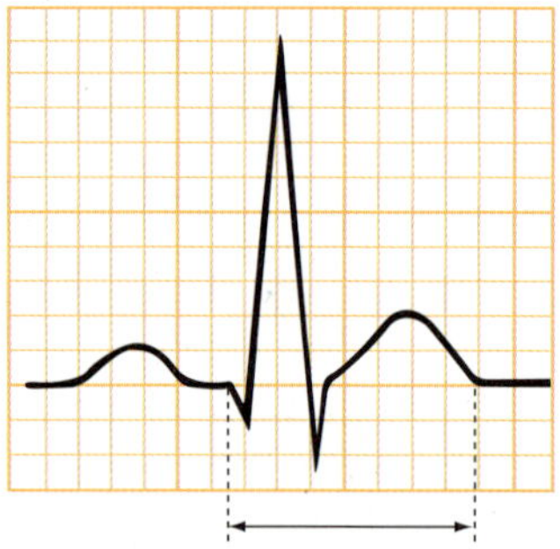

그림 9-62. 고칼슘혈증(Hypercalcemia)

(16) 갑상샘 질환에 의한 심전도 변화

① 갑상샘항진증(Hyperthyroidism)

빈맥형 부정맥이 잘 나타난다. 왼쪽 가슴유도에서 ST 분절 상승, T파는 편평하거나 역위이며, 좌심실비대 소견을 보인다.

② 갑상샘저하증(Hypothyroidism)

서맥형 부정맥이 잘 나타난다. PR 간격 연장, QRS 저전압 T파 역위된다.

6. 심전도 판독: 단계별 접근

심전도는 일정한 순서에 따라 판독해야 빠짐없이 정확하고 효과적으로 판독할 수 있다.

가능하다면 병력에 대한 정보(신장, 체중, 앓고 있는 질환 유무, 복용약 등)를 알고 있는 것이 도움이 많이 되며, 이전에 찍었던 심전도가 있다면 함께 비교하여 판독하는 것이 효과적이다.

Step 1: 기록 상태 확인(전극의 올바른 위치, 인공산물 혼입 여부, 기록조건 등)
Step 2: 심박수 측정
Step 3: 리듬 관찰
Step 4: 전도상태 관찰(PR 간격, QRS폭, QT 간격)
Step 5: 전기축 측정
Step 6: P파 관찰
Step 7: QRS군 관찰 및 이행대 관찰
Step 8: ST 분절, T파 관찰
Step 9: 눈에 띄는 특이 파형 유무 확인

Step 1. 기록 상태와 기록조건 확인하기

① 인공산물(artifact) 혼입 여부 확인

② 올바른 유도 여부 확인

③ 기록조건 확인

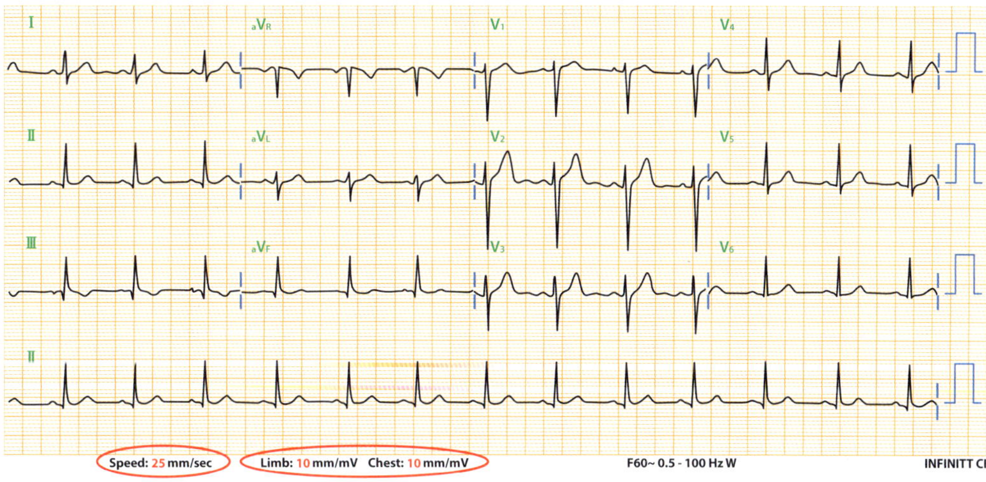

그림 9-63. 기록 상태와 기록조건 확인

Step 2. 심박수(heart rate) 측정하기

① 작은 눈금 계산법(small square): 1,500÷19 = 약 79 bpm

② 큰 눈금 계산법(large square): 300÷4 = 75 bpm

- 정상 : 60~100 bpm
- < 60 bpm : 서맥(느린맥, bradycardia)
- ≧ 100 bpm : 빈맥(빠른맥, tachycardia)

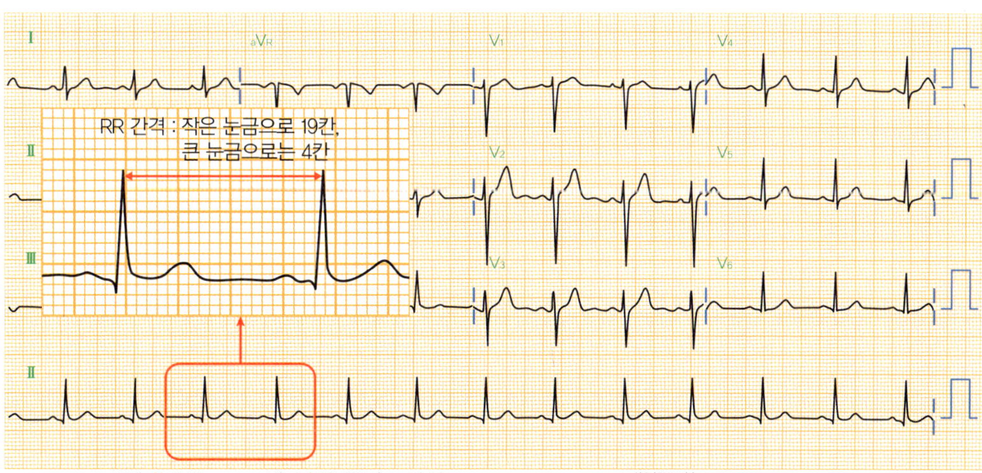

그림 9-64. 심박수 측정

Step 3. 리듬(rhythm) 관찰하기

① 전체적인 RR 간격의 규칙성 확인

- longest RR interval – hortest RR interval
- ≧ 0.16 sec : 불규칙 리듬(irregular rhythm)
- < 0.16 sec : 규칙적 리듬(regular rhythm)

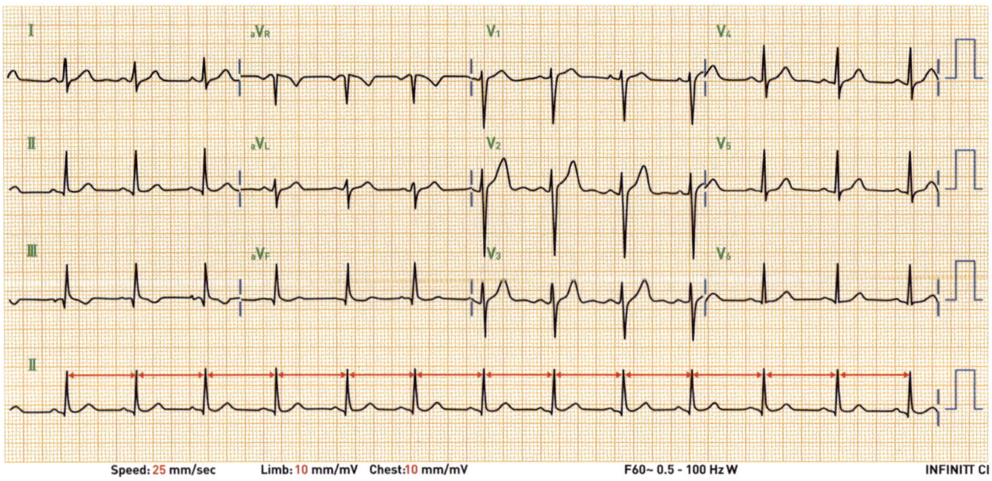

그림 9-65. 전체적인 RR 간격의 규칙성 확인

② 동성 P파(sinus P wave)인지 확인

- 동성 P파(sinus P wave)
  - 같은 유도에서 P파의 모양은 모두 일정하다.
  - I, II, aVF, V4~6 유도에서 양성 (+), aVR 유도에서는 음성(–)
- 그렇지 않으면 이소성 P파(ectopic P wave)

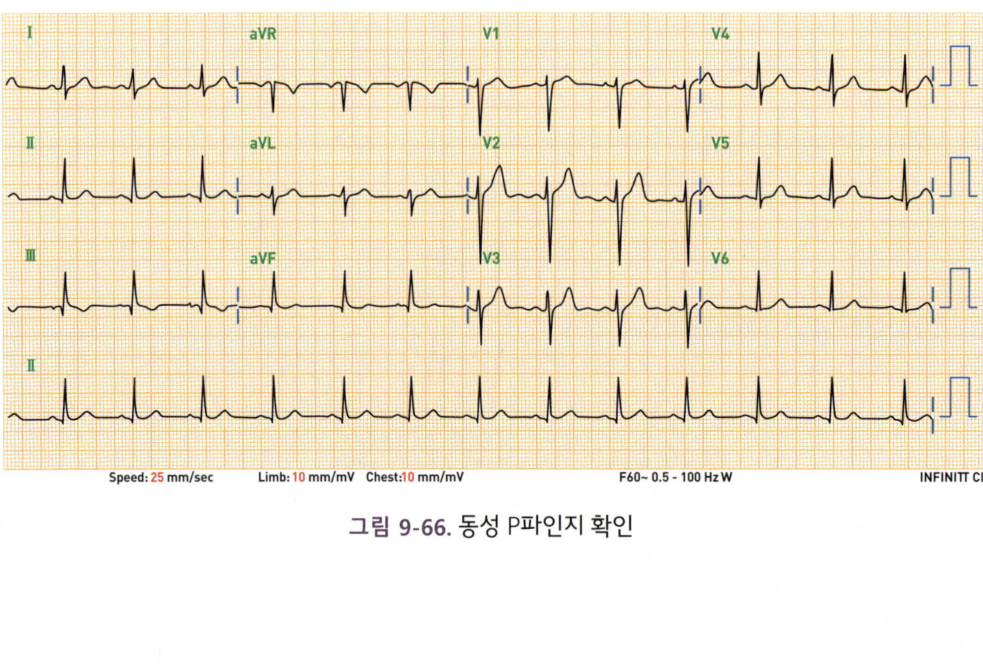

그림 9-66. 동성 P파인지 확인

Step 4. 자극전도(conduction) 확인하기

① PR 간격 확인

- 정상 : 0.12~0.2 sec (100~200 msec)
- ≧ 0.2 sec (200 msec) : 1도 방실차단(1st degree AV block)

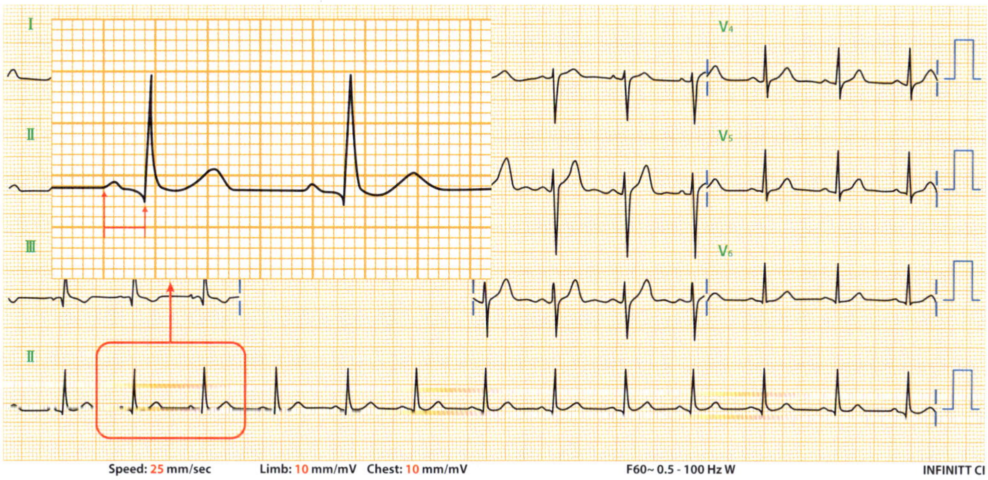

그림 9-67. PR 간격 확인

② QRS폭 확인

- 정상 : 0.06~0.1 sec (최대 0.12 sec)
- QRS폭 < 0.12 sec : narrow QRS
- QRS폭 ≧ 0.12 sec : wide QRS (LBBB, RBBB, 심실리듬 등)

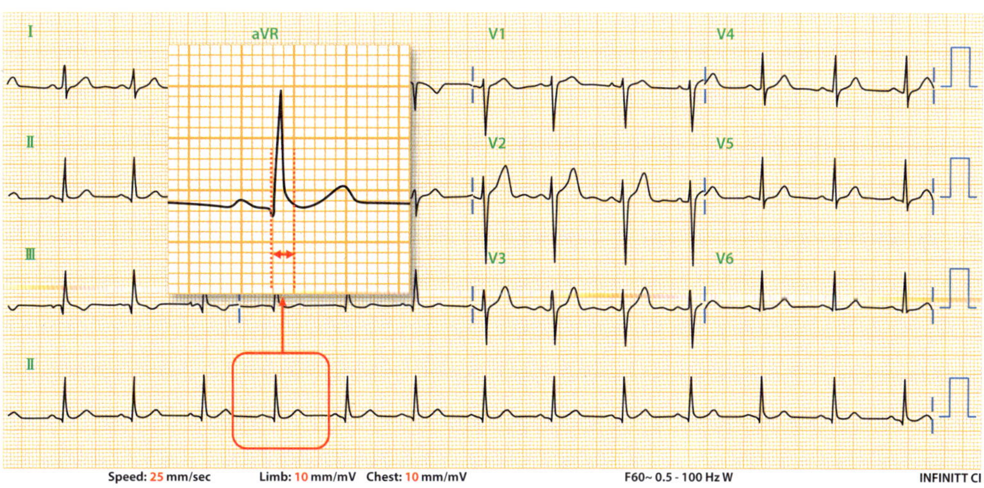

그림 9-68. QRS폭 확인

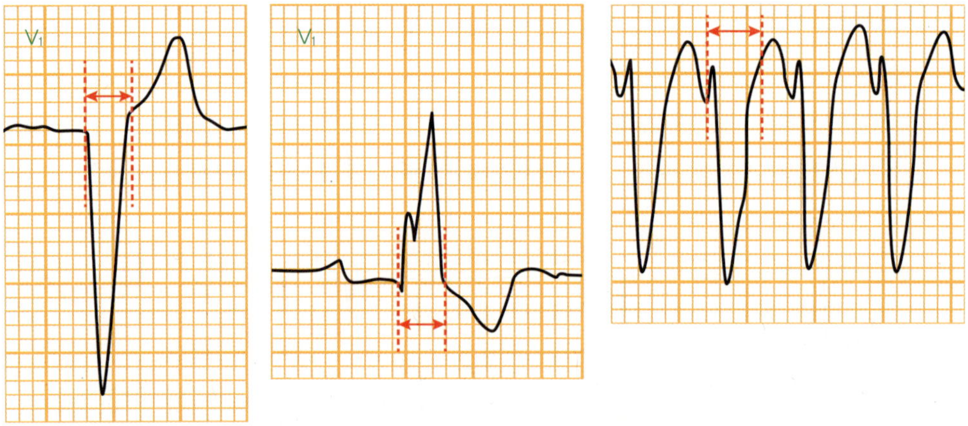

왼다발갈래차단(LBBB)　　오른갈래다발차단(RBBB)　　심실빠른맥(VT)

그림 9-69. 넓은 QRS군의 예

③ QT 간격 확인

- 정상 : < 0.45 sec(남), < 0.46 sec(여)
- ≧ 0.45 sec : QT 연장(prolongation)
- ≧ 0.50 sec : 심실빈맥(VT) 위험성 증가

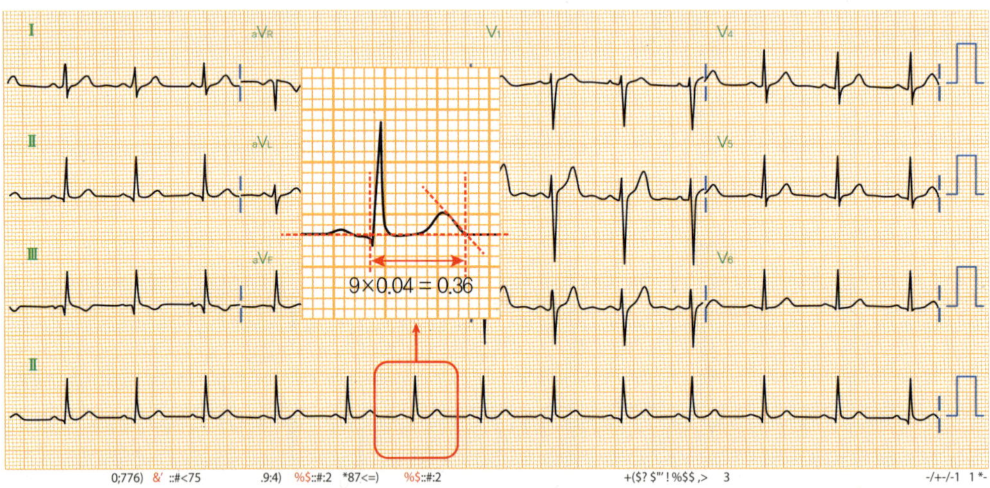

그림 9-70. QT 간격 확인

④ P파와 QRS군과의 상관관계

- 정상
  - P : QRS = 1 : 1로 출현할 것
  - PR 간격이 일정할 것
- 그렇지 않으면 방실차단(AV block), 심방세동(Afib.) 등

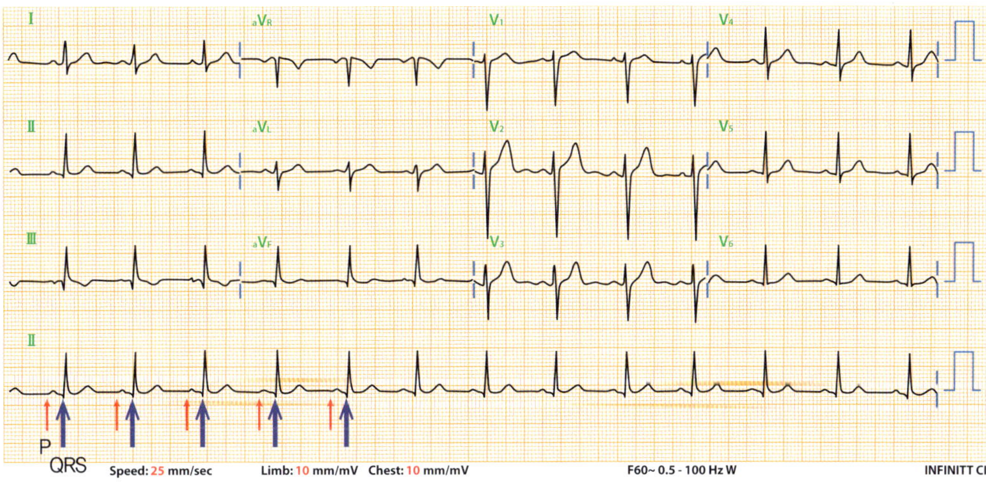

그림 9-71. P와 QRS와의 상관관계

Step 5. 심장 전기축(axis) 측정하기

- 정상 : 0~ +90°(I 유도 +, aVF 유도 +)
- LAD : 0°~ −90°(I 유도 +, aVF 유도 −)
- RAD : +90°~ +180°(I 유도 −, aVF 유도 +)
- Extreme axis : −90°~ −180°(I 유도 −, aVF 유도 −)

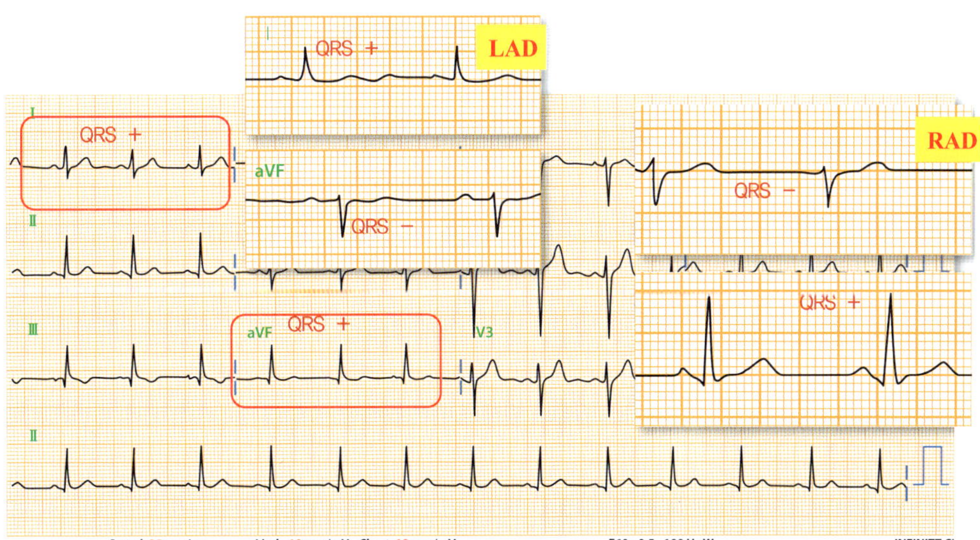

그림 9-72. 심장 전기축 측정

Step 6. P파 관찰하기

- 대체로 완만하고 둥근 모양(monophasic)
- 폭 : 0.06~0.1 sec(최대 0.12 sec 미만)
- ≧ 0.12(P-mitral, P-terminal force) : LAE
- I, II, aV_F, $V_{4\sim6}$에서 상향, aV_R에서 하향
- 높이 : < 2.5 mm
- ≧ 2.5 mm (P-pulmonale) : RAE

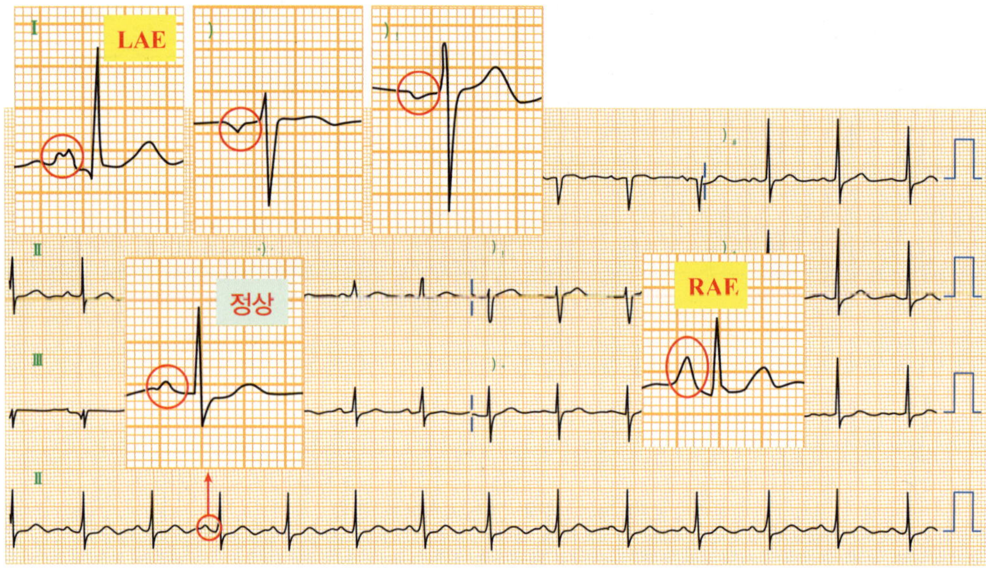

그림 9-73. P파 관찰

Step 7. QRS군 관찰하기

- 비정상 Q파 없어야 함
- R파는 V_1에서 매우 작고(rS), $V_{5\sim6}$로 갈수록 커짐 (Rs)
- 높이 : 5~25 mm(가슴유도에서 30 mm 미만)
- 이행부위 : V_3 또는 V_4에서 출현

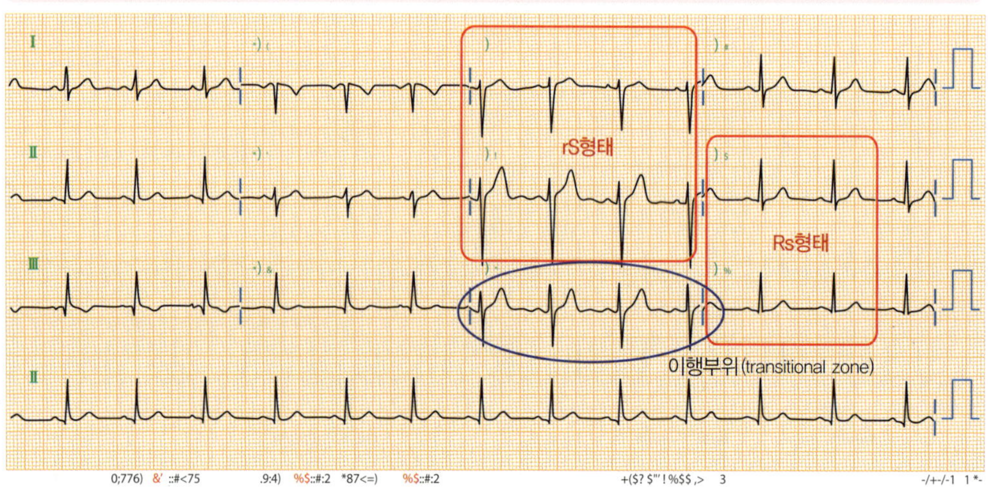

그림 9-74. QRS군 관찰

Step 8. ST 분절, T파 관찰하기

〈ST 분절〉

- 팔다리유도(사지유도) : 1 mm 이내
- 가슴유도(흉부유도) : −0.5~2 mm 이내
- ST 상승이나 하강, T파 역전 : 관상동맥 질환의 가능성이 있음

〈T파〉

- 끝이 둥글며 약간 뾰족하면서 좌우 비대칭
- Ⅰ, Ⅱ, aV_L, aV_F, V_3~V_6 양성, aV_R 음성, QRS와 같은 방향성
- 팔다리유도 : < 5 mm, 가슴유도 : < 15 mm
- 높고 뾰족한 T파(tall T or 텐트형 T wave) : 고칼륨혈증(hyperkalemia)

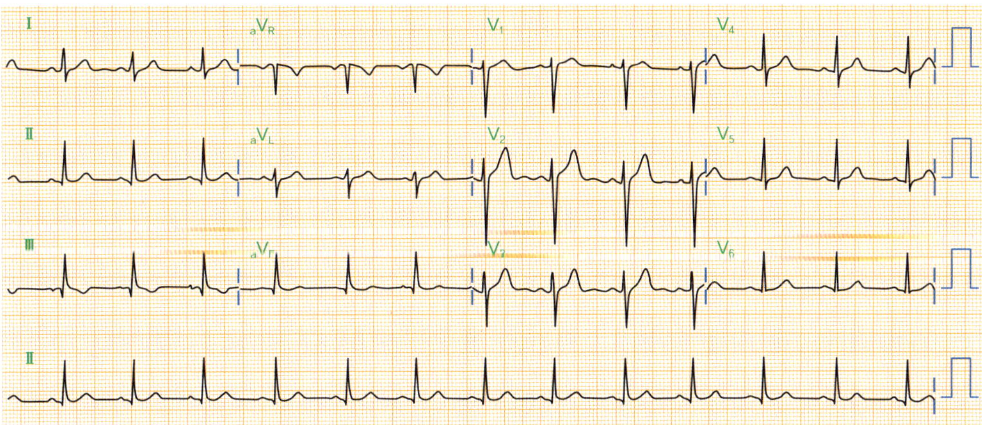

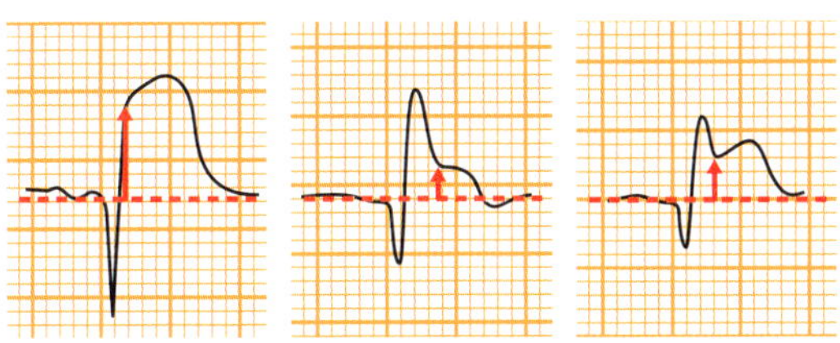

ST 분절 상승 시

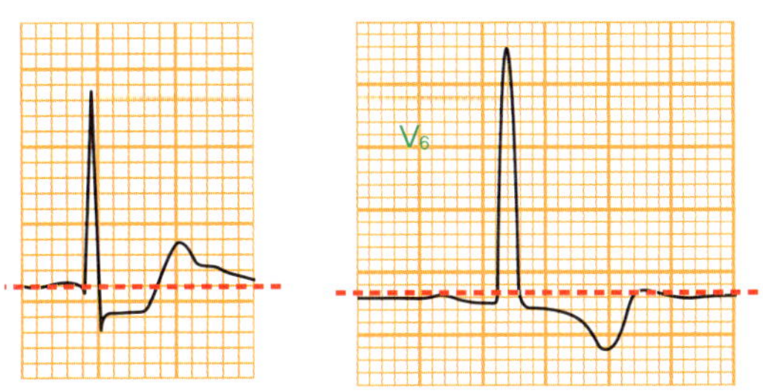

ST 분절 하강 시

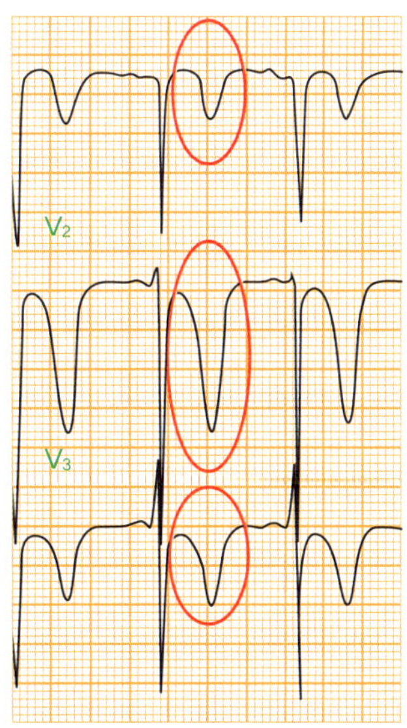

T파 역전 시

그림 9-75. ST 분절과 T파의 각종 예

Step 9. 눈에 띄는 특이한 파형이 없는지 확인하기

같은 유도 상에서 간격이 갑자기 짧아지거나 길어지는 부분이 없는지, 모양이 특이하게 달라지는 파형은 없는지 등을 관찰한다.

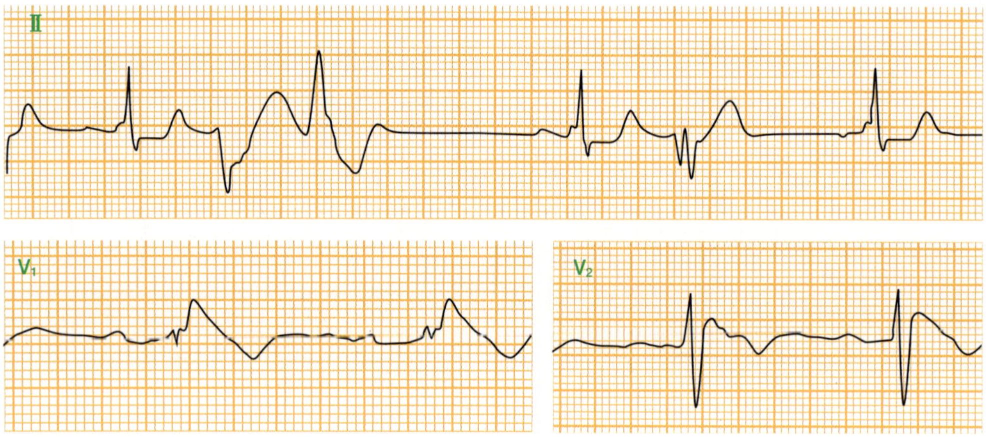

그림 9-76. 특이 파형 관찰

순환생리기능검사학 및 기타 생리검사학 실습보고서

학교명:　　　　　　　　　　학번:　　　　　　　　　　이름:

순환생리기능검사학 및 기타 생리검사학 실습보고서

학교명: 학번: 이름:

Section

10

24시간(홀터) 심전도

학습목표

1. 24시간(홀터) 심전도의 임상적 의의를 설명할 수 있다(A).
2. 24시간(홀터) 심전도의 검사법을 설명할 수 있다(A).
3. 24시간(홀터) 심전도의 결과해석을 설명할 수 있다(B).

1. 24시간(홀터) 심전도의 임상적 의의

24시간(홀터) 심전도라고도 한다. 환자가 일상생활을 하면서 활동 중에 심전도를 기록하는 방법으로 환자의 흉벽에 전극(쌍극가슴유도, 유도전극은 4개 또는 6개와 접지전극 1개)을 부착한 후 휴대용 기록기에 연결하여 보통 24시간 동안의 심전도를 기록하여 분석한다. 이 검사법은 일과성 부정맥이나 일상생활에서 허혈성 심장질환(ST 분절, T파 이상) 추적에 가장 효과적이다.

1) 검사의의

① 일과성(간헐성) 부정맥의 진단

② 부정맥과 일상생활과의 연관성 유무

③ 항부정맥 약제의 치료효과 확인판정

④ 인공심장박동조율기의 기능을 평가하고자 할 때

⑤ 급성 심근경색증 회복기에 24시간 심전도를 실시하여 향후 발생 가능한 돌연심장사의 위험성 예측

⑥ 허혈성 심장병이 있거나 의심이 될 때 ST 분절 변화를 관찰하고자 할 때

2) 검사에 필요한 기기 및 소모품

① 심전도 분석장치

② 모니터

③ 프린터

2. 24시간(홀터) 심전도의 검사법

① 환자에게 검사방법 및 요령 등에 관해서 자세하게 설명한다(검사 중 상용약과 다음 진료날짜 등을 환자에게 알려준다).

② 전극을 장착할 부위의 피부는 알코올 솜으로 깨끗이 닦아 땀이나 지방을 제거한 후 전극을 부착시킨다.

③ 부착된 전극이 떨어지지 않게 외과용 테이프로 단단하게 부착시킨다.

④ 벨트를 허리에 부착시킨 후 기록 장치를 휴대시킨다.

⑤ 다음날 병원에 오는 시간을 알려준다.

⑥ 기록된 데이터는 분석 장치에 입력하여 결과를 분석한다.

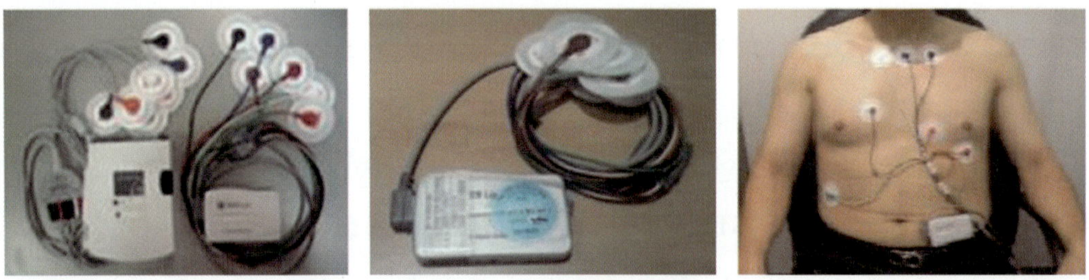

24시간 · 48시간 심전도

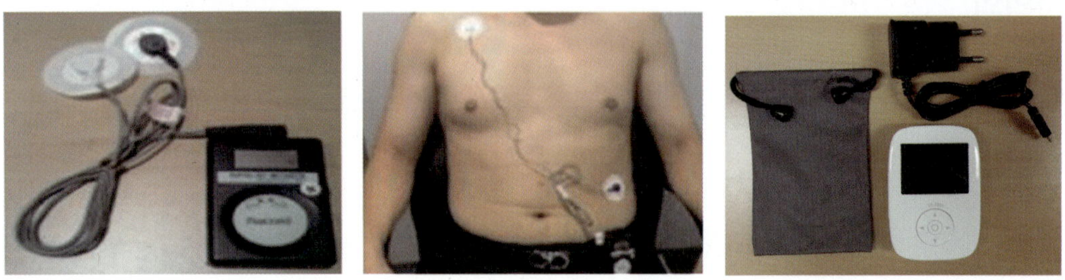

1~4주 사건기록 심전도

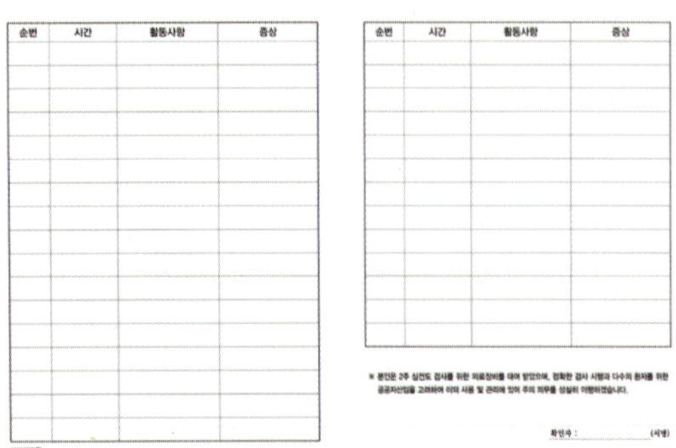

순번	시간	활동사항	증상

2주기록지

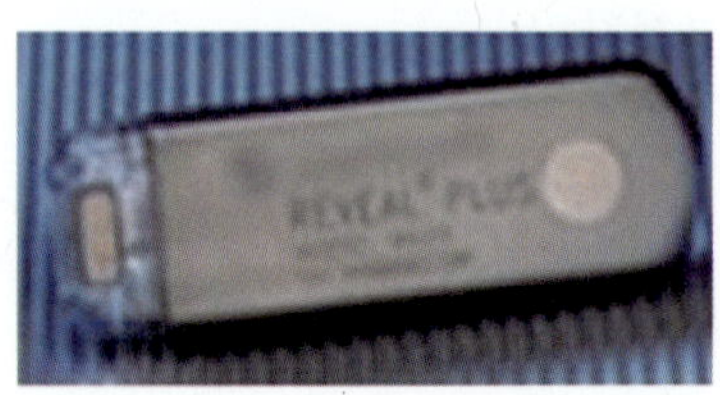

체내 삽입형 심전도

그림 10-1. 24시간(홀터) 심전도 검사의 종류

1) 2채널 검사법

2채널(modified V_5 & V_1 leads)을 사용할 경우 전극 5개를 사용하고 환자는 흉벽에 쌍극유도로 유도전극 4개와 접지전극 1개를 부착한다(그림 10-2).

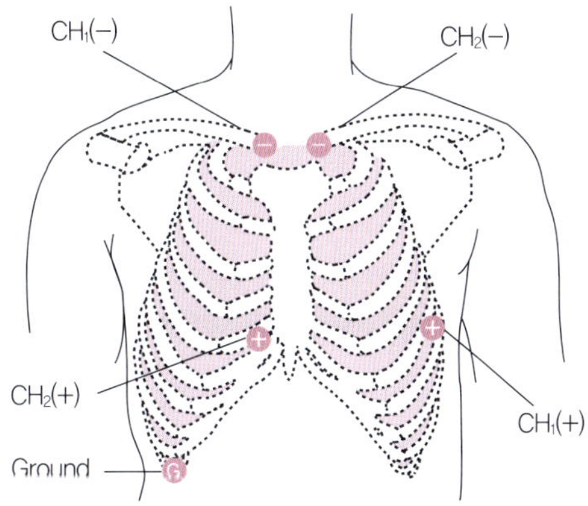

그림 10-2. 2채널 검사법

2) 3채널 검사법

3채널(modified V_5, V_1 and V_3 leads)을 사용할 경우 전극 7개를 사용하고 환자는 흉벽에 쌍극가슴유도로 유도전극 6개와 접지전극 1개를 부착한다(그림 10-3).

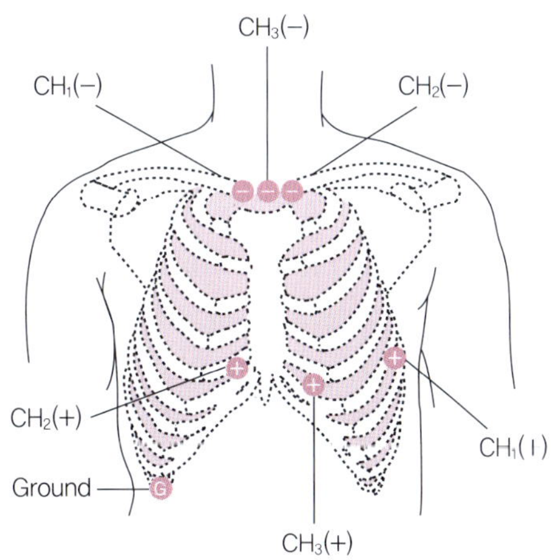

그림 10-3. 3채널 검사법

3) 환자 주의사항

① 환자는 검사 중 일기장에 시간, 활동 종류, 증상을 정확히 기록한다.

② 증상이 있을 시 버튼을 누르고 일기장에 기록한다.

③ 주의사항은 뛰기, 체조, 세수, 두꺼운 옷 입기, 높은 실내온도에서의 활동 등은 금하고 평상시의 걷기와 계단 오르기는 기록과 무관함을 알려 준다.
④ 전기장판 등의 사용을 금한다.
⑤ 샤워 및 세수로 인한 물의 침투를 금한다.
⑥ 부착된 전극을 만지지 않게 주의한다.
⑦ 기록장치에 물이 들어가거나 다른 물체와 부딪히지 않게 주의한다.
⑧ 기록장치를 임의로 분해 · 파손시키지 않게 주의한다.

3. 24시간(홀터) 심전도의 결과해석

1) 결과 판독

① 환자가 일기장에 기록한 시간, 행동, 증상을 심전도와 대조해서 판독에 이용한다.
② 1회의 24시간(홀터) 심전도 검사만으로 목적의 증상, 발작을 포착할 수 없는 경우가 많다. 그러나 그러한 한계성을 인식한 뒤에 실천하면 유용한 심전도 검사법이 될 수 있다.
③ 부정맥성 실신이 의심될 때 시행하게 된다. 대부분의 실신은 그 임상경과를 예측하기 어렵고 재현성이 낮기 때문에 활동 중 심전도에서 증상 및 실신과 연관된 이상소견을 발견할 수 있는 확률은 매우 낮다. 따라서 이런 경우에는 검사시간을 24시간에서 72시간으로 연장하여도 호전되지 않는다.
④ 24시간 동안 기록된 데이터를 일차적으로 분석기를 이용하여 분석하고 제대로 분석하지 못한 나머지 부분은 하나하나 다시 분석한다. 이때 24시간 중 최대 심박수, 최소 심박수, 조기심방수축, 조기심실수축, 휴지기, ST 분절의 변화, 기타 부정맥들을 분석할 뿐만 아니라 환자가 자각증상을 느끼고 메모한 경우를 분석한다. 그 후 전체적으로 데이터를 판독하고 정리한 후 인쇄한다.

2) 24시간(홀터) 심전도 분석법

(1) 파형분석

Recorder에 기록된 심전도를 분석기가 파형의 모습에 따라 1차로 분류하게 된다. 기계로 분류되는 파형은 심방조기수축(APC), 심실조기수축(VPC)으로 분류하고, 그 외의 부정맥들은 분석하지 못하기 때문에 정확하게 분류되지 않는다. 따라서 분석자가 분류된 파형을 편집(edit)해주는 과정이 필요하다. 분석기에서 1차로 분석된 심방조기수축(APC)와 심실조기수축(VPC)의 분류가 맞게 되었는지부터 차단(block)이나 심방세동(Af), 동정지(sinus arrest) 등이 전체적 또는 부분적으로 나타나는지 파악한다. 파형 분석의 기준에서는 병원이나 분석자의 주관에 따라 차이가 있을 수 있다(그림 10-4, 5, 6).

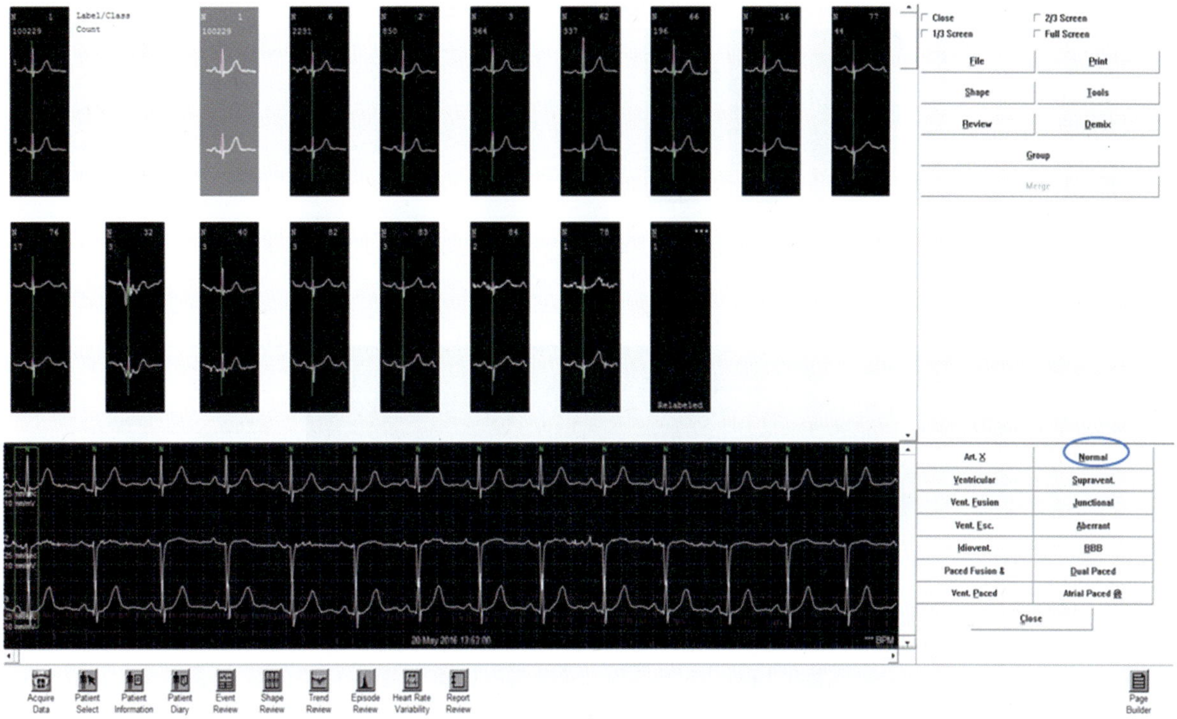

그림 10-4. 정상동조율(normal sinus rhythm, NSR)
정상적인 P파가 60~100회/min의 속도로 나타난다.

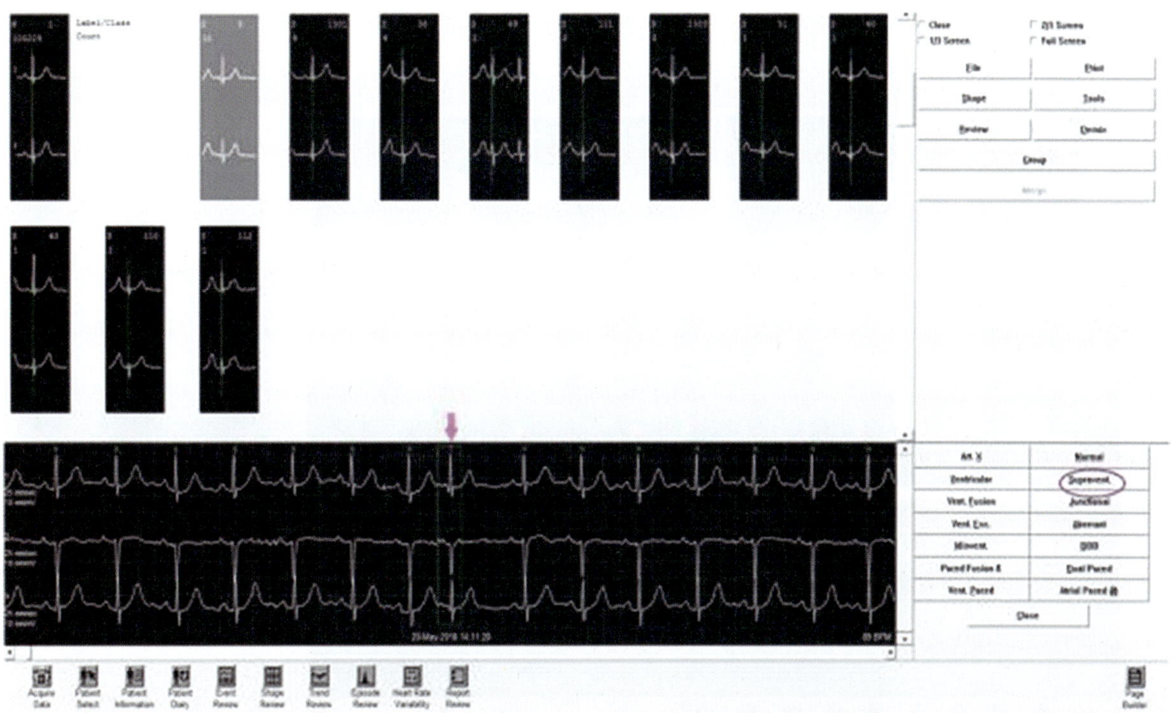

그림 10-5. 심방조기수축(atrial premature contraction, APC)
정상적인 P파 다음에 모양이 다른 비정상적인 P파가 일찍 나온다.

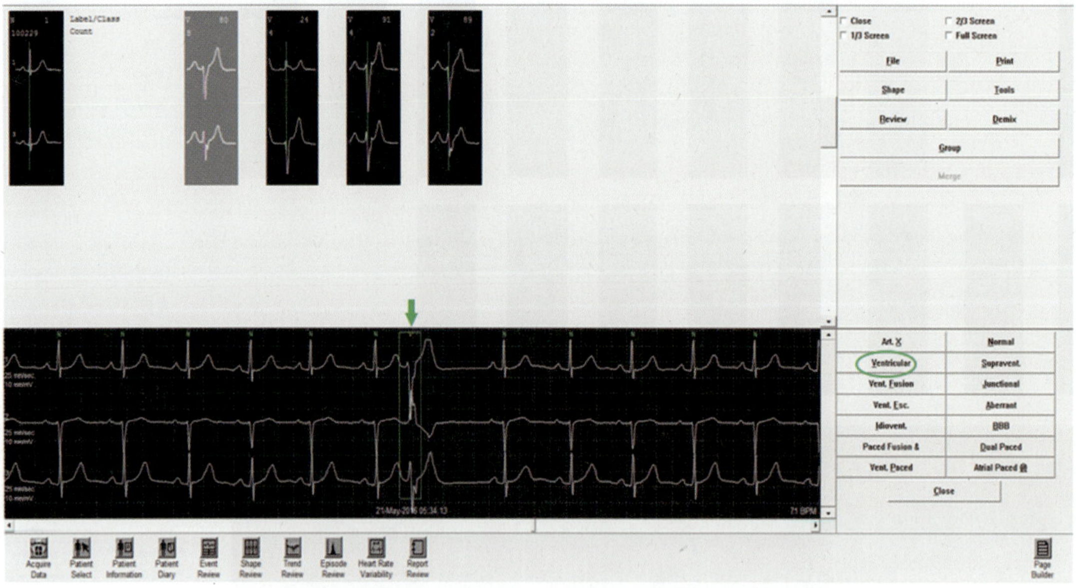

그림 10-6. 심실조기수축(ventricular premature contraction, VPC)
다음 정상적인 P파가 나오기 전에 폭이 넓은 QRS가 일찍 나온다.

(2) 이상심전도

Holter monitering은 심전도와 달리 긴 시간 기록되기 때문에 일상생활 중 부분적으로 나타나는 간헐성 부정맥도 찾아낼 수 있다(그림 10-7, 8, 9, 10, 11, 12).

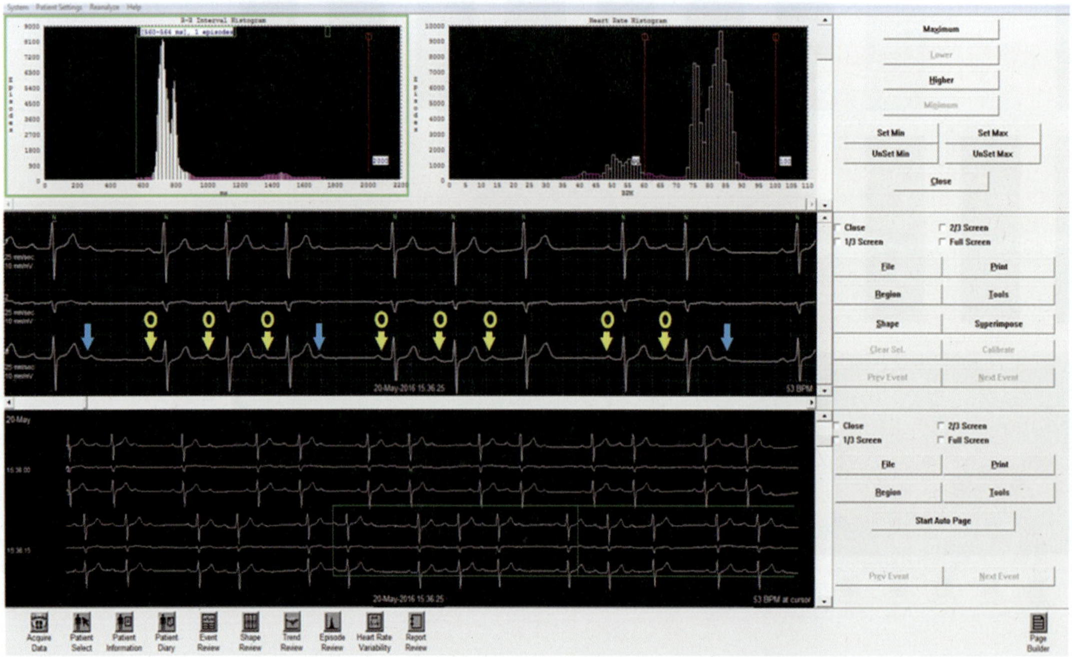

그림 10-7. 2도 방실차단 모비츠 I (2° AV Block Mobitz type I)
PR 간격이 점점 길어지다가 QRS를 한 번씩 만들지 못한다.

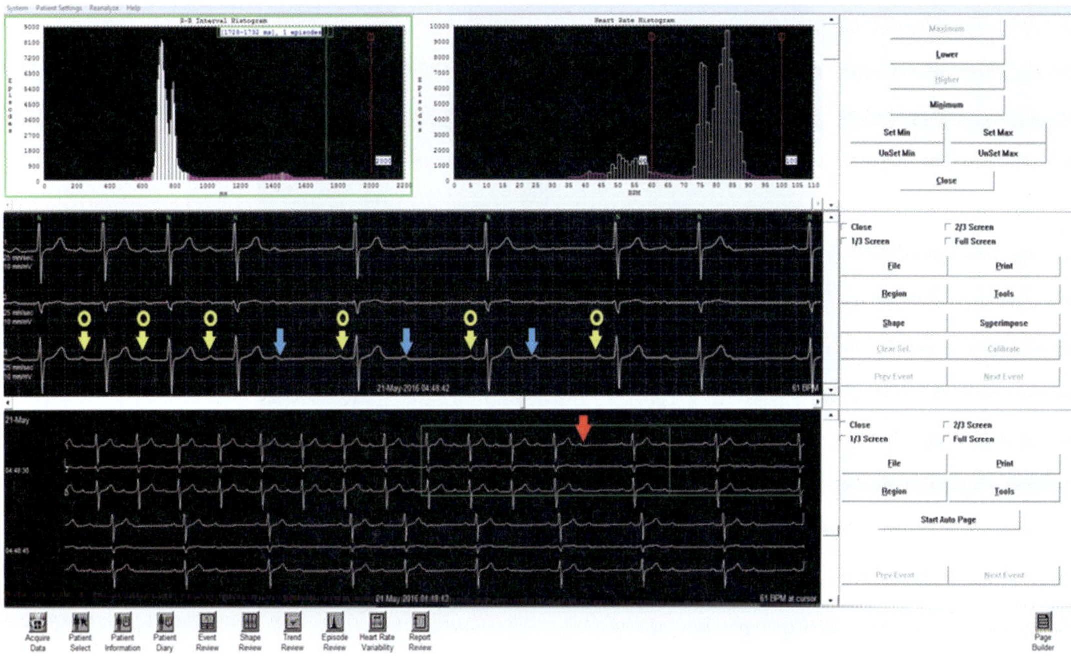

그림 10-8. 고도 방실차단
2개 이상의 P파 후에 QRS군이 나타나는 2:1 방실차단을 말하며 대게 인공심장 박동기 치료가 필요하다.

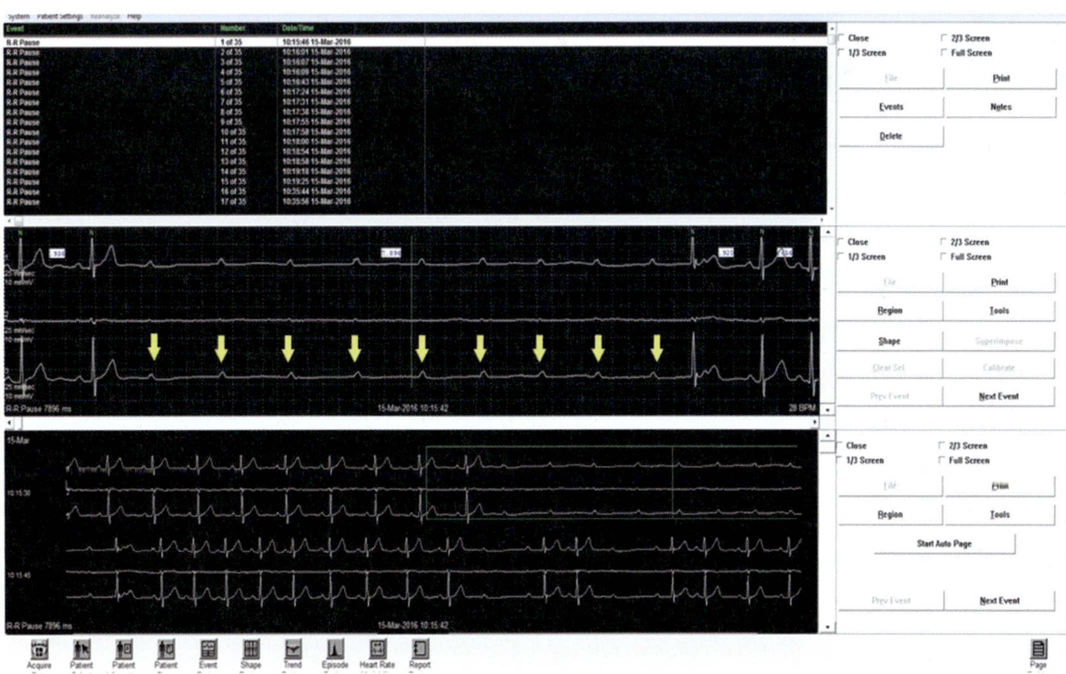

그림 10-9. 고도방실차단(High degree AV Block)
PR 간격이 일정하고, 2도 이상의 차단으로 정상적인 P파는 나오나 QRS파를 만들지 못한다.

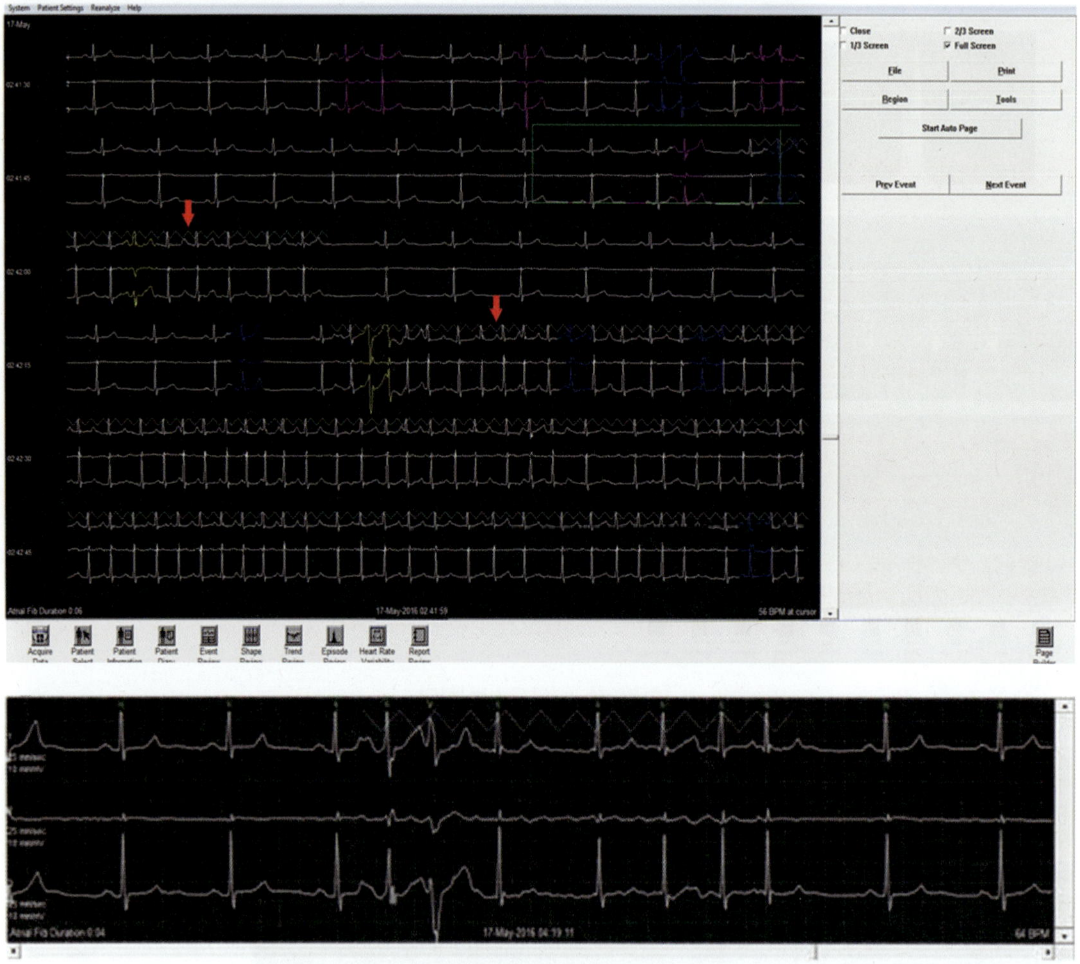

그림 10-10. 발작성 심방세동(Paroxymal Atrial fibrillation, P-Af)
전체적인 리듬은 NSR이나 부분적으로 심방세동(Af)이 나타난다.

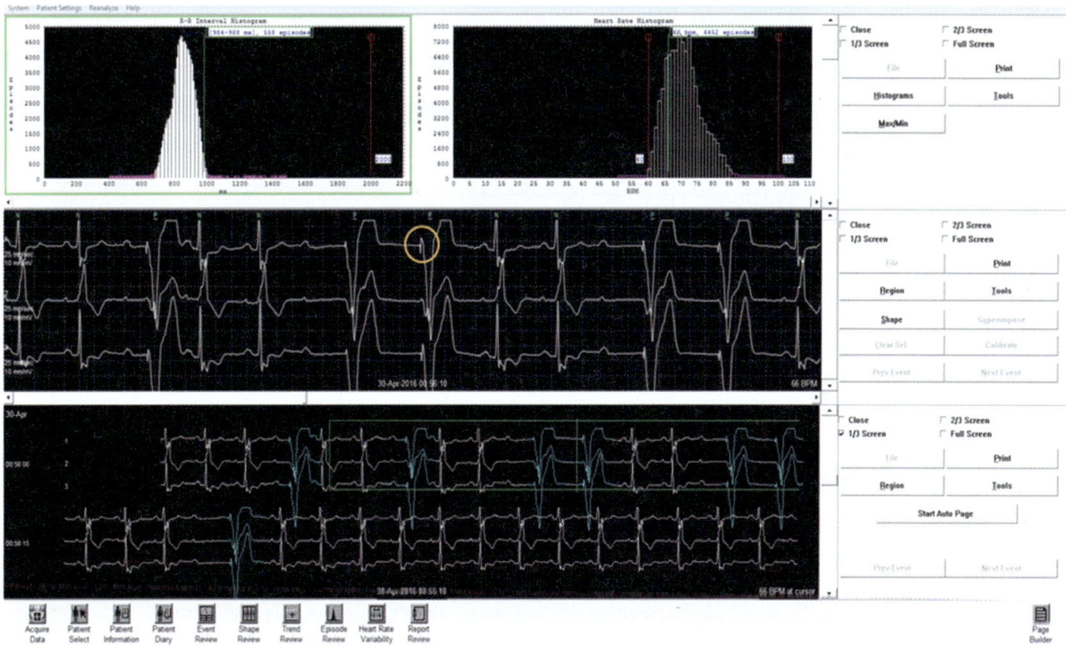

그림 10-11. Pacing Beat
인공심박조율기의 파형은 앞에 spike(원표시) 모양이 나타난다.

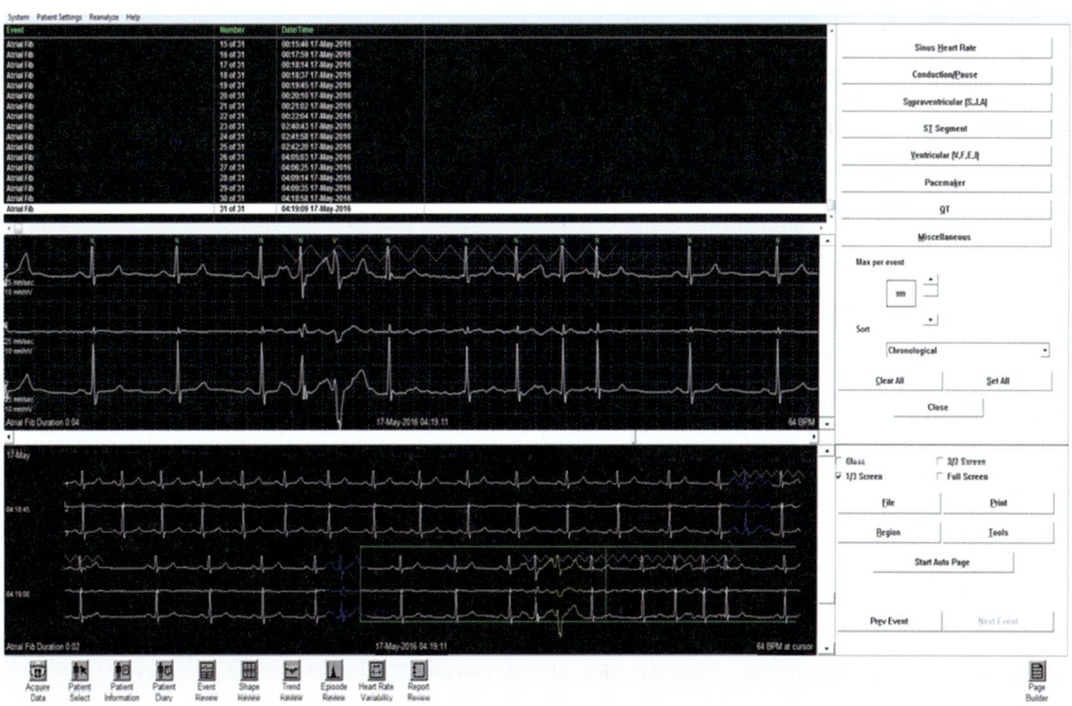

그림 10-12. 심방세동(Atrial Fibrillation, Afib.)
정상 P파 소실되고, 매우 불규칙한 세동파(f파)가 보인다.

(3) Report

파형 분석 후 최종적으로 전체적인 리듬과 보여주고자 하는 부정맥, 환자가 느낀 증상과 부정맥의 연관성 등을 File 하여 보고서로 작성한다(그림 10-13, 14, 15, 16).

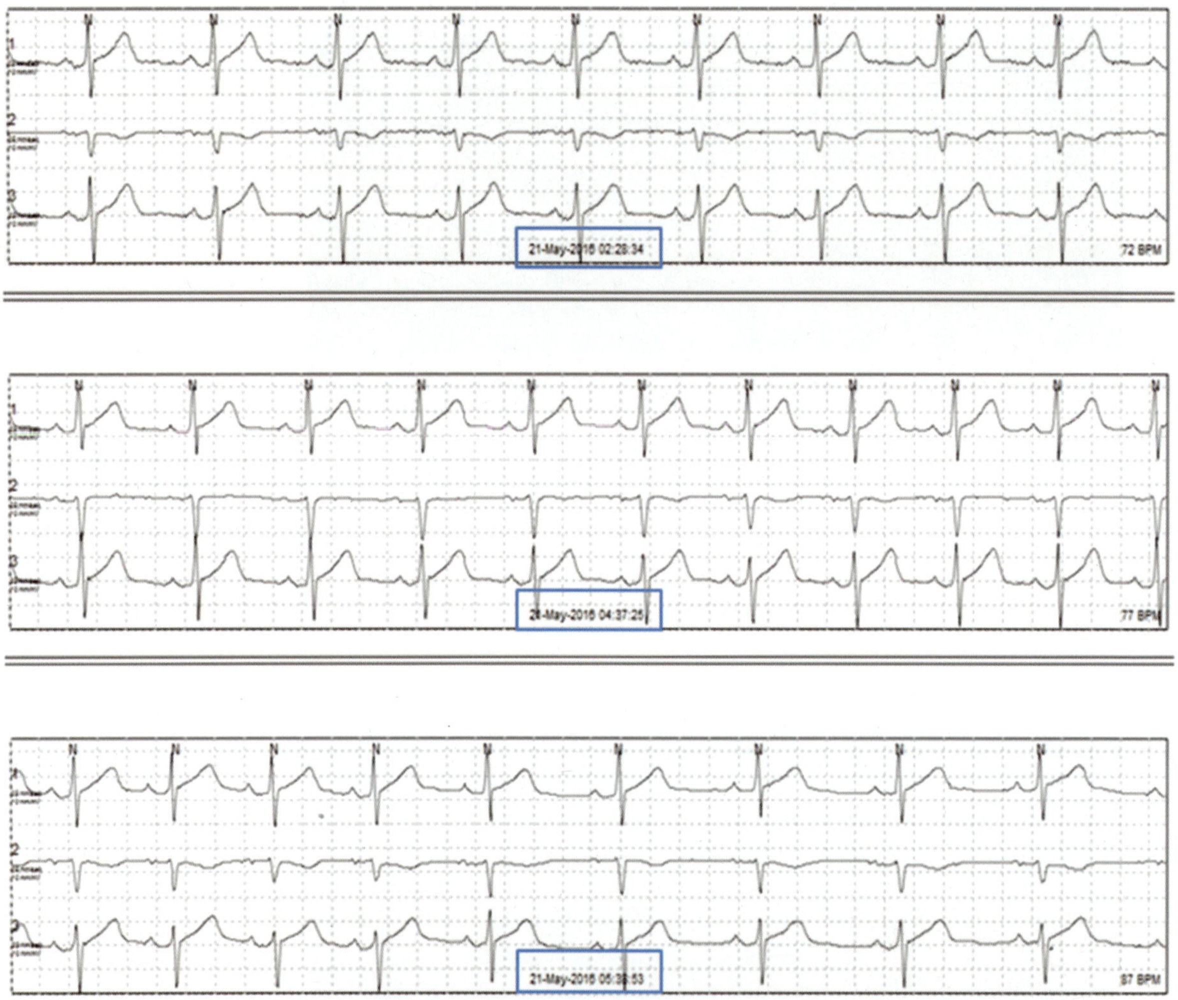

그림 10-13. 2시간 File
전체적인 리듬 확인을 위해 2시간 간격으로 심전도를 보여준다.

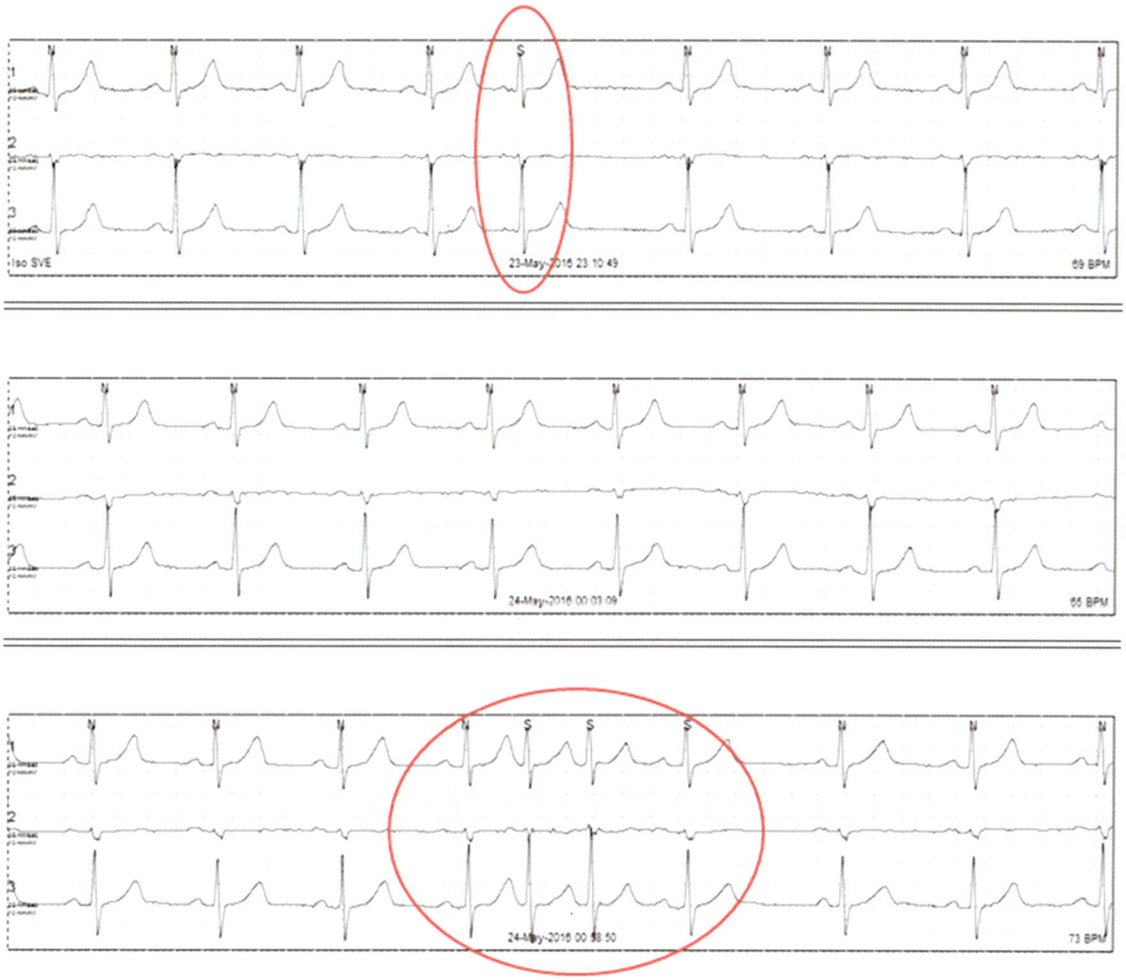

그림 10-14. 부정맥 File
보여주고자 하는 부정맥들을 보여준다.

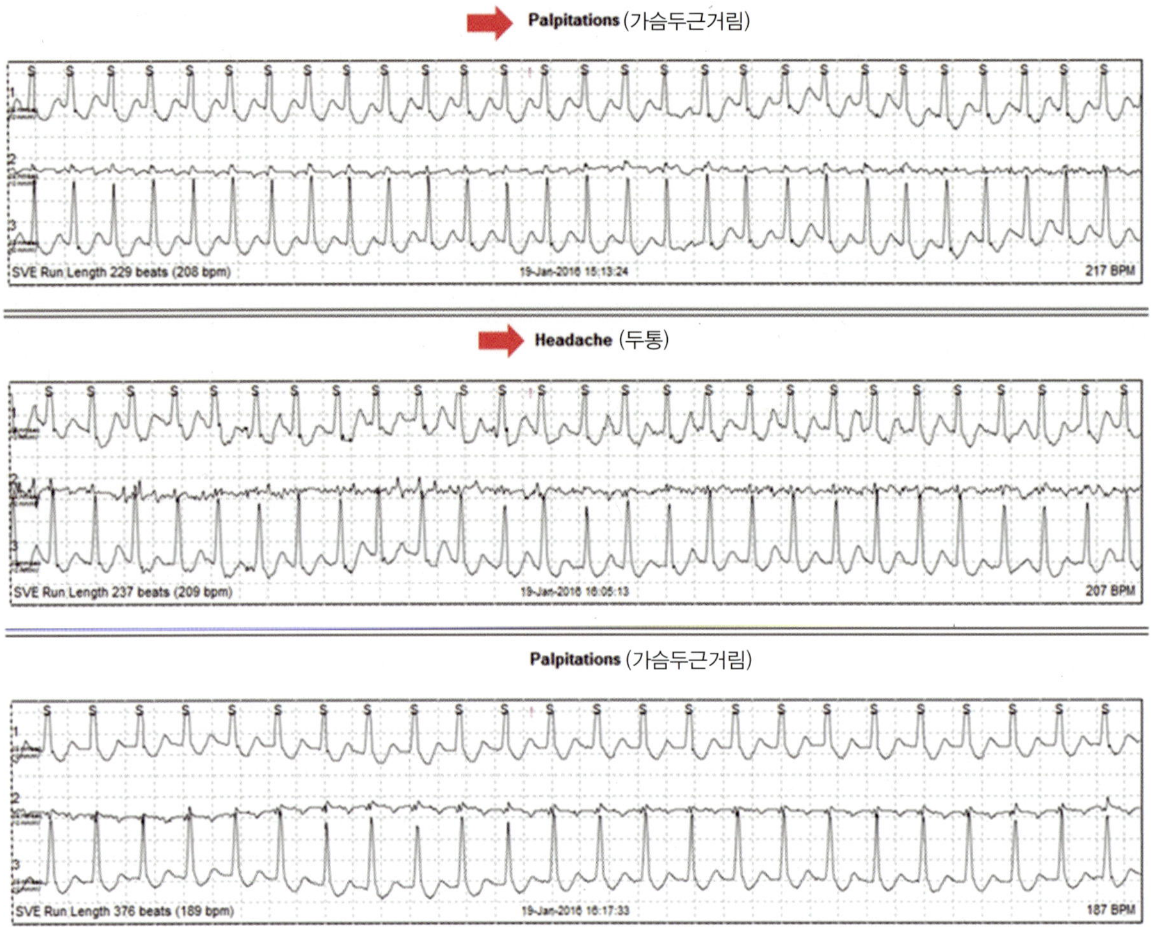

그림 10-15. Patient Diary File
환자가 증상을 느낀 부분에 부정맥이 있는지 보여준다.

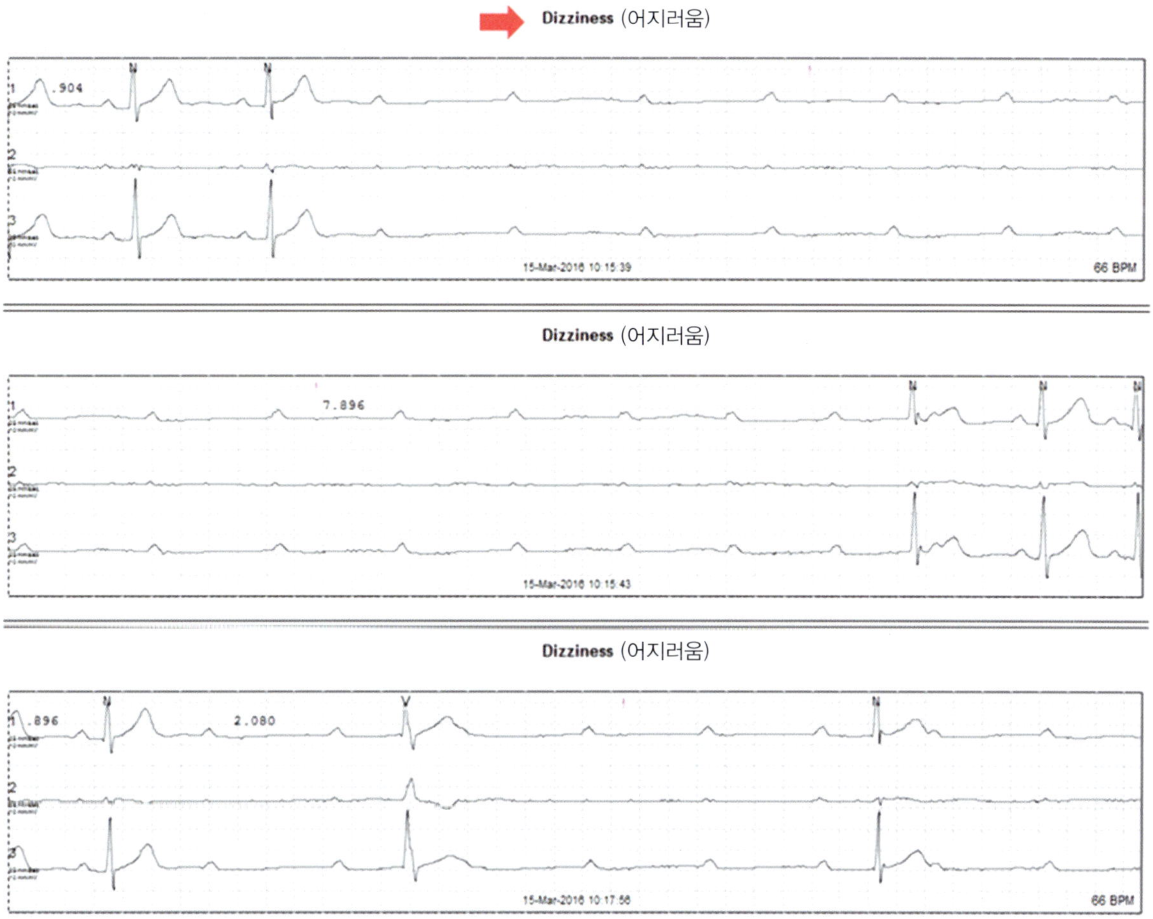

그림 10-16. Patient Diary File
환자가 증상을 느낀 부분에 부정맥이 있는지 보여준다.

순환생리기능검사학 및 기타 생리검사학 실습보고서

학교명:　　　　　　　　　　　　학번:　　　　　　　　　　　　이름:

Section

11 부하심전도

학습목표

1. 부하 심전도의 임상적 의의를 설명할 수 있다(A).
2. 부하 심전도의 검사법을 파악한다(A).
3. 부하 심전도의 결과 해석을 분석한다(A).

1. 부하 심전도의 검사법

1) 운동부하 심전도 검사

운동부하 심전도는 주로 허혈성 심장질환을 진단하기 위한 검사이지만, 운동에 의해 발생되는 부정맥을 진단하거나 운동으로 유발되는 실신, 두근거림 등의 증상이 있을 때 이러한 증상과 부정맥과의 연관성 여부를 진단하기 위해서도 이용되는 검사이다.

2. 부하 심전도의 임상적 의의

1) 부하 심전도

협심증과 같은 심장동맥의 허혈성 심장질환 환자라도 안정 시 기록한 심전도에 이상소견이 나타나지 않는 경우가 있다. 이것은 안정 시 산소의 필요량이 적을 때는 심근의 산소부족이 일어나지 않기 때문이다. 이와 같은 심장동맥질환을 발견할 목적으로 안정 시 심전도에서는 정확한 변화를 알 수 없는 경우에 환자에게 운동을 시켜 산소의 필요량을 증가시키는 상태를 만들거나 저산소의 공기를 흡입시켜 산소의 공급량을 감소시켜서 심장에 부하를 가하면 심장허혈이 발생하여 잠재해 있는 잠재성 심장동맥질환(협심증, 심근경색증)을 찾아내는 방법을 부하심전도라 한다.

관상동맥의 가장 흔한 임상 및 심전도 소견은 심근허혈과 심근경색증이다. 심근허혈은 심근에서 일시적이며 가역적인 혈류감소로 발생한다. 원인으로는 심장동맥의 동맥경화가 가장 많으나 이외에 좌심실비대, 대동맥판막협착증, 폐고혈압, 빈혈 등이 있다. 심근허혈로 가슴통증이 나타나는 경우를 임상적으로 협심증(angina pectoris)이라고 하며, 넓은 의미로 심근허혈 자체를 협심증이라고도 한다.

심근허혈(myocardial ischemia)은 일상생활 중 자연히 발생되기도 하나 심장에 운동부하를 주어야만 발생하기도 한다. 심근경색증(myocardial infarction)은 심근에서 혈액공급이 단절되거나 충분치 못하여 비가역적인 심근괴사를 일으킨 상태를 말한다. 원인은 심근허혈과 같다.

2) 운동부하 검사(exercise ECG test)

(1) 운동부하 검사의 특이성

① 운동부하 검사의 목적

- 협심증 진단(잠재성 관상동맥질환)
- 심근허혈의 중등도 판단
- 심장수술 환자나 약물치료 후 치료효과 판정
- 심근경색증의 재활 감시
- 운동으로 유발되는 부정맥의 진단
- 인체의 운동능력을 평가

② 운동에 따른 생리적인 반응

- 심박수의 변화
  - 운동하는 동안 심박수는 운동부하에 따라 비교적 직선으로 증가하고, 운동부하가 일정수준을 유지하면 수분 내에 안정상태가 된다.
- 혈압의 변동
  - 수축기 혈압은 운동에 따라 증가하지만, 확장기 혈압은 대개 변화가 확실하지 않다.
- 심전도 변화
  ㄱ. 파(wave): 벡터가 더 수직방향으로 향하며, 하벽유도(inferior lead)에서 P파(P–wave)의 크기가 커진다.
  ㄴ. PR 분절(PR segment): 짧아지고, 하벽유도(inferior lead)에서 완만 하강파가 되어 위양성 ST 하강(false positive ST depression)의 소견을 나타낼 수 있다.
  ㄷ. J 이음부(J–이음부): 측면(lateral lead)에서 하강이 잘 나타난다.
  ㄹ. T파(T–wave): 운동 중에 크기가 작아진다.

③ 운동부하 검사의 금기사항

- 절대 금기
  ㄱ. 급성 심근경색증의 아주 초기, 안정 시 심전도에서 최근 변화가 있을 때
  ㄴ. 불안전성 협심증
  ㄷ. 심한 부정맥
  ㄹ. 급성 심막염
  ㅁ. 심내막염
  ㅂ. 심한 대동맥 판막협착
  ㅅ. 심한 좌심부전증

ㅇ. 급성 폐색전증 또는 폐경색증
ㅈ. 다른 기관의 급성 또는 심한 질환이 같이 있을 때
ㅊ. 운동을 할 수 없는 신체적 결함이 있을 때

- 상대적 금기

ㄱ. 다른 기관의 질환이 비교적 경할 때
ㄴ. 상당한 정도의 고혈압
ㄷ. 부정맥
ㄹ. 중등도의 판막 또는 심근질환
ㅁ. 약제의 효과 또는 전해질 이상이 있을 때
ㅂ. 비후성 심근성 질환
ㅅ. 정신질환

④ 운동부하 중 운동을 중지시켜야 하는 경우

- 절대적으로 중지시켜야 하는 경우

ㄱ. 운동 중 혈압(수축기)이 떨어지는 경우
ㄴ. 협심증의 증상이 새로 생기거나 기존의 통증이 더 심해질 때
ㄷ. 중추신경계통의 증상이 생길 때(기능장애, 어지러움)
ㄹ. 말초순환의 장애 소견이 생길 때(청색증이 생기거나 창백해질 때)
ㅁ. 심한 부정맥이 생길 때
ㅂ. 기계의 문제로 혈압을 측정할 수 없거나, 심전도를 모니터할 수 없을 때
ㅅ. 환자가 중지하기를 원할 때

- 필요에 따라 중지해야 하는 경우

ㄱ. ST 분절 또는 QRS군의 변화
ㄴ. 흉통의 증가
ㄷ. 피곤감, 호흡곤란, 천명, 종아리 경련(하지경련), 간헐적인 절뚝거림
ㄹ. 정신상태가 이상할 때
ㅁ. 심실상성 빈맥 등 비교적 경한 부정맥
ㅂ. 심실빈맥과 구별할 수 없는 각 차단 형태의 심전도 소견이 생길 때

⑤ 운동부하를 주는 방법

환자에게 체계적인 운동부하를 주는 방법으로는 각각의 방법에 장·단점은 있지만, 유럽 쪽에서는 ergometer를, 미국 쪽에서는 treadmill을 많이 사용한다. Treadmill로 운동부하를 주는 방법으로는 Bruce 방법이 많이 쓰이나, 때로 이 방법은 고령이거나 심장병 환자에게는 과도한 부담이 되는 수가

있다. 이때에는 비교적 경한 방법, 즉 Bruce 방법을 조금 경한 상태에서 시작시키는 수정 Bruce 방법(modified bruce protocol) 또는 Naughton 방법 등을 쓴다.

⑥ 운동부하 검사의 판정

• 임상적인 반응
 – 운동부하 중 심근허혈 증상이나 예후는 임상적으로 중요하며, 운동부하 검사의 판독에 참고하여야 한다.

• 운동 능력
 – 65세 이하의 환자에서 5 METs 이하의 운동능력을 가지면 예후가 나쁘다. 심근허혈을 가진 환자에서 10 METs의 운동능력은 약물요법만으로 심장동맥우회로술(관상우회로술)과 같은 예후를 가진다.

• 혈류역학적인 반응(hemodynamic response)
 – 운동 전에 비해 운동 중에 수축기 혈압이 떨어지면 예후가 나쁘다.

• 심전도의 변화
 – ST 분절의 변화: J점(J point)이 80 msec 후에 1 mm 이상의 수평형 또는 늘어진(horizontal or down slope) 하강 또는 상승(elevation)이 생기면 양성으로 판정한다.

⑦ 운동부하 검사의 진단적 가치

예민도와 특이도는 검사하는 집단의 유병률 및 진단 기준에 따라 다르다.

• 예민도(sensitivity): 일혈관질환(one-vessel disease) 40%, 삼혈관질환(three-vessel disease) 90%, 평균 66%.

• % 특이도(specificity): 84%
 – 예민도와 특이도를 높이기 위해 운동부하와 병행해서 심전도 외에 Thallium-201, Tc99m-MIBI, Tc99m-tebroxime 등의 동위원소나 심장초음파 등을 병행해서 실시하는 경우도 많다.

⑧ 운동부하 검사의 합병증

• 심장성(Cardiac)
 ㄱ. 서맥
 ㄴ. 급사(심실빈맥, 심실세동)
 ㄷ. 심근경색증
 ㄹ. 울혈성 심부전
 ㅁ. 저혈압, 쇼크

(2) 운동부하 검사의 종류

운동부하심전도는 주로 협심증의 진단에 이용되어 왔으나 부정맥의 진단에도 이용되고 있다. 운동은 교감신경을 흥분시키고 심근허혈을 발생시키며 심박수를 증가시킨다. 협심증 환자의 25~40%가 안정 시 정상 심전도 소견을 보이므로 운동부하검사를 통하여 심근허혈을 유발시킨 후 협심증을 진단하는 검사다.

① Master 2계단 검사(Master's two step test)

Master가 고안한 2계단(그림 11-1)은 한 단의 높이가 22.5 cm(9인치), 깊이가 25 cm(10인치), 폭이 60 cm(24인치)인 2단의 계단을 사용한다. 피검자의 성별, 연령, 체중에 따라서 정해진 횟수를 Master의 2계단 시험 승강표 표 11-1에서 구하고 그 횟수만큼 1분 30초 동안 왕복시키는 방법이다. 이것을 단회부하검사(single two step test)라고 하고, 이 방법은 운동부하검사법 중 가장 오래되었으며, 검사법이 간단한 장점이 있으나, 환자에 따라 운동량을 조절하기가 힘들고, 또한 1분 30초 동안의 운동으로는 운동량이 부족하여 양성률이 낮으므로 최근에는 비교적 많은 운동량을 부하하는 경우가 많다. 예를 들면 최근에 많이 이용되고 있는 3분간(이중부하, double two step test) 실시, 4분간(삼중부하, triple two step test) 등이 많이 이용되고 있다. 횟수는 메트로놈(metronome)을 사용하며 스텝의 리듬을 조절하면 측정하기가 쉽다(그림 11-2).

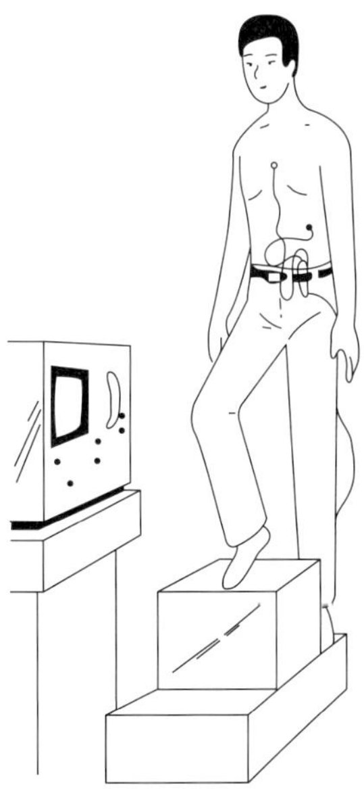

그림 11-1. Master's 2계단 시험방법

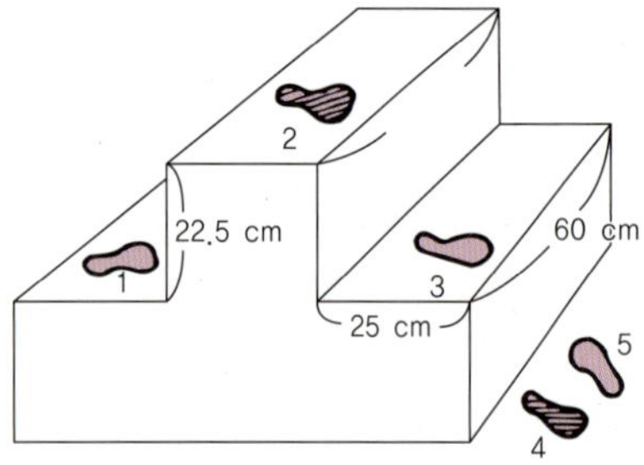

• Metronome의 승강 횟수 산출방법

$$Y = M \times \frac{60}{90} \times 5$$

- Y는 metronome의 1분당 횟수
- M은 Master표의 90초간 횟수
- 5는 편도 5 스텝으로 승강했을 때의 보행수

• 이중 부하인 경우에는 Y의 2배 횟수인 3분간 승강시킨다.

그림 11-2. Master's의 계단과 스텝(5스텝으로 1회 편도 승강하는 경우의 예)

<Master 2계단 검사 방법>

계단을 오르내리는 도중에 환자가 흉통(흉부동통) 등의 증상을 일으키는 수 있으므로 임상의사 입회 아래 시행하는 것이 비람직하다. 운동부하 실시 중에는 환사의 상태와 심전도의 변화에 계속해서 주의하는 것이 중요하다.

안정 상태에서의 심전도를 기록한 후 이상이 없다고 판단되면 메트로놈(metronome)과 초시계를 준비한다. 승강 횟수는 한쪽 계단에서 반대편으로 5계단을 넘어갔을 경우 1회로 간주한다. 피검자를 메트로놈의 리듬에 따라 계단을 승강시키면서 피검자의 안색 및 호흡의 변화 등을 관찰한다. 특히 피검자가 가슴통증(흉부동통) 등을 호소할 경우에는 의사의 지시에 따라 침대에서 안정을 취하면서 심전도를 기록한다. 이때 ST–T의 변화, 부정맥의 출현, 심박수의 변화 등을 관찰하면서 여러 가지 증상(통증의 유무, 통증의 강도 및 지속 시간 등)을 기록해 둔다.

부하시험 후 시간 경과에 따른 심전도의 변화를 관찰하기 위하여 운동부하가 끝나면 곧바로 누운 자세에서 심전도를 기록하되 가급적 빨리 기록하는 것이 좋다.

② 답차운동부하 검사(Treadmill exercise test, TMT)

전동으로 회전하는 벨트 위를 프로토콜에 따라 보행 또는 단계마다 적절한 시간 간격을 두고 부하를 증가시키면서 운동 중의 심전도 및 혈압을 관찰하는 검사이다. 이 방법은 벨트의 각도(경사)와 회전속도(보행속도)를 바꾸는 것이 가능하며, 부하량을 조절하기 쉬우므로, 국내에서는 부하량이 가장 큰 답차운동부하 검사(TMT)를 가장 많이 사용하고 있다. 운동부하량에는 여러 가지 방법이 알려져 있으나 Ellestad, Bruce, Naughton's, McHenry, Chung's의 프로토콜(protocol) 등을 실시하고 있다.

현재 Bruce의 부하방법이 많이 이용된다. 표 11-2와 같이 Bruce의 프로토콜을 따라 부하량을 점차 증가시킨다. 이때 1단계부터 7단계로 나누어진 회전속도(마일/시간)와 경사표(%)에 따라 3분마다 1단계씩 목표 심박수가 얻어질 때까지 부하량을 증가시킨다. 과거에는 연령별 최대 심박수의 기대치 또는 그것에 가까운 수치(최대 심박수의 85~90% 등)가 될 때까지(표 11-3) 부하를 증가시키는 방법이 사용되었다. 그러나 최근에는 임상증상이 나올 때까지만 부하량을 가하는 방법이 사용된다.

표 11-1. Master's 2계단의 승강 횟수(90초간)

	5~9		10~14		15~19		20~24		25~29		30~34		35~39		40~44		45~49		50~54		55~59		60~64		65~69	
	남	여	남	여	남	여	남	여	남	여	남	여	남	여	남	여	남	여	남	여	남	여	남	여	남	여
18~22 kg	35	35	36	35	33	33																				
23~27 kg	33	33	35	33	32	32																				
28~31 kg	31	31	33	32	31	30																				
32~36 kg	28	28	32	30	30	29																				
37~40 kg	26	26	30	28	29	28	29	28	29	28	28	27	27	26	27	24	26	23	25	21	25	21	24	21	23	23
41~45 kg	24	24	29	27	28	26	28	27	28	26	27	25	27	24	26	23	25	22	25	22	24	21	23	20	22	19
46~49 kg	22	22	27	25	27	25	28	26	28	26	27	25	26	24	25	23	25	22	24	21	23	20	22	19	22	18
50~54 kg	20	20	26	23	26	23	27	25	27	25	26	24	25	23	25	22	24	21	23	20	23	19	22	18	21	18
55~59 kg	18	18	24	22	25	22	26	24	27	24	26	23	25	22	24	21	23	20	22	19	22	19	21	18	20	17
60~63 kg	16	16	23	20	24	20	25	23	26	23	25	22	24	21	23	20	23	19	22	19	21	18	20	17	20	16
64~68 kg			21	18	23	19	24	22	25	22	24	21	24	20	23	20	22	19	20	18	20	17	20	16	19	16
69~72 kg			20	17	22	17	24	21	25	20	24	20	23	19	22	19	21	18	20	17	20	16	19	16	18	15
73~76 kg			18	15	21	16	23	20	24	19	23	19	22	18	22	18	21	17	20	16	19	16	18	15	18	14
77~81 kg					20	13	22	14	23	19	23	18	22	18	21	17	20	17	19	16	18	15	18	15	17	13
82~86 kg					18	13	21	18	23	17	22	17	21	17	20	16	19	16	19	15	18	14	17	14	16	13
87~90 kg					18	17	20	17	22	16	21	16	21	16	20	15	19	15	18	14	17	13	16	13	15	12
91~95 kg							19	15	21	15	21	15	20	15	19	14	18	14	17	13	16	13	16	12	15	11
96~99 kg							18	15	21	14	20	14	19	14	17	13	17	13	17	13	16	12	15	11	14	11
100~104 kg							17	14	20	13	20	13	19	13	18	13	17	12	16	12	15	11	14	11	13	10

표 11-2. Bruce의 protocol

Stage	Speed (m.p.h.)	Grade (%)	Duration (min)	METs (units)	Total Time Elapsed (min)
1	1.7	10	3	4	3
2	2.5	12	3	6~7	6
3	3.4	14	3	8~9	9
4	4.2	16	3	15~16	12
5	5.0	18	3	21	15
6	5.5	20	3	-	18
7	6.0	22	3	-	21

* Metabolic eqivalants (MET): 기초대사의 산소 요구량을 의미한다. METs는 기초대사의 비율의 배수들이다.
* 최대 산소요구량(Vo_2), 심박수, 혈압은 protocol의 종류와는 중요한 차이가 없음
* mph: miles per hour (1 mile = 1.6 km)

ㄱ. 검사실 설치 조건

㉠ 검사실의 온도는 20~25℃이어야 한다.

㉡ 습도는 40~60%를 유지하여야 한다.

㉢ 검사실 내의 모든 심폐 소생기구(defibrillator 포함)와 심장약을 비치해야 한다.

㉣ ECG 검사실의 종사하는 모든 개개인은 심폐 소생 기구를 사용할 줄 알아야 한다.

표 11-3. 목표 심박수

Age	85~90% of Maximal Heart Rates
20~29	175~180
30~39	170~175
40~49	165~170
50~59	160~165
60~69	155~160
70 and above	150~155

(Target heart Rate = 220Age)

ㄴ. 검사 전 준비

운동부하 심전도 검사는 비침습적이고 비교적 안전한 검사이나 드물게는 검사 도중 혹은 직후에 주요한 합병증이 발생할 수 있기 때문에 아래와 같은 검사 전 준비 과정이 중요하다.

㉠ 검사 전 충분한 계획을 설정하며 환자 및 보호자에게 운동부하 검사의 목적, 합병증을 충분히 설명하고 검사실의 승낙서를 받는다. 의사가 설명한다.

㉡ 검사 전 병력을 조사하고 이학적 검사를 하여 검사의 위험도가 높은 환자를 제외한다.

㉢ 운동 전 누운 자세와 서 있는 자세에서 표준12유도 심전도를 검사하여 이상 유무를 관찰한다.

㉣ 복용 중인 약제는 필요에 따라 중지하기도 하지만 계속 복용하도록 하기도 한다.

ⓜ 편한 옷을 입고 검사에 임한다.

ⓑ 피부의 처리 및 전극 부착에 유의해야 한다.

• 알코올로 표피를 깨끗이 닦은 후 전극을 붙여야 한다.
• 전극은 가볍고, 크기는 직경 1 cm 이하가 좋으며 은전극을 사용하는 것이 가장 이상적이다.

ㄷ. 실시방법

㉠ TMT 운동부하의 방법(그림 11-3)은 주로 Bruce protocol을 사용하고 있다.

㉡ 운동부하 검사의 전극 부착 위치는 그림 11-4와 같다.

㉢ 앉은 자세와 선 자세에서 각각 심전도를 기록한 다음 운동부하검사를 실시한다. 운동(exercise) 부하 검사는 1~5단계에 걸쳐 시행한 후 회복(recovery)될 때까지 심전도를 기록한다(운동은 1단계 당 각각 3분씩, 회복은 각각 2, 4, 6분 또는 심전도소견이 운동 전과 같이 회복될 때까지 각각 3분씩 한다).

㉣ 단계마다 심박수 및 혈압을 측정한 후 단계 말에 심전도를 기록한다. 운동을 시작하면 단계마다 속도가 빨라지며 경사가 올라간다.

㉤ 검사 중 수시로 ST 분절의 하강(ST segmental depression) 여부를 관찰하여야 한다.

㉥ 환자의 상태에 맞추어 검사의 종료를 결정하며, 검사자의 판단에 따라 위험한 S–T 변화(severe S–T change), 고혈압(hypertension), 가슴통증(chest pain), 호흡곤란(dyspnea), 다리 통증(하지동통, leg pain), 피로감(fatigue), 어지러움(dizziness) 등의 증상(symptom)이 나타나면 운동부하 검사의 중지 기준에 해당하므로 검사를 종료하여야 한다.

㉦ 최대운동(Peak exercise) 상태에서 환자가 가슴통증을 호소할 경우 약물(NTG or Isoket spray 등)을 투여한 후 효과 여부를 5분 이내로 기록한다.

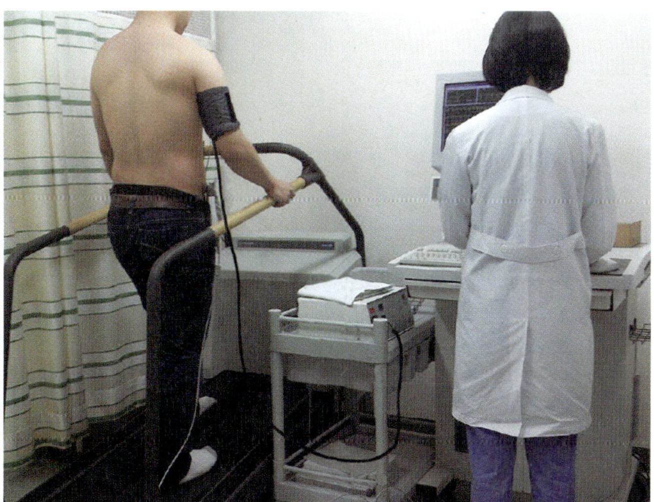

그림 11-3. 답차운동부하 검사

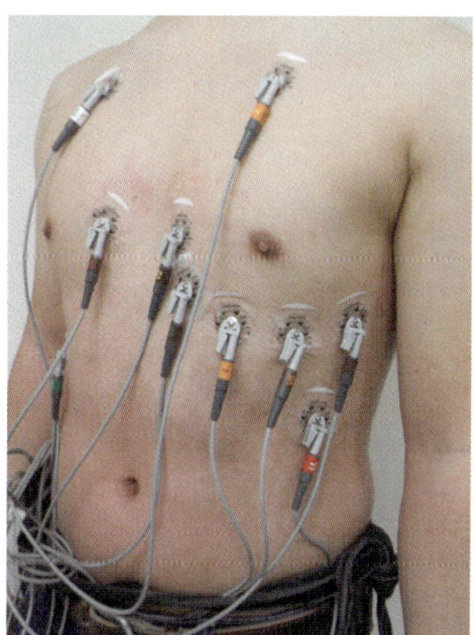

그림 11-4. 답차운동부하 검사에서 전극 부착부위

ㄹ. 주의사항

㉠ 환자를 편안하게 안정시키고 검사방법에 대하여 설명한 후 검사를 실시한다.

㉡ 환자에게 인위적으로 운동을 가하는 검사인 만큼 매우 위험하므로 검사자는 항시 긴장하고 환자의 상태를 파악해야 한다.

㉢ 검사는 정확하게 실시하고 환자에게 최선을 다해 검사에 임해 줄 것을 당부한다.

㉣ 응급(emergency)한 심정지(cardiac arrest)의 경우 신속하게 제세동장치(defibrillator)를 준비하여 전기충격(shock)을 가슴벽에 놓인 전극을 통하여 심장으로 보냄으로써 심방 및 심실세동을 제거해야 한다.

③ 자전거 에르고미터(bicycle ergometer)

그림 11-5와 같이 고정된 자전거 페달을 밟아 회전시키는 방법이며, 회전의 저항과 회전 수의 변화에 따라 부하량을 올린다. 단계적으로 3분마다 부하량을 올리는 다단계 부하 방법이 이용된다. 이 검사 방법은 상체를 움직이지 않으므로 다른 여러 가지 검사(혈압측정, 채혈) 등을 동시에 실시할 수 있다.

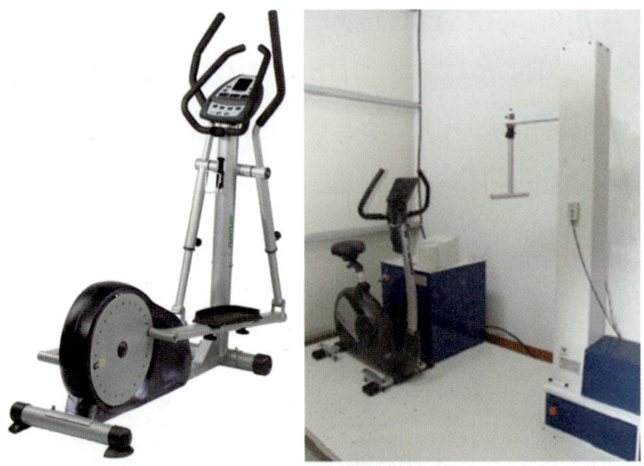

그림 11-5. 자전거 에르고미터(bicycle ergometer)

(3) 저산소 부하시험

저산소의 혼합가스(10% O_2와 90% N_2)를 mouth peace를 통해 자연호흡에 의해서 15~20분간 흡입시켜 심근을 저산소 상태로 하여 심전도 변화를 관찰하는 방법이다.

(4) 약물 부하시험

디기탈리스(Digitalis), 퀴니딘(Quinidine), 아드레날린, 이소프로테레놀, 에메틴 등의 약물을 투여하는 방법이며, 혈압 상승, 심박수 증가, 심장수축력 증가 등을 일으켜서 심장에 부하를 주는 방법이다.

3) 부하 심전도 기록 시 주의사항

① 부하 후 즉시 기록할 수 있도록 전극을 신속하게 부착한다.

② 미리 기록지의 양을 점검해서 부하 심전도 기록 중에 기록이 누락되지 않도록 한다.

③ 부하 직후 바닥선동요(기선동요, drift)가 생기기 쉽기 때문에 신속하게 기록한다. 바닥선 동요가 있으면 ST-T파의 변화를 보기 어렵다.

④ ST, T파의 변화는 부하 직후로부터 2~3분 후에 현저한 경우가 많으므로, 부하 전, 부하 직후, 2~3분 후, 5분 후, 7분 후 정도까지 기록하고 여전히 부하 전의 소견으로 되돌아오지 않을 때는 다시 시간을 연장하여 회복될 때까지 기록한다.

⑤ 허혈상태를 반영하는 유도부위에서 기록하면 양성률이 높다. 즉, 좌심실 쪽의 유도(V_5, V_6)를 원칙으로 하고 부정맥이 있을 경우 P파를 보기 쉬운 V_1 등에서 기록한다.

4) 부하심전도 양성 판성기준

부하 후의 심전도에 다음과 같은 변화가 있으면 운동부하시험 양성으로 하고, 잠재적인 허혈성 심장질환이 있음을 의미한다(판정기준은 병원마다 다를 수 있다).

① ST 분절 하강: 가장 중요한 기준이다.
- 형태와 관계없이 2 mm 이상의 하강이 있을 때
- 허혈성 ST 하강(H형, S형) 패턴 중에서 J점으로부터 0.08초에 1 mm 이상의 하강이 있을 때

② T파의 평탄화 또는 역전

③ 음성 U파 발생

④ ST 상승: 1 mm 이상 상승

⑤ 현저한 부정맥의 출현(다발성 조기수축, 조기수축, 심실세동, 심실상성 빈맥 등)

⑥ 각차단, 깊은 Q파의 출현

순환생리기능검사학 및 기타 생리검사학 실습보고서

학교명:　　　　학번:　　　　이름:

순환생리기능검사학 및
기타 생리검사학

CHAPTER III

심음도

Section

12 심음도

학습목표

1. 심음도의 기본 개념을 이해할 수 있다(A).
2. 심음 · 심잡음의 발생 기전을 이해할 수 있다(A).
3. 심음도와 심전도를 비교 이해할 수 있다(A).
4. 심음도와 심장주기, 심전도의 시상 관계를 이해할 수 있다(A).

1. 심음도의 기본개념

1) 심음도의 정의

심음의 소리 에너지를 전기적 에너지로 바꾸어 파동으로 기록한 것을 심음도(Phonocardiography, PCG)라 한다. 즉, 심음과 심잡음은 가청영역 중에서 주파수가 매우 낮으며 에너지가 너무 작은 음이기 때문에 청취할 수 없으므로 기계적 현상을 시각화(그래프화)하여 객관적으로 진단하는 방법을 심음도라 한다. 심음 · 심잡음의 검사는 보통 청진으로 실시하지만 청진에 비해 심음도가 더 유리한 것은 첫째 심음과 심잡음을 객관적으로 정밀분석이 가능하며, 둘째 정상 청진한계(20~20,000 Hz)의 하한에 가까운 저주파의 음(III음 · IV음 등)을 정확하게 기록할 수 있으며, 셋째 심음도와 청진 소견의 비교를 통한 청진능력의 향상이 가능하며, 넷째 그 밖에도 혈행 동태의 진단 등에 유용하다. 그러나 심음도는 결코 청진을 대신하는 것이 아니고 청진과 심음도를 보고 들음으로써 정밀한 소견을 얻을 수 있다. 청진 및 심음도의 진단 적중률은 후천성 판막증에서는 거의 100%이지만 선천성 질환에서의 진단 적중률은 50%라고 한다.

어느 경우이건 청진 · 심음도만으로 진단하는 것은 옳지 않으며 반드시 다른 임상소견을 참조하여 종합 진단을 해야 한다.

2) 심음의 성질

소리 즉, 음은 물체의 진동으로 생기는 것을 말하는 것으로서 물체의 진동은 파의 형태로 주위로 전달되어 나가는 성질이 있다. 검사자가 심장을 청진할 때 고려하여야 할 심음의 4가지 기본적 요소는 주파수, 강도, 음질, 지속시간이다.

(1) 빈도(주파수, Frequency)

주파수란 진동하는 신체에 의하여 매 초당 발생되는 파동주기의 수를 말한다. 예를 들어 1초 동안에 10회의 진동이 일어났다면, 이 음파의 주파수는 매초 10 Hz (10 cycle per second, 10 CPS)라고 한다. 주파수는 pitch(소리의 높이, 음조, 음의 강약이 높거나 낮은지를 청진자에게 알려주는 주관적인 감각)를 결정한다.

고주파는 초당 발생하는 파의 수가 많아서 소리의 높이가 높은 것을 말하는데 이러한 고음을 들으려면 가슴우리에 청진기 자국이 생길 정도로 청진기를 힘 있게 잡을 경우 가장 잘 들린다.

(2) 강도(Intensity)

강도는 진동성 물체에 의해서 발생되는 음파의 높이(진폭)와 관계가 있는데, 저진폭파는 낮은 에너지로 진동할 때 발생되는 저음이며 고진폭파는 고에너지로 진동할 때 발생되는 고음이다.

(3) 음질(Tone quality)

서로 다른 근원에서 들려오는 비슷한 주파수와 강도를 가진 두 음을 식별하는 음의 특성을 말한다.

(4) 지속시간(Duration)

음이 지속되는 시간의 길이를 말한다. 심음(제1, 2심음)은 지속시간이 짧은 반면, 심잡음 혹은 심장 마찰음은 지속시간이 길다.

3) 가청 주파수와 심음

사람이 들을 수 있는 능력은 각기 다르다. 정상인의 경우 1,000~5,000 Hz의 주파수를 가진 소리를 약 0.02초 동안 인지할 수 있는 능력을 가지고 있다. 이와 같은 인간의 청각 특성상 고주파 음은 같은 강도의 저주파 음보다 더 크게 들리기 때문에 때로는 큰 소리가 순간적으로 귀를 멍멍하게 하여 들리지 않게 되는 경우도 있다. 그러므로 청진자는 큰 소리를 들은 후에 곧바로 낮은 소리를 들을 수 없다. 그리고 고주파의 인지능력은 연령에 따라서 감소되는 특징이 있다.

한편 청진기로 들을 수 있는 심음과 잡음의 강도를 여러 소리빈도에서 비교하여 가청범위의 평균 문턱을 조사한 결과 40 Hz 이하 또는 500 Hz 이상의 심음은 그 강도가 충분하지 못하여 듣기가 매우 어려운 것으로 나타났다. 실제로 청진 가능한 심음의 주파수는 60~100 Hz 사이에 있으며, 100 Hz 이상의 주파수를 가지는 심음은 심잡음이라고 할 수 있다. 그리고 심잡음의 유효 주파수 성분은 100~200 Hz 사이에 있다.

사람의 청각기관은 저주파 영역에 있는 심음과 심잡음 중에서 극히 일부분의 심음만을 들을 수 있다.

2. 심음과 심잡음

1) 심음의 발생

심음의 발생은 아래와 같이 최소한 2가지 기본적인 기전에 의해서 생성된다.

(1) 혈액의 갑작스런 가속 또는 감속

① 심장 판막이 열리고 닫히는 경우

② 심장 내 구조물(힘줄끈, 유두근 또는 심근)이 갑작스럽게 긴장하는 경우

(2) 심장의 해부학적 구조 이상

① 혈류가 흐르는 곳에 한쪽 방향으로 돌출 부위(혹은 융기)가 있는 경우

② 혈류가 흐르는 부위의 폭이 좁아진 경우

③ 혈류가 근거리의 심방보다 직경이 더 크면서 원거리에 있는 심방으로 흐를 경우

④ 혈류가 근거리의 심방보다 직경이 더 작으면서 원거리에 있는 심방으로 흐를 경우

⑤ 혈액의 유출속도가 높을 경우

⑥ 심방 및 심실중격결손 등에 의한 비정상적인 혈류 흐름이 있을 경우

2) 심잡음의 발생

심장은 쉬지 않고 일정한 리듬으로 수축, 확장을 반복하여 펌프 작용을 하고 있다. 이 기계적 현상에 따라서 심장 내 4개의 판막이 개폐하여 혈액이 일정한 방향으로 흐르는데, 이때 판막(방실판막, 반달판막), 대혈관(대동맥, 폐동맥)의 진동이 발생하게 되고, 그 에너지가 심음 또는 심잡음의 형태로 가슴벽에서 청취된다.

그중에서 잡음은 심장의 수축기, 확장기 동안에 혹은 이 두 시기 동안에 들을 수 있는 계속적인 소음이라고 정의할 수 있다.

(1) 심잡음의 발생 요인

① 역류[누출이 있는 판막, 중격결손(선천성 심장질환) 혹은 동정맥연결(arteriovenous anastomosis)]

② 혈류속도 증가(혈액이 정상, 비정상 판막을 빠르게 통과)할 경우

③ 판막폐쇄부전증(혈액이 좁아진 판막 또는 기형성 판막을 통과)일 경우

④ 심장 내 느슨한 구조물(힘줄끈)의 진동이 있을 경우

⑤ 심장 또는 혈관구조 이상에 의한 혈류량의 증가가 있을 경우

⑥ 동정맥션트(arteriovenous shunts, AV shunts)이 있을 경우

(2) 심잡음의 원인에 의한 분류

① 기질성잡음(organic murmur)

심장 또는 그 주변 혈관의 선천성 결함을 제외한 기질성잡음의 대부분은 판막증에 기인하여 발생된다. 판막협착증에서 안정 시 심방박출량은 보통 정상적으로 유지되므로 좁아진 구멍으로 흘러나가는 혈류속도가 증가되어 와류(turbulence)가 생겨 잡음이 발생된다.

대동맥이나 폐동맥의 출구를 통하여 흐르는 혈류는 정상적인 경우라 할지라도 약간의 와류가 발생되며 이러한 현상은 제I심음의 발생에 기여한다고 할 수 있다.

심장질환과 관계된 대동맥판막협착증, 폐동맥판막협착증이나 폐쇄부전증이 있을 경우 수축기 잡음이 발생하며 그 외에도 션트(지름, shunt), 이상(기형, anomaly; 중격결손, 열린동맥관(patent ductus arteriosus, PDA) 등)이 있는 경우에 발생한다.

② 기능잡음(functional murmur)

심장 혈관의 기질적 병변에 기인하는 잡음이 아니라 어떤 원인으로 심방박출량이 증가하면 대동맥이나 폐동맥의 혈류속도가 증가(속도 = 유량/단면적)하기 때문에 판막이 정상적이며 심장질환이 없다 하더라도 잡음이 들릴 수 있는데, 이것을 기능잡음이라 한다. 이러한 잡음은 건강한 청소년들에게서 잘 들리는 무해성 잡음이다. 심한 빈혈, 고열, 갑상샘항진(증)(hyperthyroidism), 동정맥샛길(동정맥루, arteriovenous fistula), 임신, 심한 운동 등이 있을 경우 발생한다.

(3) 잡음을 확인하기 위해 검사자가 고려해야 할 특성

① 잡음의 위치: 잡음이 가장 잘 들리는 판막 부위

② 소리의 강도: 6등급 체계[1도-경도, 2도-중등도, 3도-강도, 4도-초강도 떨림(thrill) 수반, 5도, 6도]를 사용

③ 주파수 특성: 저, 중, 고

④ 음질: 분출음(blowing), 귀에 거슬리는 음(harsh), 거친음(rough), 우르릉소리(rumble)

⑤ 시간: 수축기와 확장기의 시간 길이

⑥ 방사: 잡음이 들리는 다른 장소(주 청취 부위가 아닌 장소)

3. 심음과 심장의 주기의 관계

심음은 발생 순서에 따라 명명되고 심장 주기 중 특별한 지점에서 발생된다. 최초에 청취되는 심음은 제 I심음(S_1)이라 하는데, 이것은 심실용적이 최대로 되는 심실 수축 초기에 일어난다. 심실 수축 말기에 발생하는 음을 제 II심음(S_2)이라 한다. S_1과 S_2 사이의 기간을 심실수축기(ventricular systole)라 하며 S_2를 지난 후 다음 S_1까지의 기간을 심실확장기(ventricular diastole)라 한다(그림 12-1).

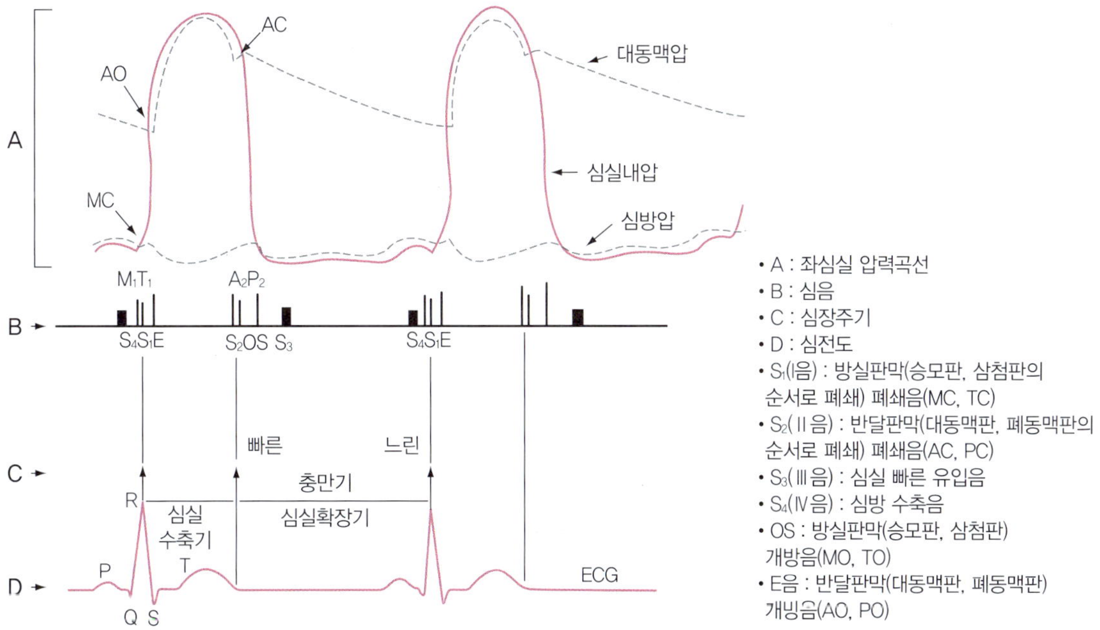

그림 12-1. 심음도와 심전도의 관계

4. 심음도와 심장주기, 심전도의 시상 관계

심장의 주기는 심장박동시 발생하는 기계적 · 전기적 및 청각적인 현상으로 수축기(systole)와 확장기(diastole)로 나눌 수 있다. 수축기는 심실이 수축하여 혈액이 동맥계로 박출되는 시기이며 확장기는 심실이 확장하여 혈액이 심실에 충만하는 시기이다.

심장의 주기는 다음과 같이 분류할 수 있다.

1) 수축기(ventricular systole)

쉬고 있는 사람에서 수축시작 직전의 각 심실은 약 150 mL의 혈액을 가지고 있는데 이것을 확장기 말용적(end diastolic volume, EDV)이라 하며, 이것은 심실의 전부하(preload)가 되며 심근섬유의 수축진 길이를 결정한다. 심실의 수축기는 박출전기에 해당하는 등(용)적수축(isovolumetric contraction) 그리고 심실박출기(심실구출기, ventricular ejection)에 해당하는 빠른 박출기와 느린 박출기로 구분한다.

(1) 등(용)적수축(isovolumetric contraction)

심실수축 초기로 약간의 심실 내 용적변화와 내압상승이 일어나는데, 이때 심실내압이 심방내압보다 커지면 승모판막과 삼첨판막의 폐쇄가 일어난다. 한편 심전도상에서는 R파의 상행각(Q파 시작–R파 정점 사이)과 일치하며, 심음도상에서는 제 I심음의 4가지 성분 중에서 승모판막이 폐쇄(MC)되는 시기에 해당한다.

심실의 수축이 지속되면서 심실의 입구(삼첨판막, 승모판막)와 출구(대동맥판막, 폐동맥판막)가 모두 폐쇄된 채로 심실내압이 급속하게 상승하는 시기이다. 이때의 심장은 심실용적의 변화 없이 형태만 바뀌어 구형에 가깝게 된다. 그 후 심실내압이 동맥의 확장기 압력보다 커지면 반달판막(대동맥판막, 폐동맥판막)이 개방되면서 대동맥과 폐동맥으로 혈액이 유출되면서 심음도상에서는 제 I심음이 발생하게 된다. 이것은 시간적으로 제 I심음의 4개 성분 중에서 승모판막 폐쇄에서부터 대동맥판막 개방까지에 해당하며 심전도상에서는 R파의 꼭지점에서부터 ST 분절의 시작 전까지에 해당한다. 그리고 이 시기에는 심근의 수축성을 나타내는 지표로 사용되는 압력상승 경사도 또는 심실압 변화율(dP/dt)이 최대에 도달한다.

(2) 심실박출기(심실구출기, ventricular ejection)

심실내압이 동맥의 확장기 입력보다 커지면서 반달판막이 개방되고 혈액이 심실에서 동맥으로 빠져나가는 시기로서 이 시기의 동맥압력은 심실의 후부하(afterload)가 된다. 박출되는 혈류량은 급속히 승가하기 시작하여 곧 최고에 도달하였다가 0(zero)으로 감소하는데, 이러한 감소는 대동맥에서 흘러나가는 혈액량이 좌심실에서 대동맥으로 들어오는 양보다 많기 때문이다. 이러한 점은 심장이 빨리 뛰어 특히 확장기가 단축될 때 특별히 중요한 의미를 가지는 인자가 될 수 있다.

심실박출기에 심장바닥 부위는 심장끝 쪽으로 움직이는데, 이때 심장의 크기가 감소하며 이미 확장되어 있던 심방이 늘어나면서 대정맥으로부터 심방 내로 혈액을 흡인시키는 효과가 나타난다. 따라서 심실박출기 말에는 심방에 혈액이 자기 용량까지 충분히 충만되었다가 심실근육이 확장되자마자 심장끝 위로 끌려내려왔던 판막면(valve plane)이 출발 위치로 되돌아가면서 방실판막이 열리게 되며 이로 인하여 확장기 초기에 심실 내로 혈액이 급속히 충만하게 된다.

박출기 동안 혈액이 동맥 쪽으로 흘러나갈 때 반달판막의 첨판(cusp)은 동맥벽과 접촉하지 않고 중앙에 위치를 유지하게 되는데, 그 이유는 첨판 위에 생기는 소용돌이 때문이다. 이러한 대동맥의 기전으로 인하여 심장동맥 입구의 구멍이 열려 있게 된다.

① 빠른 심실박출기(rapid ventricular ejection)

좌심실의 경우 좌심실압력이 대동맥보다 커지게 되면 대동맥판막이 열리고 혈액이 대동맥을 통해 유출되며 이 시기 동안 심실용적과 대동맥 혈류가 급격히 변화한다. 대동맥혈류속도가 최대에 이르는 시기는 대동맥 압력이 최대에 이르기 직전에 해당한다.

② 느린 심실박출기(reduced ventricular ejection)

이 시기는 대동맥 혈류가 감소하기 시작할 때에 시작된다. 대동맥 압력이 감소하지만 처음에는 심실 압력보다는 높게 유지된다. 그러다가 대동맥 압력이 심실 압력보다 더 커지면 대동맥 내에서 혈류가 역류하기 때문에 수축기 말에 반달판막이 닫히게 된다. 대동맥판막이 닫힐 때 혈액의 진동이 대동맥압력 변화 곡선상에서 함몰부를 형성하는데, 이를 중복맥박파임(dicrotic notch)이라고 한다.

이 시기에는 반달판막이 폐쇄(AC, PC)되면서 심음도상에서 II심음이 생성된다. 시간적으로는 제 I 심음의 대동맥판막 개방(박출음)에서부터 제 II심음의 대동맥판막 폐쇄(AC)까지에 해당한다.

2) 심실확장기(ventricular diastole)

처음 심실수축이 끝난 이후부터 다음의 심실수축 시작까지의 시기에 해당하는 확장기는 등(용)적확장, 충만기(빠른 충만기, 느린 충만기), 심방수축기로 구분된다.

(1) 등(용)적확장(isovolumetric relaxation)

심실의 수축이 끝나고 반달판막 폐쇄 이후부터 방실판막 개방 때까지의 시기에 해당한다. 이 시기에는 혈액의 이동은 없으면서 대동맥 압력이 급격히 떨어지고 모든 판막이 닫힌 상태에서 심실이 확장되기 때문에 심실내압이 급격히 감소하게 된다. 이렇게 심실내압이 심방내압보다 감소하게 되면 반달판막이 열리고 심방으로부터 심실로 혈액이 유입되기 시작하는데, 이때 판막의 협착이 있을 경우 방실판막 개방음이 발생한다. 이 시기에는 제 II심음의 좌심실 성분인 대동맥판막 폐쇄(AC)와 승모판막 개방(MO)이 일어나며 우심실 성분인 폐동맥판막 폐쇄(PC)와 삼첨판막 개방(TO)이 일어난다.

(2) 충만기(ventricular filling)

심실내압이 심방내압보다 낮아지면 방실판막이 개방되면서 에너지 경사도에 따라 심실로 혈액이 흘러들어온다. 처음에는 빨리 들어오지만, 심방이 점차 비워지고 심실이 차오르면서 심실로의 유입속도가 점차 감소하게 된다. 이렇게 충만기에 심실로 유입되는 혈류량은 심실 충만량의 70~90% 정도가 된다. 심실확장기가 끝날 무렵에 심방수축이 일어나면서 심방과 심실 모두의 압력이 증가하면서 추가로 약간의 혈액이 심실로 유입된다. 이와 같이 심방수축에 의해서 심실로 유입되는 혈류량은 심실 충만량의 나머지 10~30% 정도가 된다.

① 빠른 충만기(rapid ventricular filling)

심실의 충만은 심방 압력과 심실 압력의 차이에 따라서 급격하게 이루어지는 시기로 방실판막이 개방되면서 심방의 혈액이 심실로 급속하게 유입된다. 이 시기의 끝부분에 제 III심음이 생긴다.

② 느린 충만기(reduced ventricular filling)

분리기(심실중간충만기, diastasis)라고도 하는 이 시기에는 심방에서 심실로 혈액이 느리게 유입되는 시기이다. 심장박동이 빨라지면 수축기와 확장기가 모두 단축되는데, 그중에서도 확장기가 더욱 더 단축되고 특히 분리기의 단축이 더 심하게 일어난다. 따라서 아주 빠른 심장박동이 있을 경우 분리기가 완전히 없어지기도 한다. 즉, 쉬고 있던 사람의 심박수가 분당 160회 이상되면 확장기가 매우 단축되어 충만 정도가 감소되어 1회 박동량이 급격하게 떨어지므로 심박수가 빠른데도 불구하고 심장의 박출량은 정상치(약 5 L/min) 이하로 떨어진다.

(3) 심방수축기(atrial systole)

수축전기(presystole)라고도 하며 심방이 처음 수축을 시작한 후 다음번의 심실수축이 시작될 때까지의 시기이다. 심장의 굴심방결절이 탈분극되면 심장수축이 일어나고, 이때 심전도 상에서는 P파가 나타나며 심음도상에서는 제 IV심음이 발생한다(그림 12-2).

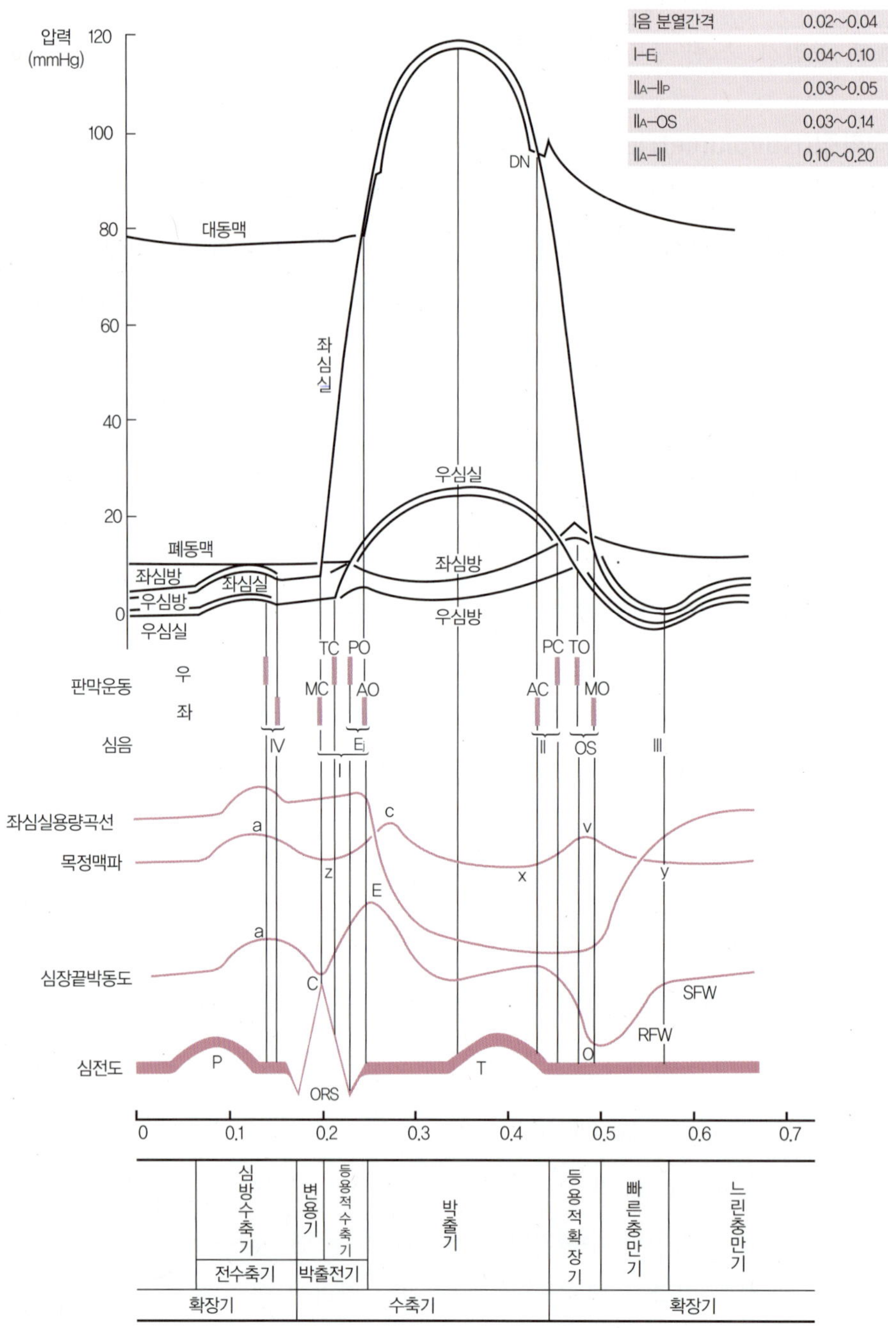

그림 12-2. 심장주기, 심전도 및 심음도와의 관계

MC: 승모판 폐쇄, TC: 삼첨판 폐쇄, PO: 폐동맥판 개방, AO: 대동맥판 개방, Ej: 박출음, AC: 대동맥판 폐쇄, PC: 폐동맥판 폐쇄, TO: 삼첨판 개방, MO: 승모판 개방, OS: 방실판막 개방

심방압이 심실압보다 높을 때 심방에서 심실로 혈액이 유입되고 심실 내로 유입된 혈액에 의해서 심실압이 심방압보다 증가하면 방실판막이 닫히게 된다. 방실판막이 닫힐 때 심실확장기는 종료된다.

5. 정상 심음도

심장이 박동하면 그때마다 심장에서 독특한 소리가 발생한다. 이것을 심음이라 한다. 심음은 가슴에 귀를 대어보면 들을 수 있으나 청진기로 들으면 더욱 잘 들을 수 있다. 또한 적당한 마이크로폰으로 유도 기록할 수 있다(그림 12-3).

심음을 잘 들어보면 심장주기마다 두 가지 소리가 들린다. 이 중 먼저 제 I심음은 길고 저음, 그 다음 제 II심음은 짧고 고음이다. 심음도에서는 청진 시 들리지 않던 III, IV심음이 기록되는 특징이 있다. 제 I심음은 수축기 심음, 제 II, III, IV심음은 확장기 심음이라고도 불린다.

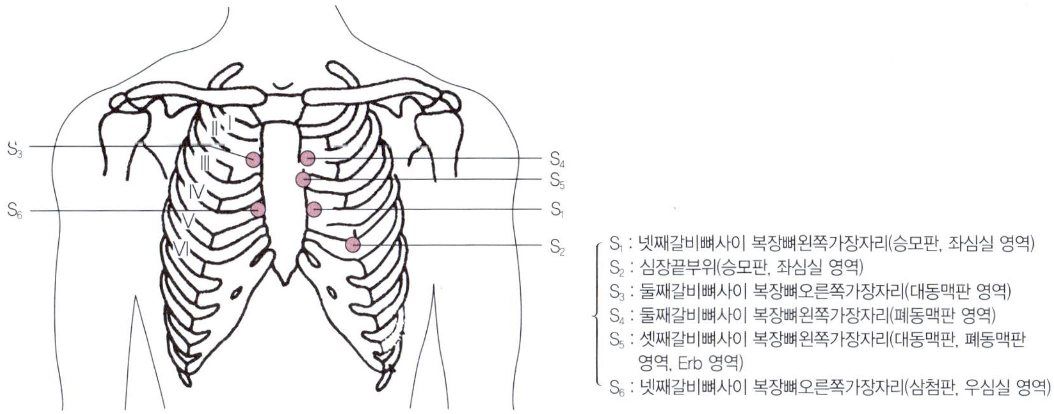

그림 12-3. 심음도 청취부위

1) 제 I심음

제 I심음은 30~110 Hz의 다양한 주파수를 가진 복합파로 심실수축기의 시작과 동시에 나타나고 방실판막이 닫히면서 형성된다. 심실의 수축이 시작되면 초기에는 방실판막이 닫히는데, 이때 승모판 폐쇄(MC, 1성분)가 먼저 일어나고, 그다음에 삼첨판 폐쇄(TC, 2성분)가 일어난다. 곧이어 심실 내 혈액이 혈관으로 박출되면서 반달판막의 개방이 일어나는데, 이때 폐동맥판 개방(PO, 3성분)이 먼저 일어난 후 대동맥판 개방(AO, 4성분)이 일어난다.

따라서 제 I심음은 4개의 성분으로 구성되며 초기진동(1성분), 중간진동(2, 3성분), 최종진동(4성분)의 3부분으로 구분된다.

제 1성분인 승모판 폐쇄음은 좌심실 내압이 좌심방 내압과 같아진 후 약 0.02~0.03초 다음에 발생하는 것으로 심실벽의 긴장에 의한 것으로 생각된다. 그리고 승모판 폐쇄음은 심장끝에서 가장 잘 청진되는 고주파이기 때문에 청진기를 힘 있게 잡고 압력을 주었을 때 가장 잘 들을 수 있다.

제 2성분인 삼첨판 폐쇄음은 승모판 폐쇄 직후에 출현하며 Erb(셋째갈비뼈사이 복장뼈 왼쪽 가장자리)에서만 가장 잘 청진되는 고주파 음이기 때문에 청진기를 힘 있게 잡고 압력을 주었을 때 가장 잘 들을 수 있다.

제 I심음을 구성하는 구성요소 모두가 각각 구별될 때를 생리적 분열이라고 한다. 정상인에게서 들을 수 있는 생리적 분열음 제 I심음의 형성 시간은 0.02초 정도이기 때문에 사람의 귀로 구성요소를 구별하기가 매우 어렵다. 따라서 사람의 귀는 이러한 생리적 분열 제 I심음을 '명확하지 못한 소리' 또는 '흐릿한 소리'로 인지할 뿐 명확한 두 개의 소리로 식별할 수가 없다.

제 3성분은 반달판막 개방에 의한 것이고, 제 4성분은 혈액 박출에 의한 대혈관의 진동 등에 의해서 생기는 것으로 생각된다.

제 I심음은 심전도의 R파의 하행각으로부터 0.04~0.06초 늦게 출현하는 것으로 정상 성인에서 평균 지속시간은 0.1~0.2초(0.146초) 정도이다(그림 12-4).

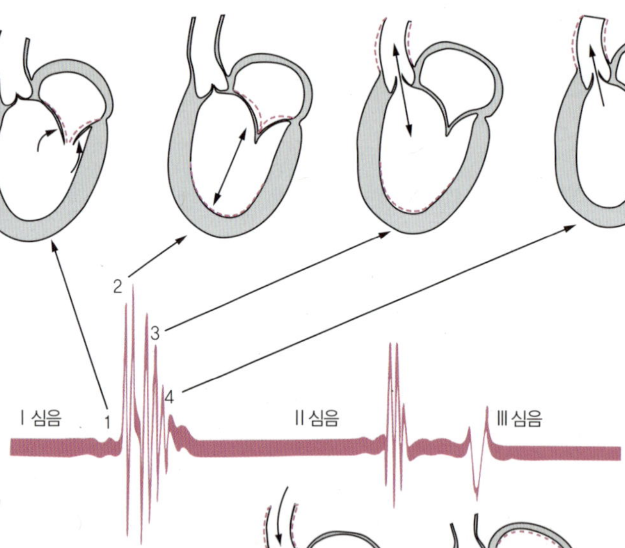

제 I 심음의 구성 : 승모판 폐쇄음(MC), 삼첨판 폐쇄음(TC),
폐동맥판 개방음(PO), 대동맥판 개방음(AO)의 순
제 II 심음의 구성 : 대동맥판 폐쇄음(AC), 폐동맥판 폐쇄음(PC),
삼첨판 개방음(TO), 승모판 개방음(MO)의 순

그림 12-4. 정상 심음의 구성

2) 제 II심음

심실확장기의 시작과 일치하여 대동맥 및 폐동맥판 폐쇄로 발생하는 심음이 제 II심음이다. 사람에서는 대동맥판이 폐동맥판보다 약간 먼저 닫히는데, 그 이유는 불분명하다. 진동을 하는 구조물들은 반달판막, 동맥벽, 대동맥 내의 혈액들이다.

제 II심음의 주파수는 제 I심음보다 다소 높지만 지속시간은 짧다(제 I심음은 0.14초인데 비해 제 II심음은 0.11초이다). 실제로 제 II심음이 발생될 때 왼쪽의 대동맥판 폐쇄가 일어나기 위해서는 그 이면에 더욱더 많은 에너지가 필요하기 때문에 오른쪽에서 일어나는 폐동맥판 폐쇄음보다 소리가 더 높게 나타난다. 그리고 정상인의 경우 대동맥판의 폐쇄는 폐동맥판 폐쇄 이전에 일어난다. 따라서 제 II심음의 제 1성분은 대동맥판 폐쇄음(AC)이고 제 2성분은 폐동맥판 폐쇄음(PC)이 된다.

대동맥판 폐쇄음은 오른쪽 바닥부에서 잘 청진이 되는 고주파 음이기 때문에 청진기를 힘 있게 잡고 청진할 때 가장 잘 청진할 수 있다. 폐동맥판 폐쇄음은 왼쪽 바닥부위에서 잘 청진되는 고주파 음이기 때문에 청진기를 힘 있게 잡고 청진할 때 가장 잘 청진할 수 있다.

제 II심음을 구성하는 구성요소 모두가 분리되어 구별되는 경우를 생리적 분열이라고 부른다. 생리적 분열 제 II심음에서는 대동맥판 폐쇄음이 발생한 다음 0.03초 뒤에 폐동맥판 폐쇄음이 발생한다(흡기 시 우심방으로 가는 정맥 귀환 혈류량을 증가시키는 가슴우리 내압의 감소가 일어나고 그로 인하여 우심방의 증가된 혈액은 우심실수축기를 연장시켜서 폐동맥판의 폐쇄를 지연시킨다). 심전도상에서 제 II심음은 T파 끝과 일치하여 출현하며 평균 지속시간은 0.04~0.06초 정도이다.

3) 제 III심음

확장기 중 심실 충만기 초기에 혈액이 심실로 빠른 속도로 몰려 들어오면서 발생하는 음으로 제 II심음 직후 평균 0.14초 뒤에 들리는 저주파 음(20~40 Hz)이며 청진기의 bell을 가슴벽에 가볍게 댈 때 가장 잘 들린다. 제 III심음은 심실기능의 감소 혹은 심실확장기 용량의 증가에 의해서 심실벽이 진동하기 때문에 발생하는 것으로서 심실 충만기 초기의 빠른 충만기 때 발생하는 심실 충만음이다. 정상인의 경우 혈액 유통량을 증가시키는 운동을 한 직후의 어린이나 젊은 청소년들과 얇은 가슴벽을 가진 사람에게서도 잘 들리는 특징이 있다.

제 III심음은 울혈심부전과 같은 심실 질병에 볼 수 있는 한 가지 증상이다. 즉, 심장동맥질환, 심근질환, 판막의 기능부전증, 좌 · 우 단락[심실중격결손, 열린동맥관(동맥관개존증), 울혈심부전의 첫 임상적 증상]이 있을 경우 잘 나타난다.

제 III심음은 우심실 또는 좌심실 중 어느 하나의 발생 근원을 갖게 되는데, 그중 좌심실의 발생 근원을 갖는 경우가 더 많다. 좌심실이 발생의 근원인 제 III심음은 심장끝에서 가장 잘 들리며, 우심실이 발생의 근원인 제 III심음은 Erb 영역 혹은 칼돌기 부위에서 가장 잘 들린다.

심전도상에서는 U파 직후부터 P파 출현 직전까지에 해당한다.

4) 제 IV심음

제 IV심음은 제 I심음 직전, 즉 심실확장기의 후기에 해당하는 느린 충만기에 들리는 저주파 음이기 때문에 가슴벽에 bell chest piece를 가볍게 압박할 때에 가장 잘 들린다. 제 IV심음은 심실의 기능이 감소되었거나 혹은 확장기에 심실에 채워지는 혈액량이 증가될 경우 일어난다. 그러므로 제 IV심음은 심실 스트레스의 한 증상이라고 할 수 있다. 그리고 20세 이하의 젊은 사람에게서 들을 수 있는데, 그 이유는 젊은 사람들의 경우 확장기 용량이 증가하기 때문이다.

제 IV심음의 발생 근원은 좌심실이든 우심실이든 둘 중의 하나와 관련이 있다. 좌심실 발생의 근원이 되는 제 IV심음은 바로 누운 자세 혹은 왼쪽 등쪽 모로 누운 자세에서 호기 시 심장끝에서 가장 잘 들린다. 바로 누운 자세를 취한 환자는 좌심실 혈류량을 증가시키기 때문에 높은 소리의 제 IV심음을 만든다. 왼쪽 등쪽 모로 누운 자세로 돌아누우면 심장이 가슴벽과 더 가까워지므로 역시 높은 소리의 제 IV심음이 생성된다. 이와 같이 좌심실에 기인한 제 IV심음이 생성되는 가장 흔한 원인은 원발성 심근질환, 심장동맥질환, 심근병, 대동맥협착, 심한 고혈압 등이다. 또한 갑상샘항진(증), 빈혈과 같이 1회 심장박출량이 증가된 사람에서 역시 잘 들린다. 우심실이 발생의 근원이 되는 제 IV심음은 Erb 영역에서 가장 잘 들리고 들숨 때 빨라진다(들숨 때 우심방과 우심실로 들어오는 혈류량이 증가되므로 높은 소리의 제 IV심음이 생성된다). 이러한 우심실에 기인한 제IV심음은 폐동맥판 폐쇄, 폐협착, 폐고혈압이 있을 경우 출현한다.

제 IV심음은 심전도상의 P파의 끝에서 Q파의 시작 전(P파 개시 약 0.12초 후)에 심방의 수축에 의해서 좌심실에서 유발되는 저주파 진동음이다. 부정맥도 제 IV심음 형성에 영향을 미치는데 PR 간격이 길 때(0.22초 이상) 출현하고 1도, 2도, 3도 방실차단(AV block)이 있을 때에도 잘 나타나며 심방세동 시에는 심방수축이 일어나지 않기 때문에 제 IV심음은 청진할 수가 없다. 만약 청진기의 bell을 강하게 압박할 경우 제 IV심음이 감소되거나 들리지 않게 되므로 bell chest piece를 가슴벽에 가볍게 부착하여야만 잘 들을 수 있다. 그리고 제 IV심음은 고령자에게서 많이 나타난다(표 12-1).

6. 심음도의 기록법

1) 조용하고 따뜻한 방을 준비한다.

조용한 방을 준비하는 것은 가장 어려운 일 중의 하나이지만 심음을 잘 듣기 위하여 방의 요란한 잡음을 가능한 한 많이 제거할 수 있어야 한다. 즉, 방문을 꼭 닫고 라디오, TV 등을 끄고 잡담을 중지해야 한다. 특히 심장을 시진할 때에 밝은 방이 필요하다. 실온이 유지된 따뜻한 방(습도 60% 이하)은 환자가 오한을 느끼거나 청진기의 chest piece 밑에서 이상음이 발생하는 것을 방지해 준다. 만약 교류, 근전도, 바닥선 동요 등이 있을 경우 심음도 판독에 많은 지장을 초래한다.

표 12-1. 심장주기와 심전도 비교

주기	심음	심장주기	발생 원인	심전도와의 관계	특 징
심실 수축기	I음	등용적 수축기	• 방실판막(승모판 → 삼첨판 순으로) 폐쇄 • 반달판막(폐동맥판 → 대동맥판 순으로) 개방	• R파의 꼭지점과 일치(R파 이후 0.04~0.06초 뒤에 출현) • 지속시간: 0.1~0.2초	• 심장끝, Erb에서 강하게 청취 • 주음: 방실판막 폐쇄음
		심실박출기	• 심실내압 > 대동맥압력 • 큰혈관으로 박출 → 반달판막 폐쇄까지	• ST 분절 시작 이후 T파 끝부분까지	
심실 확장기	II음	등용적 확장기	• 반달판막(대동맥판, 폐동맥판 순으로) 폐쇄	• T파 끝부분과 일치 심실확장 초기에 출현 • 평균 지속시간: 0.04~0.06초	• 심장바닥 부위에서 강하게 청취 • 주음: 반달판막 폐쇄음
	III음	빠른 충만기	• 심실확장 초기: 방실판막 개방, 혈액이 심방 → 심실로 급속 유입) • 심실근육 확장: 심실벽 진동	• T파 이후 다음 R파 시작 전까지 • T파 이후 다음 R파 시작 전까지	• III음은 II음 시작 0.14초 후에 출현, 저진폭 저음 • 건강한 청소년, 가슴벽이 얇은 사람에서 출현 • 병적 상태에서만 출현
		느린 충만기 (분리기)	• 심실확장 말기: 심방 → 심실로 혈액이 느리게 유입		
	IV음	심방수축기 (수축전기)	• 심방수축 → 다음 심실수축 시작까지의 시기 • 심방 수축기: 심방음	• P파 시작 0.12초 후에 출현	• 저진폭 저음(둔한 음) • 병적 상태에서만 출현 • 고령자에 많이 출현

2) 환자의 옷은 청진하기에 알맞게 벗도록 한다.

청진기는 항상 가슴벽에 직접 접촉되도록 놓아야 한다. 그 첫 번째 이유는 가장 비정상적인 심음은 정상 심음에 비하여 주파수가 낮고 작게 들리기 때문에 옷 위에서는 들을 수가 없기 때문이고, 두 번째 이유는 옷 위에서 심음을 들을 때에는 청진기가 옷에 마찰되어 이상한 음이 발생되기 때문이다.

3) 청진은 3가지 위치, 즉 바로 누운 자세, 앉은 자세, 왼쪽 모로 누운 자세에서 실시할 수 있다.

여러 가지 위치에서 청진하는 것은 몇 가지 비정상적인 심음을 들을 수 있는 기회가 된다. 예를 들면 제 III심음은 환자가 왼쪽 모로 누운 자세로 돌아누울 때에 발생될 수 있다.

4) 검사자는 자신의 오른쪽(환자의 왼쪽)에 서서 환자를 검진한다.

검사자가 환자의 오른쪽에 서서 검진한다면 몇 가지 어려운 점이 있다. 그 첫째는 환자의 심장 위에 청진기를 놓기 위하여 환자의 가슴우리를 가로질러야 하므로 검사자가 힘이 들고, 둘째 청진기의 관이 뻗어져 있어 가슴벽, 측면 레일(side rails) 등과 부딪혀 이상음을 감소시킬 수 있다.

5) 청진기는 bell chest piece와 diaphragm chest piece를 사용한다.

이 방법은 정확한 심장의 청진을 위하여 필수적인 것이다. Bell chest piece를 사용할 경우 bell을 가볍게 잡으면(가슴우리에 청진기 자국을 남기지 않는 상태) 저주파 음이 발생되기 때문에 제 III, IV 심음의 청진에 이용된다.

Bell에 주는 압력은 피부가 bell 밑에 팽팽하게 밀리도록 하는 원인이 되고 diaphragm에 변화를 초래한다. Diaphragm chest piece를 사용할 경우 diaphragm을 힘 있게 잡으면(가슴우리에 청진기 자국을 남긴 상태) 고주파 음이 발생되므로 제 I, II심음의 청진에 사용된다.

6) 각 청진 부위에서 심음을 듣는다.

처음에는 diaphragm을 사용하고 그 다음에는 bell을 사용하여 그림 12-4에 표시된 각 부위, 즉 Erb 영역(삼첨판과 우심음이 가장 잘 들림), 심장끝 영역(승모판과 좌심음이 가장 잘 들림), 오른쪽 바닥부위 영역(대동맥판막음이 가장 잘 들림), 왼쪽 바닥부위 영역(폐동맥판막음이 가장 잘 들림)을 청진해 본다.

7) 일정한 순서로 심장을 청진한다.

검사자는 심장의 4개 부위를 청진하는 순서가 일정할 뿐만 아니라 같은 시간에 같은 부위를 청진하여야 한다. 이것이 하나의 습관으로 형성되어 심장을 자동적으로 청진할 수 있어야 한다.

8) 분리식 경청을 한다.

한 번에 한 가지 심음을 듣는다. 예를 들어 제 I심음을 들을 때에는 제 II심음은 전혀 관심을 두지 말고, 수축기음을 들을 때에는 확장기 음에는 전혀 관심을 기울여서는 안 된다. 이러한 방법은 검사자 자신이 모든 심음을 빨리 검사할 수 있을 때까지 계속 수행되어야 한다.

이와 같이 심음도를 기록할 때에는 같은 환자에서도 마이크로폰의 종류 또는 마이크로폰의 위치나 가슴벽의 부착 상태 등에 의해서 다른 기록이 얻어질 가능성이 많이 있다. 따라서 심음계의 사용법을 충분히 숙지하여 그 성능을 잘 발휘할 수 있어야만 항상 좋은 심음도 결과를 얻을 수 있다.

7. 피검자의 준비

1) 검사목적과 방법을 설명하여 피검자를 안정키는 것이 필요하며, 낯가림이 심하여 우는 소아의 경우 의사의 지시에 따라 수면제를 투여한 후 검사할 수도 있다.
2) 침대에 편안하게 누운 자세에서 상반신을 노출시킨다. 만약 자세가 불안하여 근육긴장이 초래되면 심음도 기록이 어려울 뿐만 아니라 보조 유도인 심전도유도에 근전도가 혼입된다. 그리고 청진 전에 청진 부위의 위치를 펜으로 표시해 둘 필요가 있다.
3) 검사는 보통 반듯이 누운 자세에서 이루어지지만, 호흡곤란 환자(천식 등)의 경우는 필요에 따라 피검자가 가장 편안하게 느끼는 자세(앉은 자세 또는 왼쪽으로 돌아누운 자세)에서 기록할 수 있다.
4) 기록 시 불필요한 호흡음의 혼입을 방지하기 위하여 가벼운 호흡정지 상태가 요구되는데 이를 위해서 호흡정지에 대한 피검자의 연습이 필요하다.
5) 공복 시에는 위장음이 혼입되므로 공복 상태에서는 검사를 피하는 것이 좋으며 또한 심진도, 맥파, 호흡곡선 등을 동시에 기록하는 다원검사(polygram)를 통하여 종합적인 해석이 이루어질 수 있도록 준비하여야 한다.

8. 기록상의 주의

청진기는 고주파용과 저주파용 청진기를 분리하여 사용하여야 하며 기록 시 호흡음의 혼입 방지를 위하여 피검자의 호흡을 가벼운 안정 호기 정지상태에서 기록한다. 일반적으로 모든 검사는 반듯이 누운 자세에서 실시하는 것이 보통이지만 심장끝 영역의 경우 반듯이 누운 자세 또는 왼쪽 옆면으로 약간 돌아누운 자세에서 검사할 수 있다. 그리고 클릭음(click)이 있을 경우 앞으로 약간 구부린 앉은 자세나 선 자세에서도 검선 자세에서도 검사하는 경우가 있다.

순환생리기능검사학 및 기타 생리검사학 실습보고서

학교명: 학번: 이름:

순환생리기능검사학 및
기타 생리검사학

CHAPTER IV

동맥경화진단 검사

Section

13 동맥경화진단 검사

학습목표

1. 동맥경화의 정의 및 동맥경화진단검사의 기본개념을 설명할 수 있다(B).
2. 동맥경직도를 설명할 수 있다(B).
3. 맥박파속도를 설명할 수 있다(B).

1. 동맥경화의 정의 및 동맥경화진단검사(Atherosclerosis diagnostic test)의 기본개념

나이가 들수록 혈액의 흐름이 원활하지 않으면 질병이 생길 수 있기 때문에 혈관 건강이 무엇보다 중요하다. 동맥은 우리 몸에 산소와 영양분을 공급해주는 매우 중요한 혈관으로 수도관과 같은 역할을 한다. 쉽게 말해서 동맥이 딱딱해지고 두꺼워지는 현상을 동맥경화증이라고 한다. 우리나라도 고령화 사회로 접어들면서 동맥경화의 증가로 심상(협심증, 심근경색증) 또는 혈관(사지 말초동맥의 협착이나 폐색)의 병변이 많아지고 있다.

동맥경화는 초기에는 증상이 없이 진행되지만, 심근경색증이나 심장급사로 발현하는 경우가 흔하다. 이에 임상에서는 혈관의 변화를 초기에 예측하여 심혈관계 질환을 예방하려는 많은 노력이 이루어지고 있다.

현재 임상에서 가장 널리 심혈관계질환의 진단으로 사용되는 방법 중 하나인 동맥혈관의 맥박파속도(Pulse Wave Velocity, PWV)를 측정하는 방법이 많이 이용되고 있다. 맥박파속도는 맥파의 전달속도를 측정하여 동맥의 경직정도를 예측하는 방법으로 맥압측정보다 더 정확하게 동맥경화도를 예측하는 지표로 알려져 있다.

표 13-1. 말소통맥질환의 위험요인

- 흡연이나 당뇨병
- 고혈압
- 이상지질혈증
- 70세 이상의 고령

2. 동맥경직도(arterial stiffness)

동맥의 탄력성 감소에 의한 단단한 정도를 동맥경직도라고 한다. 동맥경직을 결정하는 가장 중요한 인자는 연령으로, 나이가 들면 동맥벽의 탄성이 감소하여 경직도가 증가하게 된다. 또한 혈압증가, 당뇨, 고지혈증, 흡연, 비만 등(표 13-1)에 의해서도 동맥의 경직도가 증가하게 된다. 동맥경직도의 증가는 동맥의 동맥경화 진행 정도를 말해 준다고 할 수 있다(표 13-2).

표 13-2. 동맥경직도 측정으로 예측 가능한 임상적 의의

- 심혈관 질환의 발생 위험도
- 심혈관 치료 시 치료효과 판단
- 심혈관질환의 발생 및 사망률 증가의 기전 연구

3. 맥박파속도(Pulse Wave Velocity, PWV)

동맥경화증의 진행정도와 심혈관계질환의 위험도를 평가하는 데 이용되는 비침습적인 검사 방법이 맥박파속도이다. 동맥경화증에 의해 동맥의 탄성도가 감소하고, 동맥의 경직도가 증가되어 맥박파속도와 맥압을 증가시킨다. 이렇게 증가된 동맥경직도는 관상동맥 질환의 발생과 밀접한 관계가 있다.

1) 맥박파속도 측정 원리

심장수축 시 대동맥에 압력파가 발생하며, 이 압력파는 대동맥을 따라서 말초동맥으로 전달된다. 말초동맥에 도달하는 압력파는 심장에서 말초동맥까지의 거리에 따라 도달시간의 차이가 발생하며, 압력파가 전달되어온 거리를 도달시간의 차이로 나눈 것으로 표시한다.

2) 맥박파속도 측정 방법

10분간 누워 휴식을 취한 환자의 복장뼈왼쪽가장자리(흉골좌연)에 전극을 부착시키고 사지에 혈압 커프를 감게 된다. 커프는 맥파형 크기를 감지할 수 있는 혈량측정 방식의 센서와 혈압을 감지하는 혈류진동 센서(oscillometric pressure sensor)로 연결되어 있다(그림 13-1, 13-2). 또한 신장을 이용하여 계산된 위팔과 발목 사이의 거리와 그 거리를 통과하는 데 소요되는 시간이 자동 측정되어 양측 맥박파속도가 산출되며 총 검사시간은 10분 정도 소요된다.

■ 목동맥-넓적다리동맥 맥박파속도(carotid-femoral PWV, cfPWV)

목동맥과 넙다리동맥에 맥파계를 두고 측정하는 목동맥-넓적다리동맥 맥박파속도는 오래 전부터 사용되어 왔으며, 맥파 파형의 시간차와 두 군데 검출지점 사이의 혈관길이로부터 값을 구하는 가장 일반적인 방법이다. 목동맥과 넙다리동맥의 2개 소에 가장 박동이 잘 느껴지는 장소에 맥파계를 안정시켜 고정하여 계측할 필요가 있고 계측의 번잡함, 목 및 넓적다리를 검사하려는 환자의 정신적 부담 등이 문제가 될 수 있다(그림 13-1, 13-2).

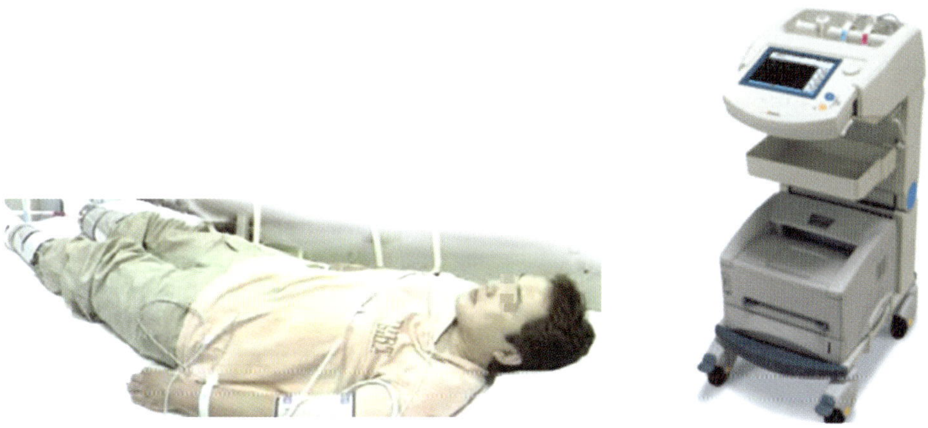

그림 13-1. 맥박파속도 측정

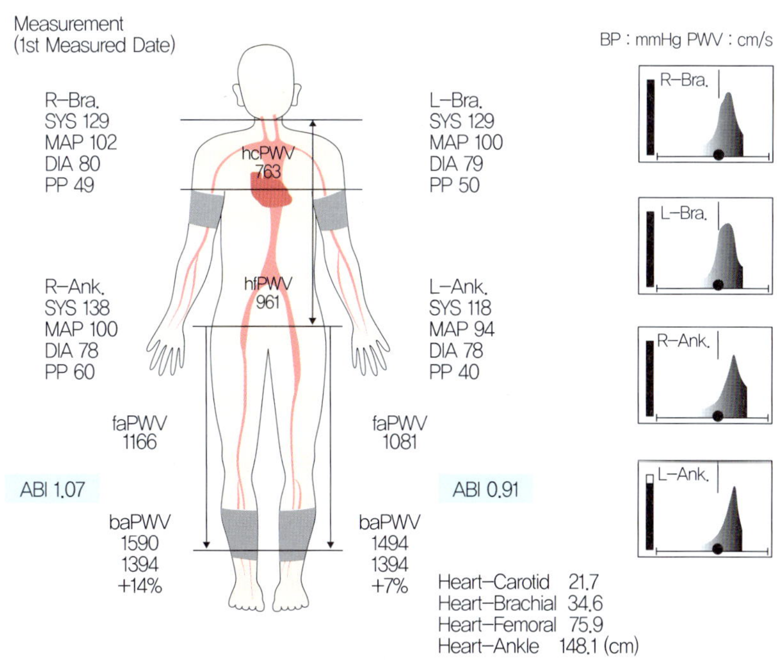

그림 13-2. 맥박파속도 분석

■ 위팔-발목동맥 맥박파속도(brachial-ankle PWV, baPWV)

그림 13-3과 같이 위팔과 발목에 둘러진 측정용 커프에 낮은 압력을 가해 발목과 위팔 사이의 맥박파속도를 얻을 수 있다. 발목과 위팔의 맥파로부터 시작 시간차(ΔT)를 측정하고, 대동맥판입구~위팔의 길이(Lb), 대동맥판입구~발목의 길이(La)를 구하고 두 측정 지점 간의 거리차(La-Lb)를 시작 시간차(ΔT)로 나눈 값이다.

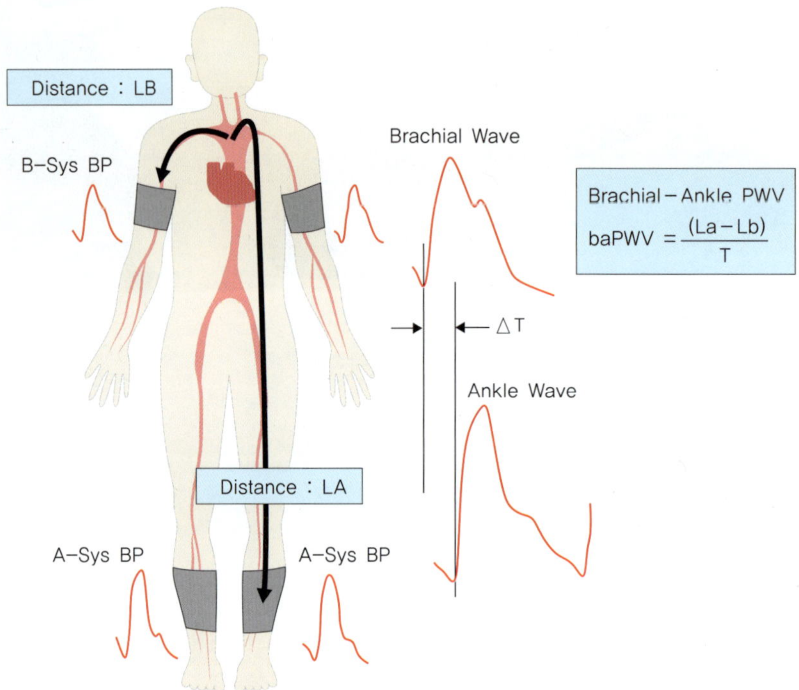

그림 13-3. 위팔-발목동맥 맥박파속도

4. 혈압지수 검사

각 부위별 혈관의 압력을 측정하여 혈류의 세기를 알아보는 검사 방법이다. 사람마다 심장기능에 따라 기저 혈압이 다르기 때문에 다리 혈압의 절대값으로는 말초혈관 질환으로 인해 혈압이 저하 되었는지를 평가하기가 어렵다. 따라서 일반적으로는 위팔 혈압과 측정 부위 혈압을 동시에 측정한 후 위팔 혈압에 대한 측정 부위 혈압의 비를 계산하여 평가한다. 위팔-발목 압력 지수(brachial-ankle index), 허벅지-위팔 압력 지수(thigh-brachial index), 발가락-위팔 압력 지수(toe-brachial index)처럼 평가 부위에 따라 위팔과의 혈압비를 계산하면 된다. 알아보고자 하는 것은 다리의 혈류의 세기이나 혈관의 압력을 측정하여 평가하는 방법이므로 아래와 같은 주의가 필요하다.

- 온도: 검사실은 따뜻하게 유지한다. 검사실 온도가 낮으면 말초혈관의 수축으로 측정치가 달라질 수 있다.
- 안정: 누운 자세로 약 5분간 휴식 후 혈압을 측정한다. 두꺼운 옷은 피해야 한다.
- 커프 오차: 작은 커프를 사용하면 혈압이 실제보다 높게 측정된다. 커프의 크기는 검사 부위 직경보다 최소한 80%이상 되어야 한다. 일반적으로 허벅지는 12 cm 커프를, 그 외에는 10 cm 커프를 사용하면 된다. 커프는 느슨해지면 안되고 최대한 몸에 밀착하게끔 감겨야 한다.
- 압력 오차: 수축기 혈압보다 커프 유입 혈압(target inflation pressure)이 충분히 높지 않으면 환자의 혈압이 실제보다 높게 측정된다. 따라서 환자의 혈압보다 최소 20~30 mmHg 높은 압력을 커프에 가하여야 한다 (맥박 신호가 언제 소실 되는지를 보면 설정 가능하다).
- 혈압을 잴 때 커프에서 공기가 빠지는 속도(deflation rate)는 2~3mmHg/s 정도가 적당하다.
- 당뇨병, 만성신부전증, 장기간 스테로이드를 사용한 환자는 동맥벽의 석회화로 혈압이 높게 측정되고, 혈압비가 높게 계산된다.
- 곁순환(collateral circulation, 측부혈행)이 발달해 있을 때 혈압이 높게 측정되고, 혈압비가 높게 계산된다(이점은 곁순환을 포함한 기능에 대한 정보로, 치료 수준 결정에 도움이 되기도 한다).
- 양쪽 팔 혈관에 동시에 병변이 있을 때 혈압비가 높게 계산되어 거짓음성일 가능성이 있다.

1) 발목-위팔압력지수(ankle brachial pressure index)

ABI는 말초동맥질환의 위험이 있는 환자에서 말초혈관 질환 합병 가능성을 조기진단, 평가하기 위해 이용하는 간단하면서도 유용한 검사이다. ABI는 발목동맥과 위팔동맥의 수축기 혈압비로 표시된다. 정상적으로 발목에서 말초저항이 더 높아 팔보다 발목의 수축기 혈압이 10~15 mmHg 정도로 높기 때문에 ABI가 0.90 미만일 때 말초동맥 질환으로 진단되며, 노인에서 죽(상)경화증 유무를 알 수 있다. 심혈관 합병증의 예측 인자 중 하나이다(그림 13-4, 표 13-3).

표 13-3. 발목-위팔 혈압비 (ABI 검사) 기준표

ABI 수치	ABI 에 따른 말초혈관 폐색의 중증도
≥ 1.30	압박되지 않는 혈관(noncompressible vessel)
1.00~1.29	정상
0.91~0.99	경계(borderline, equivocal)
0.71~0.90	경증 말초혈관 질환
0.41~0.70	중등도 말초혈관 질환
0.00~0.40	중증 말초혈관 질환

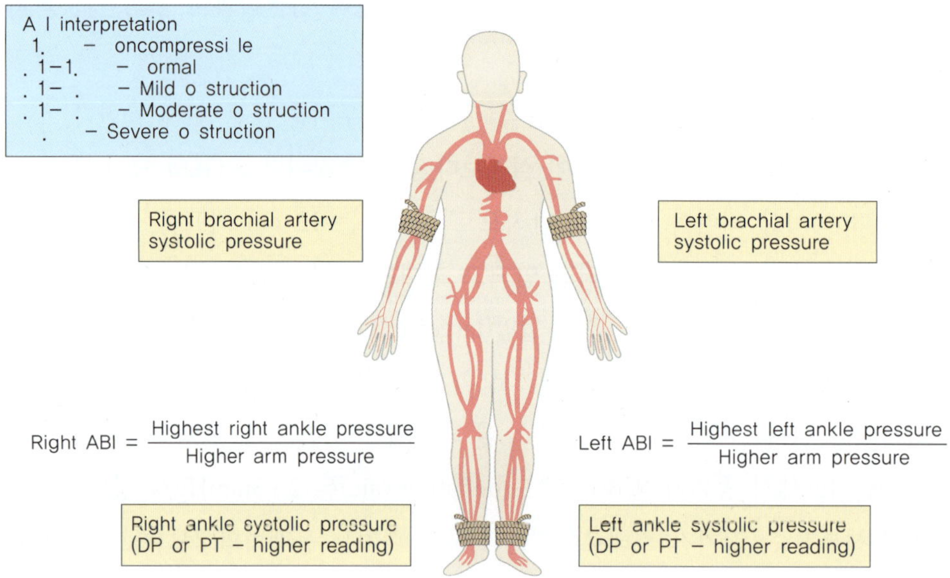

그림 13-4. 발목-위팔 혈압비의 측정(PT : posterior tibial artery, DP : dorsalis pedis artery)

2) 분절별 압력 지수(Segmental pressure test)

(1) 검사 방법

분절별 혈압 검사는 다리의 혈압을 분절별로 측정하여 위팔 혈압과 비율을 측정하는 검사법이다. 몸쪽 허벅지, 먼쪽 허벅지, 종아리, 발목에 커프를 감고 위치별로 혈압을 측정하는 4절 커프 방법과 허벅지, 종아리, 발목에서 커프를 감고 측정하는 3절 커프 방법이 있다(그림 13-5A, B). 손가락과 발가락의 혈압을 측정하기도 하며 다른 혈압 검사와 마찬가지로 위팔 혈압과의 지수를 구한다(발가락-팔 압력 지수, toe-brachial index, TBI).

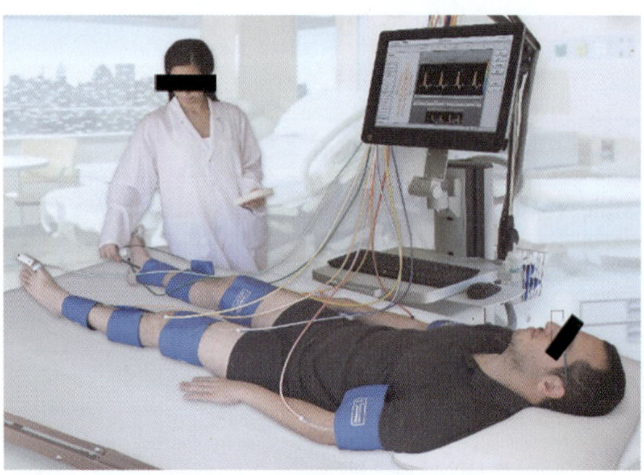

그림 13-5A. 분절별 압력 측정: 3절 커프법

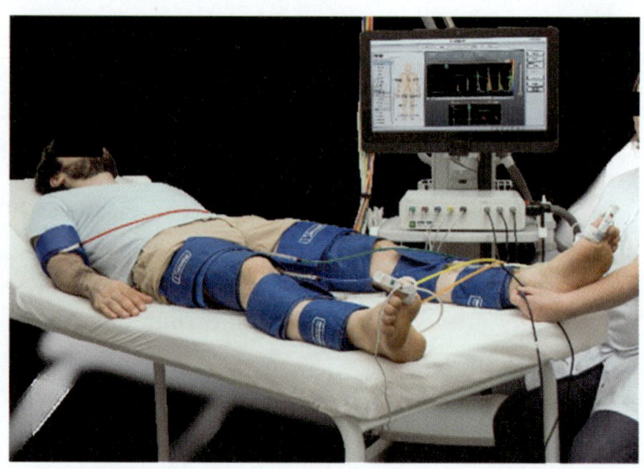

그림 13-5B. 분절별 압력 측정: 4절 커프법

(2) 주의점

4절 커프법은 엉덩동맥에 대한 정보를 얻기 유리하나, 몸쪽 넙다리동맥에서 병변이 있는 경우 혼돈을 줄 수 있고, 한국사람들의 경우 허벅지에 두개 커프를 감기가 어려운 경우가 많다. 당뇨 환자에서처럼 석회화로 다리 혈압이 높게 나올 가능성이 있는 경우 석회화의 영향이 작은 발가락-팔 압력 지수(TBI)를 보완적으로 측정한다.

(3) 검사결과

위팔과 혈압비를 계산하여 전체적으로 1.0 이상이어야 하고, 허벅지는 혈압이 약간 더 높기 때문에 허벅지-팔 혈압 지수는 1.2이상이 정상이다. 또한 분절 사이의 혈압차가 20 mmHg 이상 이거나, 오른쪽과 왼쪽 차이가 20 mmHg이상 일 때 의미 있는 병변이 있음을 의심할 수 있다(그림 13-6 A, B). 발가락 혈압은 상대적으로 정상 혈압이 낮아 발가락-위팔 압력 지수(TBI)가 0.7 이상이 정상이다.

3) 운동부하검사(exercise stress test)

(1) 검사방법

안정 시 발목-팔 압력 지수(ABI) 측정한 후 12도 경사를 이룬 트레드밀에서 2 mile/hr 속도로 다리 증상(파행증, claudication)이 나타날 때까지 걷게 한다(초기파행거리, initial claudication distance). 일정한 조건에서 운동을 하는 것이 좋고, 만약 빠른 걷기가 어려운 경우 속도를 조절하며, 기록지에 조건을 기록한 후 다음검사에서는 동일한 조건에서 검사하는 것이 필요하다. 통증이 나타난 이후에도 계속 운동을 지속하여 가장 멀리 걸은 구간(최대보행거리, maximum walking distance)을 구한다. 증상이나 이벤트 없을 시 5~10분간 걸은 후 운동을 중단한다. 운동 중단 후 즉시 혈압을 재측정한다. 안정 시 혈압으로 돌아 올 때까지 연속적으로 혈압을 반복 측정하여 돌아온 시간(복귀시간, recovery time)을 평가하기도 한다.

(2) 주의점

심근경색증, 심한 폐질환, 휴식기 통증이 있는 경우 운동부하검사 금기에 해당하며, 이런 금기증에 해당이 없었더라도 운동 중 환자가 흉통이나 호흡곤란, 어지러움증 등 심폐기능 이상을 보이면 즉시 운동을 중단해야 하므로 검사자는 환자 곁에서 환자의 상태를 잘 관찰해야 한다.

혈관성 다리 증상과 다른 원인에 의한 다리 증상(신경성, 관절성 등)의 감별을 위해 검사 중에 환자가 통증을 호소하는 부위와 증상 양상(예시: 오른쪽 종아리 통증, 걸을수록 더 심해짐)을 자세히 기록한다. 아울러 초기파행거리와 최대파행거리를 같이 보고 하는 것이 치료반응평가나 증상 모니터링에 도움이 된다.

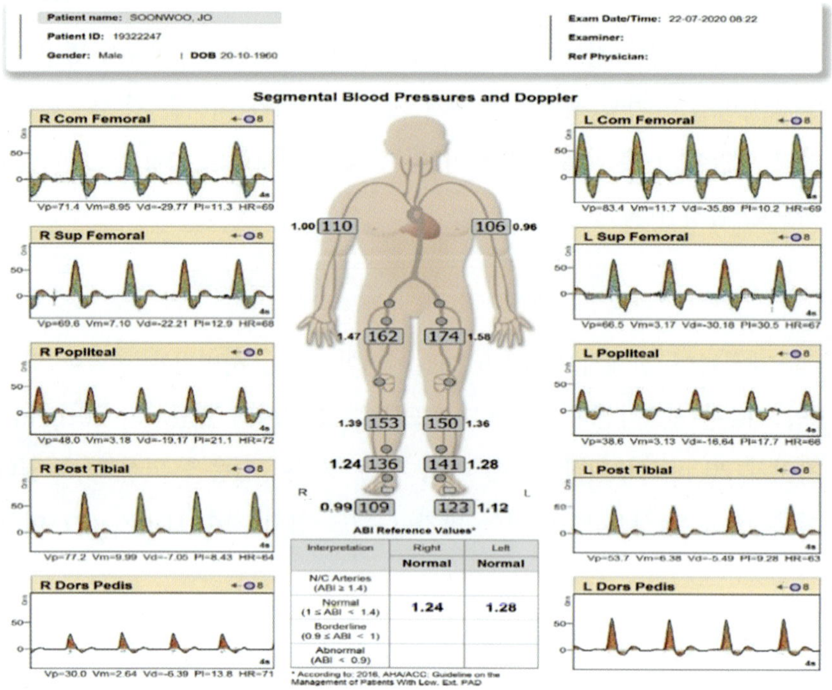

그림 13-6A. 다리동맥 분절 별 다리 혈압 측정 3절 커프법
다리혈압측정에서 양쪽이나 위/아래 분절별로 혈압 차이가 없다.

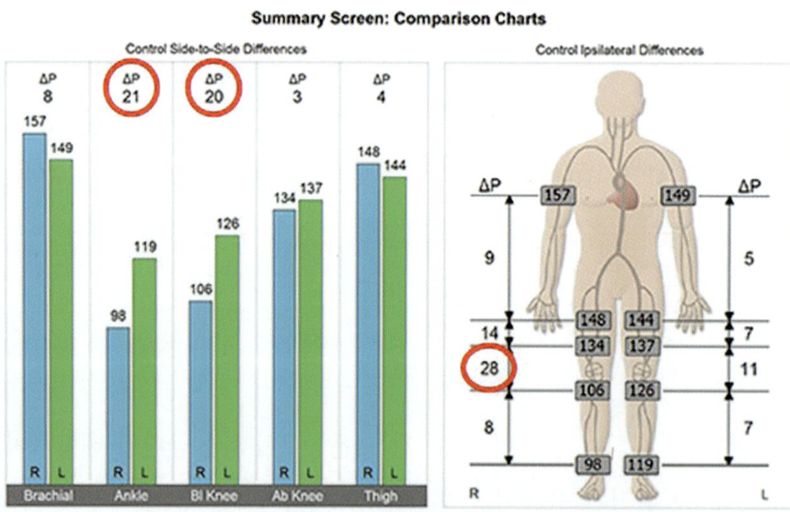

그림 13-6B. 다리동맥 분절 별 다리 혈압 측정 4절 커프법
오른쪽 다리, 오금 아래 부위에서 양쪽, 위/아래 분절 비교 시 20 mmHg 이상의 혈압 차이를 보인다. 해당 부위에 의미있는 병변이 있을 것을 예상한다.

(3) 검사결과

운동하는 동안 특별한 다리 증상이 없으며 운동 전 다리 혈압에 비해 운동 후 다리 혈압이 비슷하거나 약간 상승하는 것이 정상이다. 반면 동맥이 좁아진 병변이 있으면 운동 전에 비하여 운동 후에

다리 혈압이 떨어지는 현상을 보이며, 특히 20 mmHg 이상으로 다리 혈압이 떨어지면 혈역학적으로 주요한 병변이 있음을 시사한다. 운동 전 수준으로 다리 혈압이 복귀한 시간을 측정하였을 때, 5분 내로 돌아오면 하나의 병변일 가능성이 높고, 복귀 시간이 10분이상 지연되면 여러 부위의 병변이 복합적으로 있음을 의심할 수 있다(그림 13-7A, B).

5. 혈량측정법(Plethysmography)

혈량측정법은 심장박동 주기에 따라 혈관의 혈액량 (blood volume) 변화에 의한 체적변동을 기록하는 방법이다. 혈량측정법은 용적(volume) 변화를 직접적으로 측정하거나 둘레의 길이 변화, 전기적 교류 저항, 적외선 반사와 같이 간접적으로 측정하는 방법이 있다. 측정방법에 따라 다양한 종류가 있으나 현재 많이 사용되고 있는 혈류량 측정 방법으로는 공기압 혈량측정법(air-filled plethysmography, APG)과 광 혈량측정법(photoplethysmography, PPG)이다.

1) 공기압 혈량측정법(Air-filled plethysmography, APG)

(1) 검사방법

커프를 검사 부위에 감고 약 60 mmHg의 공기를 채워서 피부에 밀착시킨다. 커프가 감긴 부위에 포함된 혈관에서 발생하는 혈액량 변화는 맞닿아 있는 커프 내의 공기압을 변화시키고 변화된 공기압이 증폭기를 통해 파형으로 기록된다.

(2) 주의점

안정된 상태나 온도에 따라 파고가 달라질 수 있으므로 검사실 환경(특히 온도)을 일정하게 유지한다.

파킨슨병처럼 팔다리를 가만히 있지 못하는 경우 검사가 제한된다.

검사 부위의 전체적인 혈류량을 구할 수 있으므로 곁혈류을 포함한 정보를 제공하여 주는 장점이 있으나 각 개별 혈관에 대한 정보는 제공해주지 못한다.

(3) 검사결과

심장주기에 따라 수축기에 말초동맥혈관의 혈액량이 증가하고, 이완기에 감소하며, 이완기 초기에 혈류 역전 현상이 발생한다. 따라서 혈량 측정의 파형에서도 수축기에 급격하게 상승한 후 점차 감소하는 모양을 보이며, 이완기 초기에 특징적으로 나타나는 반사파(dicrotic notch)가 존재하는 것이 정상이다. 그러나 좁아진 병변이 존재할 경우 혈액량 감소와 지연으로 혈량측정법의 파형의 최고점이 낮아지고, 파형의 봉우리가 넓어진다. 또한 원위부 저항 감소로, 이완기 초기의 혈류 역전현상이 사라져 반사파가 사라진다(그림 13-8A, B).

BP Stress

Exercise - Stress Table

	R Brachial		L Brachial		R Ankle			L Ankle		
	P	Time	P	Time	P	ABI	Time	P	ABI	Time
Rest	120		128		144	1.13		146	1.14	
Cycle 1	138	01:57	131	01:57	153	1.11	01:57	162	1.17	01:57

Exercise - Stress Graph

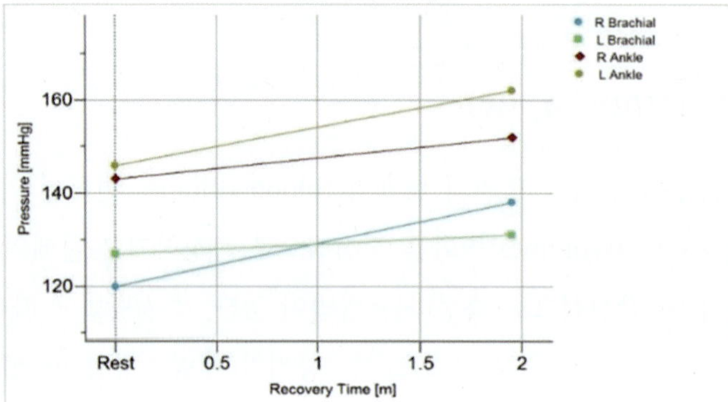

Exercise Duration: 00:00
Exercise Type: Treadmill

그림 13-7A. 운동부하 검사

안정 시 혈압에 비해 운동부하 후에 팔다리에서 모두 혈압이 약간 증가하는 정상소견이다.

BP Stress

Exercise - Stress Table

	R Brachial		L Brachial		R Ankle			L Ankle		
	P	Time	P	Time	P	ABI	Time	P	ABI	Time
Rest	118		112		128	1.08		124	1.05	
Cycle 1	132	00:45	129	00:45	83	0.63	00:45	96	0.73	00:45
Cycle 2	134	02:40	129	02:40	87	0.65	02:40	99	0.74	02:40
Cycle 3	119	04:00	120	04:00	92	0.77	04:00	123	1.02	04:00
Cycle 4	122	05:05	122	05:05	95	0.78	05:05	124	1.02	05:05
Cycle 5	123	06:03	123	06:03	104	0.85	06:03	126	1.02	06:03
Cycle 6	120	07:02	120	07:02	125	1.04	07:02	127	1.06	07:02

Exercise - Stress Graph

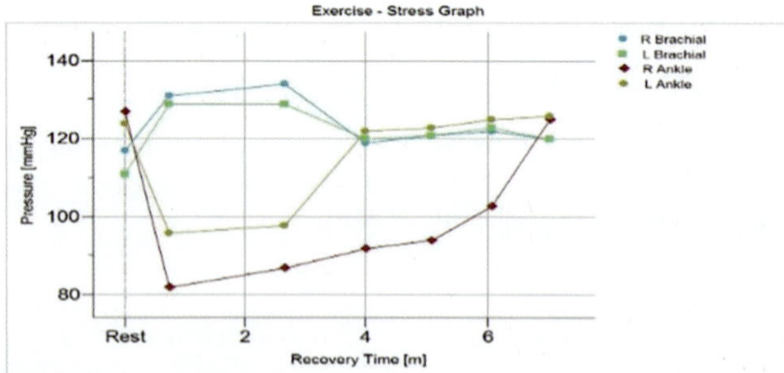

Exercise Duration: 05:04
Exercise Type: Treadmill
Speed: 3.2
Inclination: 12
Onset of Symptoms: At 02:54, Right Calf
Onset of Symptoms: At 03:33, Left Calf

그림 13-7B. 운동부하 검사

운동 중 오른쪽 다리의 증상이 먼저 발생했고 (2분54초), 이어 왼쪽 다리의 증상이 발생했다(3분 33초). 운동부하 후에 양쪽 다리의 혈압이 떨어진 비정상 소견이다. 오른쪽 다리의 혈압복귀시간은 7분경이며, 왼쪽 다리 혈압복귀시간은 4분 경으로 양쪽 다리에 동맥혈관 병변이 있으며 오른쪽 다리의 혈류기능이 더 많이 떨어져 있다(오른쪽 다리에 복합적 병변이 있을 가능성이 높다).

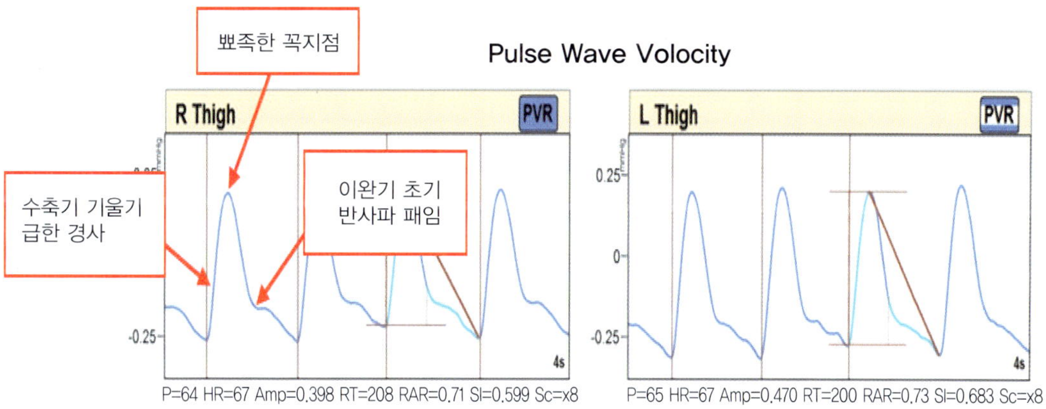

그림 13-8A. 공기 혈량측정법(Air-plethysmography, APG)
수축기에 급격한 증가, 뾰족한 최고점, 반사파(dicrotic notch)가 특징적인 정상소견이다.

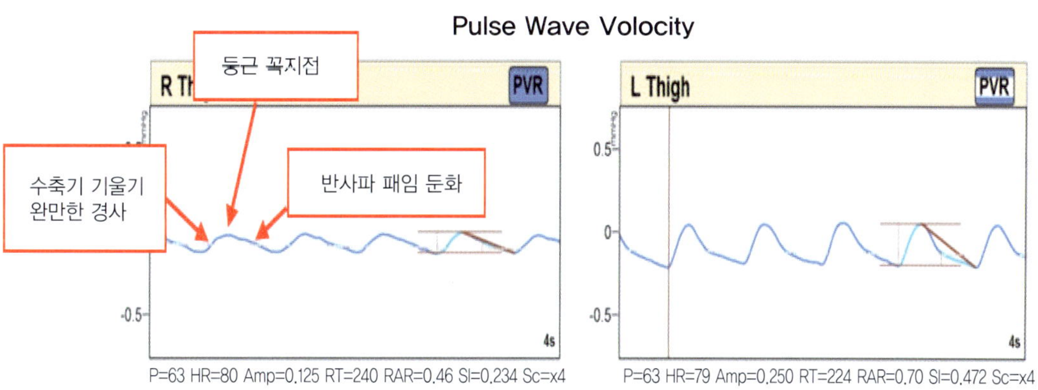

그림 13-8B. 공기 혈량측정법(Air-plethysmography, APG)
비정상 파형으로 파고가 감소하며, 수축기 최고점에 이르는 시간이 지연되면서 둥근 꼭지점(최고점)을 이루고, 반사파가 사라지는 패턴을 보인다. 협착이 심해질수록 동맥내 혈액량 감소로 파형의 높이가 더 낮아진다.

2) 광 혈량측정법 (Photoplethysmography, PPG)

(1) 검사방법

적외선 다이오드는 검사 부위의 피부 표피층으로 적외선을 발사하고, 반사되어 되돌아오는 적외선 양을 감지하여 증폭기를 통해 파형을 기록한다. 기록 장치가 작고 부착이 쉬워 체표면적이 작은 손가락이나 발가락 같은 부위의 동맥파형 기록에 적합하다.

(2) 주의점

손가락과 발가락은 체온에 가장 예민하게 혈류량이 변하는 위치이므로 거짓양성을 피하기 위해서는 검사실 온도와 피부 온도를 체크한 후 검사를 시작한다(피부 온도가 30도 이하로 낮은 경우에는 손과 발을 데워서 검사를 하는 것이 좋다).

환자를 최대한 안정시키는 것이 중요한데, 특히 심호흡을 하거나 배에 힘을 주면 자율신경계에 의해 말초혈관이 수축하여 거짓양성 반응을 보일 수 있으므로 호흡이 불안정할 때는 기다렸다가 안정을 찾은 후 다시 검사하는 것이 좋다.

(3) 검사결과

파형의 해석은 공기압 혈량측정법(APG)과 유사하며, 파형의 높이와 모양을 관찰한다. 또한 혈류가 약하다면 혈압을 같이 측정하여 혈류세기에 대한 정량적인 정보를 함께 제공하는 것이 좋다(그림 13-9A, B).

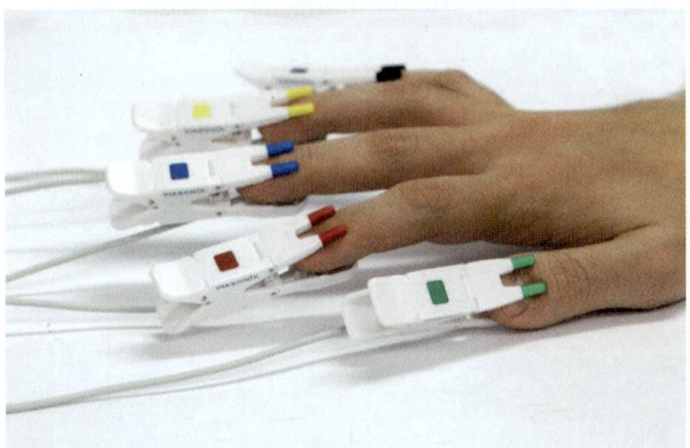

그림 13-9A. 광 혈량측정법(Photoplethysmography, PPG), 광혈량센서 부착

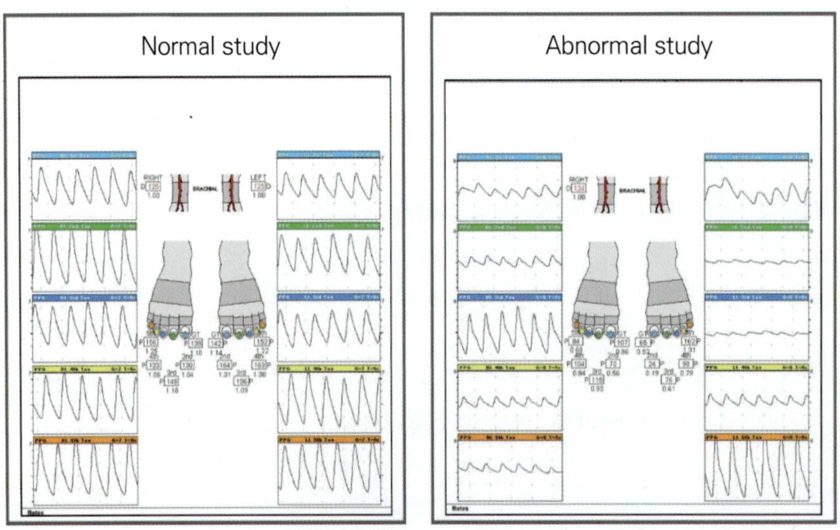

그림 13-9B. 광 혈량측정법(Photoplethysmography, PPG).
왼쪽: 파형의 파고가 높고, 최고점에 이르는 봉우리가 뾰족하며, 반사파가 보인다. 아울러 발가락-팔 압력 지수(TBI)가 0.7 이상으로 정상소견이다.
오른쪽: 일부 발가락에서 파형의 파고가 낮고, 최고점에 이르는 봉우리가 둥글다. 또한 발가락-팔 압력 지수(TBI)가 0.7이하로 낮은 비정상 소견이다.

3) 장력전달 혈량측정법(Strain gauge plethysmography, SPG)

팔다리나 발가락에 수은이나 Indium-Gallium으로 채워진 얇은 고무관을 이용하여 각 심장박동과 함께 변화하는 사지의 체적변화를 전기저항으로 변환시켜 파형으로 표시한다(그림 13-10).

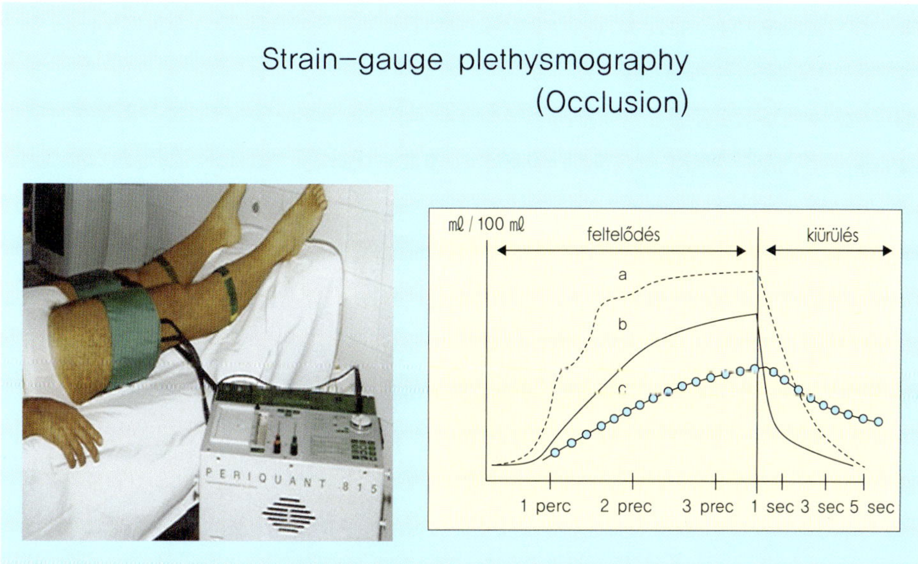

그림 13-10. 장력전달혈량측정법(strain gauge plethysmography)

6. 각 검사 별 장점과 단점 및 시행 전략

동맥경화 선별을 위한 검사나 초기단계에서는 동맥의 단단한 정도나 내피세포기능 평가를 위해 맥박파속도나 혈류매개이완측정법(flow-mediated dilatation, FMD)과 같은 검사들의 적용이 적합하다. 나아가 고위험군이나 동맥경화로 인한 증상이 발생했을 경우에는 임계협착(critical stenosis)에 도달하여 혈역학적 변화를 일으킬만한 의미 있는 병터(병변)가 있는지를 감별하기 위해 혈압 검사나 혈류량 검사를 적용하는 것이 적합하다. 각 검사의 장단점을 알고(표 13-4) 적절히 조합하여 검사 한다면(그림 13-11) 비침습적으로 팔다리의 혈류에 대한 기능적인 정보를 제공해 수 있는 유용한 전략이 된다(그림 13-12).

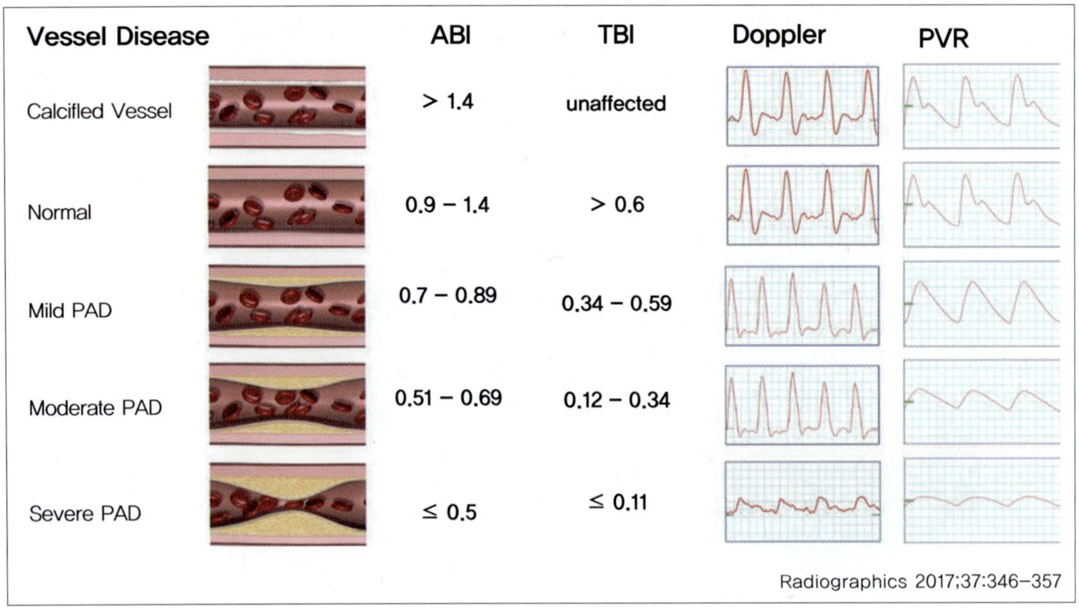

그림 13-11. 혈관 병변 정도에 따른 혈류검사의 변화

참고치에 따라 하나의 단일 검사로도 중증도를 예측할 수 있으나 두개 이상의 검사를 조합하면 거짓양성과 거짓음성을 피할 수 있어 조금 더 정확한 검사가 가능하므로 종합적으로 결과를 보고하는 것이 좋다.

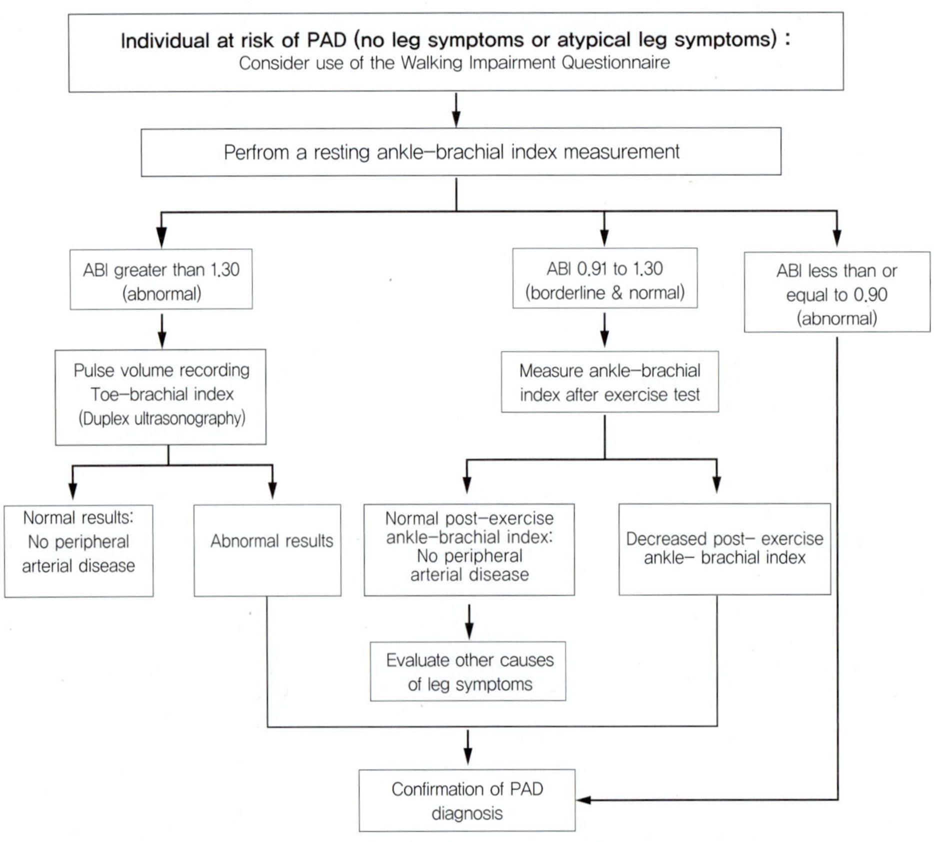

그림 13-12. 말초동맥질환 진단을 위한 생리기능검사의 적용 예시(미국심장학회지침- AHA Gudelines)

표 13-4. 각 혈류측정법의 장점과 단점

검사방법	장점	단점
발목-팔 압력 지수	- 간편하며, 비용 효과적이다.	다음과 같은 경우 거짓음성 가능성이 있다. - 동맥석회화로 혈압이 높게 측정되는 경우(TBI 병행 추천). - 팔 양측 혈압이 모두 비정상인 경우(양측혈류파형 점검 추천). - 경도의 폐쇄성 질환, 곁순환이 잘 발달된 경우(운동부하검사 추천).
발가락-팔 압력 지수	- 간편하며, 비용 효과적이다. - 석회화의 영향이 비교적 작다.	- 손 · 발가락에 맞는 작은 커프가 필요하다. - 작은 혈관이므로 혈압 측정에 주의를 요한다(커프텐션 등).
분절별 혈압 측정	- 각 분절의 차이를 알 수 있기 때문에 병터(병변)의 위치와 혈류 세기에 대한 정보를 줄 수 있다.	- 고혈압인 경우 분절별 혈압 차이가 실제보다 크게 날 수 있다. - 심장기능이 비정상인 경우 분절별 혈압 차이가 실제보다 작게 날 수 있다
운동부하검사	- 경도의 협착으로 안정 시 혈압이 정상인 경우에 유발이 가능하다. - 환자의 다리 파행증에 대한 객관적 증상 확인이 가능하다. - 치료에 대한 기능적 혈류 반응을 모니터 할 수 있다.	- 심폐기능 이상, 보행 능력이 떨어지는 경우 검사의 적용이 어렵다.
공기 혈류량 검사	- 곁순환을 포함한 전체적인 혈류량에 대한 정보를 제공한다. - 석회화에 의한 제한이 없다.	- 팔다리 움직임이 많으면 측정이 불가하다. - 특정 혈관에 대한 정보를 알 수 없다. - 심박출량이 낮은 경우 거짓양성일 수 있다. - 정성적인 정보이다.
광 혈류량검사	- 손쉽게 측정이 가능하다. - 특히 자세 유발검사등에 유용하다.	- 센서부착위치나 부착 압력, 체온, 자율신경계등에 영향을 받을 수 있어 충분한 안정이 필요하다.

순환생리기능검사학 및 기타 생리검사학 실습보고서

학교명: 학번: 이름:

순환생리기능검사학 및
기타 생리검사학

CHAPTER V

기립경사

Section

14 기립경사

학습목표

1. 기립경사 검사(tilt test) 검사의 목적 및 정의를 설명할 수 있다(A).
2. 기립경사 검사 방법에 대하여 설명할 수 있다(A).
3. 기립경사 검사 결과 판독 양성반응을 설명할 수 있다(A).

1. 검사 개요

1) 기립경사 검사(Head-up tilt test, HUT)

기립경사 검사는 원인이 확실치 않은 재발성 실신을 호소하는 환자에서 그 원인으로 흔한 혈관미주신경성 실신(vasovagal syncope)을 진단하거나 그 치료로 사용되는 약물의 효과를 판정하는 데 매우 유용한 검사이다. 이 검사는 검사실에서 환자를 검사대에 세운 후 주기적인 혈압 측정과 심율동을 관찰하면서 환자가 겪었던 실신을 재현시킨다(그림 14-1). 검사 동안 실신을 유발시키기 위해 약물(isoproterenol)을 투여하는 경우도 있다.

검사 중 혈관미주신경성으로 인하여 실신이 발생하는 경우에 저혈압, 심한 서맥, 일시적 심정지 등이 발생할 수 있는데, 이것은 환자가 겪었던 실신의 원인이 검사실에서 진단이 될 것을 의미하며 추후 치료 방침을 결정하는 데 중요한 정보를 얻게 된다. 이 검사는 환자에게 매우 유용한 검사이지만 드물게 검사 중 국소 부위의 경미한 출혈, 약물에 대한 알레르기 반응, 부정맥 등과 같은 합병증이 발생할 수도 있다.

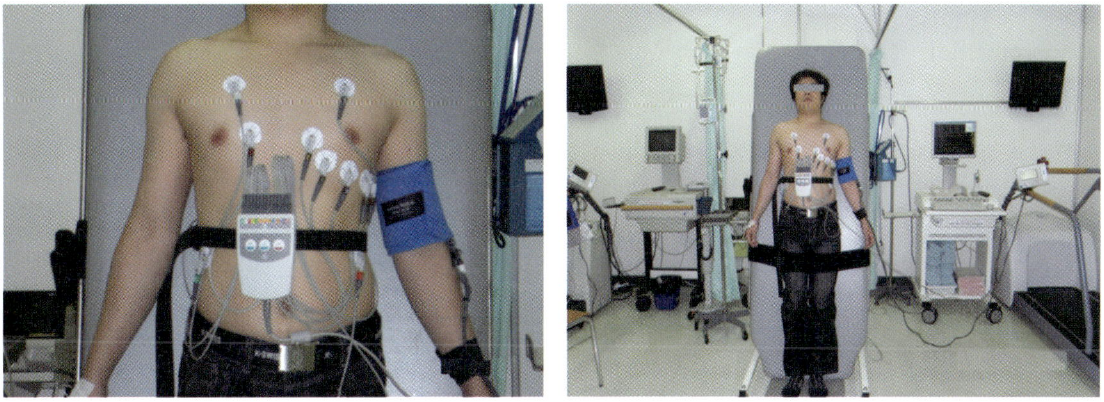

그림 14-1. 기립경사의 검사

2) 검사 전 주의 사항

- 검사 8시간 전부터 금식을 해야 한다.
- 2번째 검사일 경우에는 약물의 효과를 보는 것으로 검사 8시간 전부터 금식한다.
- 복용하던 약물은 소량의 물로 복용해야 한다.
- 검사시간 10분 전까지는 병원에 도착해야 한다.

2. 기립경사검사의 방법

① 환자가 심혈관계에 영향을 줄 수 있는 약제를 중단하고 금식한다.

② 환자에게 검사과정을 설명하고, 검사동의서를 받은 후 환자의 병력을 조시한다.

③ 환자를 검사 테이블에 눕힌 후 정맥혈관 내로 수액을 주입하고 검사 시 실신으로 인한 외상을 방지하기 위해 환자 몸 주위에 안전벨트를 한다.

④ 12유도 심전도를 붙이고, 혈압계를 부착시킨 후 누운 상태의 혈압과 심박수를 측정한다.

⑤ 환자가 누운 상태에서 과거력상 뇌혈관질환이 없거나 목동맥 부위에 청진상 잡음이 들리지 않는 경우에는 실신의 한 원인인 목동맥 마사지를 실시한다.

⑥ 기립성 저혈압을 배제하기 위해 수액을 계속 주입하면서 검사를 시행한다.

⑦ 검사 테이블을 70도 경사로 세운 후, 30분 동안 2분 간격으로 혈압과 심박수를 기록하며, 심전도는 계속 관찰하며 10분마다 혹은 이상 소견이 있을 시 기록한다.

⑧ 환자에게는 이상 증상이 있는지 묻고 기록한다.

⑨ 30분간의 기본 기립경사 검사에서 음성 소견이 나오면, 검사 테이블 경사는 계속 유지하면서 isoproterenol 유발(provocation)을 실시한다.

⑩ isoproterenol 유발은 100 cc 생리식염수에 isoproterenol 0.4 mg을 희석하고, 주입펌프(infusion pump)를 이용해서 1 μg/min씩 증가시켜 최고 5 μg/min까지 주입한다.

⑪ isoproterenol 유발 동안 1분 간격으로 혈압과 심박수를 기록하고 심전도는 계속 관찰하면서 isoproterenol 정주속도 증가 시 또는 이상 소견이 있을 경우 기록한다.

⑫ 기립경사 검사 중 저혈압과 서맥을 동반한 실신 전 단계의 증상이나 실신이 일어난 경우(양성반응), 심박수 > 150회/min, isoproterenol 5 μg/min과 같은 중요 시점(end point)에 도달하면 즉시 환자의 기립경사도 테이블을 종료한다. 양성 반응인 경우 빠른 회복을 위해 다리를 높게 위치하고 수액을 빨리 주입한다.

3. 결과판독

1) 양성 반응

- 혈관운동 억제형(vasodepressive type): 수축기 혈압이 80 mmHg 이하인 경우
- 심장기능 억제형(cadioinhibitory type): 3초 이상의 심정지나, 기본 기립경사 시 심박수가 45회 이하, isoproterenol 정주 시 60회 이하로 느려지는 경우
- 혼합형(mixed type): 혈압 저하와 심박수의 저하가 동시에 일어나는 경우

순환생리기능검사학 및 기타 생리검사학 실습보고서

학교명: 학번: 이름:

순환생리기능검사학 및
기타 생리검사학

CHAPTER

VI

소화기계 검사

Section

15 내시경 검사

학습목표

1. 위내시경 검사 및 대장내시경 검사의 기본개념을 설명할 수 있다(B).
2. 위내시경 검사법 및 대장내시경 검사법을 설명하고 수행할 수 있다(B).

1. 위내시경 검사(Gastrovideoscopy)

1) 기본 개념

고도의 현대 과학 문명 속에 많은 혜택을 누리지만, 이로 인하여 생활양식이 복잡 다양하므로 시시각각으로 위협상황을 조성하여 긴장과 걱정, 두려움으로 스트레스를 직접 혹은 간접으로 경험하게 된다. 이 경험이 장시간 지속되면 신체 및 정신에 해로운 영향을 주게 되어 소화성 궤양 등의 질환이 생기며 이를 진단하기 위한 검사 중 위내시경 검사를 받게 된다.

2) 적응증

① 소아에서 고령자까지 연령, 성별 구분 없이 상부 소화관의 병변을 의심하는 증상이 있으면 특별한 금기사항이 없는 한 모두 내시경 검사가 가능하다. 증상이 없어도 숨어 있는 암, 또는 위암의 조기발견을 위하여 외관상 건강한 사람에게도 검사를 시행할 수 있다.

② 악성 빈혈, 위 수술을 받은 경우, 만성 위축성 위염, 위에 발생한 선종성 질환, 거대 비후성 위염, 위의 장상피화생의 경우, 위 수술 전·후의 병변의 관찰과 진단 및 평가가 필요한 경우, 위 출혈 등 급성 병변의 진단 시 출혈 부위 확인

③ 위암의 조기발견을 위한 정기적 검사: 40~50세는 2년에 1회, 50세 이상은 1년에 1회 시행

3) 검사 전 피검자 관리(그림 15-1)

① 검사 전 틀니(의치)를 제거하고 검사 당일 아침 양치질을 깨끗이 하도록 하고, 여자 피검자는 립스틱을 지우도록 한다.

② 침(타액)과 위액의 기포를 제거하기 위하여 가소콜(gasocol) 10 mL를 검사 10~30분 전에 경구 투여하여 점액 부액 부착으로 표재성 병변이나 미소 병변의 성상을 관찰할 수 있도록 한다.

③ 구토반사와 삼킴반사(연하반사)를 억제하여 내시경의 통과를 부드럽게 하기 위하여 2% 리도카

인(lidocaine viscous) 10 mL를 5~10분간 목젖 부위에 물고 있다가 삼키게 한다. 이처럼 물고 있는 것이 힘든 피검자일 경우에는 10% 자일로카인(xylocaine spray)을 분무하기도 한다.

④ 침 및 위액분비의 억제와 위장관 꿈틀운동(연동운동)을 억제하기 위하여 buscopan 20 mg을 검사하기 전 약 20~30분 전에 근육 주사하거나, 약 5~10분 전에 정맥 주사한다. 이때 부작용으로 홍조, 가슴 두근거림(심계항진), 시력장애, 현기증, 목마름(구갈), 배(복부) 및 방광팽창 등이 있으므로 심질환, 전립선 비대증, 녹내장 등이 있는 환자에게는 금기이다.

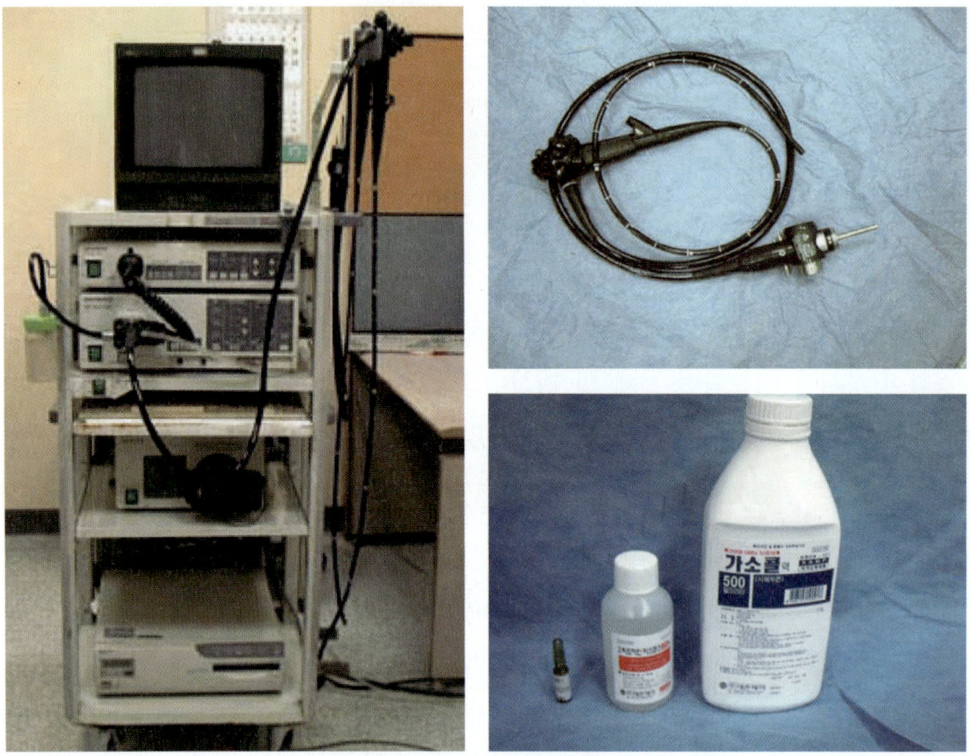

그림 15-1. 내시경 기구 및 전처치약

4) 검사 전 기구관리

(1) 광원장치 및 광원램프

충분한 광량이 되어야 밝은 시야를 확보할 수 있으므로 내시경 화면이 점점 흐려지거나 어둡게 되면 램프를 교체해야 하므로 검사 전 반드시 점검해 보아야 한다.

(2) 흡인장치

흡인력이 충분해야 효율적으로 검사가 진행되고 검사시간이 단축되므로 약할 때는 내시경에 연결되어 있는 흡인병의 뚜껑에 문제가 있는지 확인하고 교체하도록 한다.

(3) 카메라 및 필름

카메라의 빛의 노출이나 셔터의 속도가 <M.O.B>에 맞춰져 있는지 안에 필름은 들어 있는지 반드시 확인하여 진단에 중요한 자료가 되도록 한다.

(4) Connect cable

본체 image sourse와 내시경과 연결된 케이블의 접촉 불량은 없는지 확인한다.

(5) Polaroid film

기록장치 안에 리본과 기록지가 기종별로 충분히 제대로 장착되어져 있는지 확인한다.

(6) Scope

내시경의 4방향을 확인하고, 본체(system)에 연결하여 송기, 송수 버튼을 작동해 보아 이상 유무를 점검하고 내시경 렌즈를 거즈로 잘 닦은 후 검사 시작 전 반드시 white balance를 맞춰 놓아야 한다.

(7) Air container

송수 버튼을 통하여 내시경에 전달되는 공기와 물에 문제가 없노록 증류수를 채워 놓도록 한다. 이와 같은 과정으로 확인을 마친 내시경을 본체 한 대당 3대를 준비하여 1 : 1 세척이 가능하도록 한다. 매회 검사 시 수세법을 거쳐 자동 세척한 후 고무마개는 교환하여 멸균 소독한다. 색소내시경 검사를 하게 되면 즉시 시행할 수 있도록 소독된 카테터와 약제를 미리 준비해 놓는다.

5) 검사 중 피검자 관리

① 검사 중에는 위험하기 때문에 스스로 몸을 움직이지 않도록 해준다. 침대에 오를 때는 안경을 벗고 넥타이를 느슨히 한 후 왼쪽으로 비스듬하게 눕도록 한다. 피검자의 팔은 시술자의 몸에 닿지 않도록 가볍게 내려놓도록 하고 긴장을 풀도록 한다.

② 틀니가 있으면 빼고 마우스피스(mouth piece)를 가볍게 치아로 문 다음 베개를 베고 머리를 지나치게 뒤로 젖히지 말고 왼쪽 어깨를 뒤로 하여 인후두 부위를 넓게 하여야 삽입이 용이하다.

③ 내시경을 삼킬 때는 어깨, 목, 머리에 절대로 힘을 주지 않도록 하고, 내시경 기기와 마우스피스를 잘 관찰하면서 무의식중에 피검자가 갑자기 잡아 빼는 일이 없도록 도와주어야 한다.

④ 내시경이 식도를 지나 위 내로 들어오면 온 몸에 힘을 주지 않도록 눈을 뜬 상태로 코로 숨을 들이마시고 입으로 내쉬는 배호흡(복식호흡)을 하게 한다. 고개를 아래로 숙여 점액이나 분비물을 자연스럽게 흘러내리도록 하여 기도로 넘어가는 일이 없도록 주의하며, 위, 십이지장(샘창자)에 공기를 넣으므로 배가 부르고 트림이 나지만 2~3분 참도록 한다.

⑤ 내시경 시술이나 조직 검사를 할 때 피검자의 전반적인 상태와 청색증이 있는지 등 활력(vital sign) 징후를 관찰하며 의사가 필요로 하는 조직 생검 및 요소분해효소 검사(CLO 검사), 색소 내시경 등을 신속하게 시행할 수 있도록 준비를 하고 정확한 검사를 받도록 피검자에게 설명을 한다.

6) 검사 후 피검자 관리

① 검사를 끝낸 후에는 "수고하셨습니다", "잘 하셨습니다"라는 말로 격려하고 휴지로 분비물을 닦도록 하며, 침대에서 천천히 일어나도록 한다.
② 검사가 끝난 후 목 마취로 인하여 가래가 걸린 듯한 느낌이 들어 심하게 기침을 하여 뱉어내려고 하나 시간이 지남에 따라 서서히 편안해지므로 침은 입에 고인 것만 살짝 뱉어내도록 한다.
③ 추가로 시행된 검사에 대하여 혹시 암이 아닌지 불안해하므로 이해할 수 있도록 충분한 설명을 하고 알려준다.
④ 색소 내시경을 받은 경우 소변이나 대변의 색이 변하지만, 시간이 지나면 소실됨을 알려준다.
⑤ 틀니나 안경, 겉옷 등 소지품을 챙겨준다.
⑥ 내시경 검사 후 귀밑샘(이하선) 부위가 약간 압통이 있으면서 부어오르는 경우가 있으면 5~6시간 이후에는 자연히 가라앉으나 부어오른 부위를 마사지하듯 살살 비벼주면 회복에 도움이 되는 것을 설명해 준다.
⑦ 검사가 끝난 후 보통 목 마취가 풀리는 30~40분 후에 일반 식사를 하도록 하나, 만일 조직 검사를 받은 경우는 약 1시간 후에 유동식이나 원하는 식이를 할 수 있다고 설명해 준다.
⑧ 검사가 끝나면 긴장했던 마음이 안도감으로 변하여 가벼운 몸살을 앓는 경우도 있고 이때 오한과 발열이 있으나 24시간 내에 자연적으로 소실된다고 설명을 해준다. 또한 복통을 호소하는 경우가 있는데 검사 중에 들어간 공기로 인한 것임을 설명하고 가스가 배출되면 사라진다고 알려준다.

7) 검사 후 기구 관리(그림 15-2)

① Main 전원을 비롯한 모든 전원을 끈다.
② 사용한 내시경은 수세법에 의한 세척을 마치고 자동세척기에 세척하기 전 반드시 누출검사(leak test)를 시행하여 이상 유무를 확인하고 전자동세척 과정에 들어간다.
③ 검사 중 사진을 찍은 필름은 수거하여 의학 사진실에 보내어 현상하도록 하고 반드시 새 필름을 장착하여 놓고 카메라 스위치가 올바른 위치에 있는지 점검한다.
④ 생검 집게(겸자공, biopsy forcep)나 분무 카테터(spray catheter) 등 사용한 부속품은 깨끗이 세척하여 멸균 소독하여 다음 검사에 사용하도록 한다.

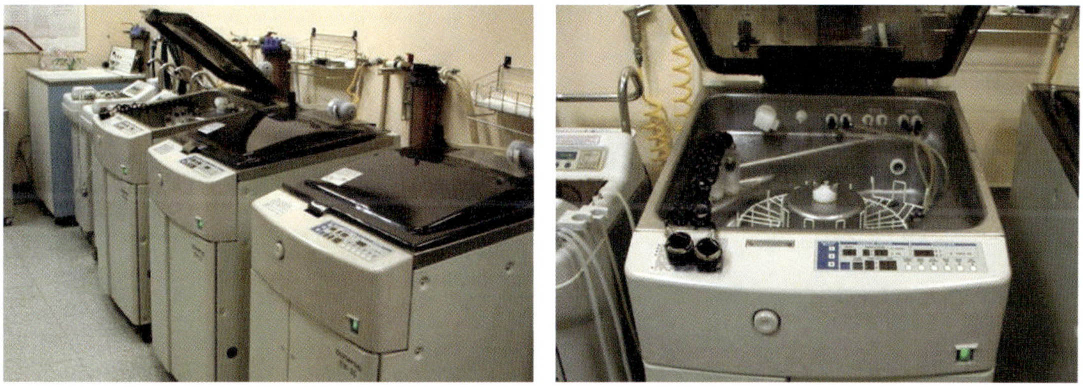

그림 15-2. 내시경 소독실

2. 대장 내시경 검사(Colonovideoscopy)

1) 기본 개념

최근 우리나라에서도 식생활이 서구화되면서 위 질환이 감소하는 반면, 대장암과 기능성 대장질환이 증가하는 추세를 보이고 있다. 경제성장에 의한 의료기술의 발달, 전 국민의 의료보험화 및 정보매체를 통한 교육 등의 영향으로 과거에 비해 진료 기회가 많아지고 노인층이 증가함에 따라 대장(큰창자)질환의 발견율도 점차 증가하고 있다. 따라서 이에 따른 대장 내시경 및 구불결장(S상결장) 내시경의 검사빈도 또한 증가하는 추세로 이들 내시경 기계관리, 적응증, 전처치 과정 및 내시경 검사과정에 대하여 숙지하고, 피검자에게도 힘든 검사이니만큼 피검자에게 정서적 안정을 줄 수 있도록 하여야 한다.

대장(큰창자)은 길이 약 1.5 m, 지름 약 7.5 cm 되는 장관인데 신체의 밖에서부터 안쪽 방향으로, 항문 → 직장(곧창자) → 구불결장(S상결장) → 하행결장(내림잘록창자) → 횡행결장(가로잘록창자) → 상행결장(오름잘록창자) → 맹장(막창자)의 순서로 이어졌으며, 회맹판(돌막창자판막)을 통하여 소장(작은창자)과 연결되어 있다.

2) 적응증

① 대장암의 선별 검사: 무증상이라 하더라도 40세 이상이거나 대장암의 가계력이 있는 경우
② 용종의 치료 및 치료 후 추적 검사
③ 대장 또는 직장출혈, 대변 잠혈반응 양성 또는 원인이 불명확한 철결핍성 빈혈
④ 변비, 설사 또는 복통 등의 대장 증상
⑤ 대장 조영술상 불명확한 병변의 확진 검사

3) 검사 전 피검자 관리

① 대장 정결법은 colonlyte를 사용한다.

② 검사 전날 저녁식사는 오후 6시경 흰죽이나 미음을 먹고, 자정 이후 금식하도록 한다. 검사 당일 오전 6시부터 4 L로 만든 액을 10분 간격으로 오전 9시까지 마시게 한다. 검사 3일 전부터 씨 있는 과일은 절대 먹지 않도록 교육하며, 고혈압 피검자는 검사 당일 예약 4시간 전에 충분한 물과 함께 약을 먹도록 한다. 2 L 정도 먹고 난 뒤부터 대변을 보기 시작하여 복용 후 4시간 후면 맑은 물과 같은 변을 보게 된다.

4) 검사 중 피검자 관리(그림 15-3)

① 탈의는 구멍 바지로 탈의시킨다. 허리띠를 조이지 않도록 설명한다.

② 일반적으로 왼쪽 옆으로 눕고, 무릎과 가슴을 붙이는 무릎–가슴체위(knee–chest position)로 시작하며, 검사 중 필요에 따라 체위를 변경하기도 한다.

③ 검사 중에는 변의, 통증, 배의 팽만감 등이 올 수 있음을 피검자에게 미리 알려주고 심해지는 경우 의사 표현할 수 있도록 한다.

④ 검사가 시행되는 동안 가능한 피검자의 곁에서 정서적 지지를 해 주고 몸의 긴장을 풀고 천천히 심호흡하도록 한다.

⑤ 배 압박법은 루프(loop)가 형성되어 내시경 삽입이 원활히 이루어지지 않을 때 시행하는 방법으로 구불결장(S상결장)과 횡행결장(가로잘록창자)에서 복벽의 지주를 받지 못하여 대장내시경의 삽입 압력에 의하여 형성되는 루프를 방지하는 것이다. 즉, 루프가 형성되려고 하는 부위의 가쪽의 배를 압박함으로써 루프가 형성되지 않도록 하는 방법이다. 구불결장(S상결장)의 루트가 발생되면 대장내시경을 루프가 소실될 때까지 대장 내시경을 뒤로 뺀 다음 아랫배의 정중선상 배꼽 바로 아래부위에서 보조자의 손바닥으로 왼쪽 엉덩뼈오목(iliac fossa)을 향하여 왼쪽뒤쪽으로 압박한다. 횡행결장(가로잘록창자)의 배압박은 배꼽 부위 상방을 손바닥으로 가로막을 향하여 압박하면 된다.

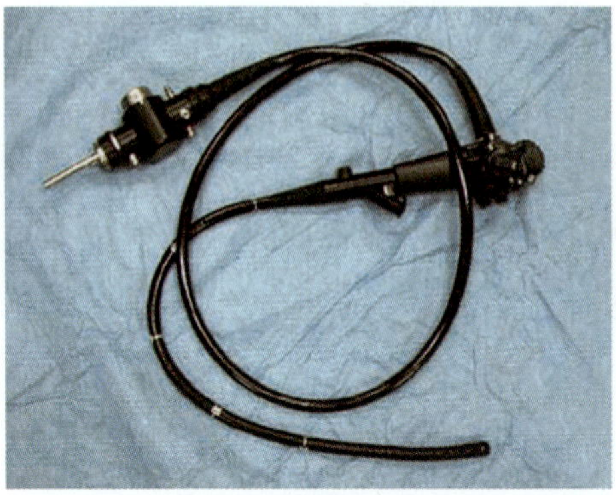

그림 15-3. 직장 내시경

5) 검사 후 피검자 관리

① 시술이 끝남과 동시에 검사의 종료를 피검자에게 알리고 "수고하셨습니다" 등의 말로 정서적 지지를 준다.

② 심한 복통이나 구역질(오심), 현기증 등의 증상이 있는가를 관찰한다. 우발적인 증상을 일으킬 수 있는 피검자는 회복실에서 휴식을 취하게 하고 안정된 후 귀가하도록 한다.

③ 내시경 삽입과정에서 다량의 공기주입(송기)으로 인한 배의 팽만감이 올 수 있음을 설명하고 가스를 배출하도록 한다.

④ 조직 검사를 한 경우는 이로 인해 어느 정도의 출혈이 있을 수 있으며, 출혈이 심할 경우 즉시 병원을 방문하도록 알려준다.

⑤ 대장내시경의 합병증 : 탈수 증상, 전해질 불균형, 전투약에 의한 부작용, 감염, 장천공 등이 올 수 있다.

6) 기계 세척 및 소독

① 내시경을 빼낸 후 즉시 내시경 표면에 묻어 있는 분비물이나 혈액을 잘 닦는다.

② 내시경의 각종 내강을 깨끗한 물이나 공기로 흡입한다.

③ 흐르는 물과 중성 세제로 내시경 표면을 잘 닦는다.

④ 생검관(겸자공, biopsy channel) 내부를 솔(brush)로 여러 차례 세척한 후 깨끗한 물로 잘 씻어낸다.

⑤ 자동세척기에서 세척한다.

⑥ 생검관의 고무마개는 검사 때마다 교환하고, 생검 집게(biopsy forcep)도 검사 때마다 교환하고 멸균 가스로 소독한다.

⑦ 모든 검사가 끝난 뒤에는 자동세척기로 세척 후 내시경의 전체 표면을 알코올 거즈로 닦고, 작업관(working channel) 내부는 실린지를 이용하여 알코올 용액으로 통과시킨 뒤 보관장에 걸어 보관한다.

3. 내시경적 역행성 쓸개이자조영술(내시경적 역행성 담췌관조영술, Endoscopic retrograde cholangiopancreatography, ERCP)

1) 기본개념

1968년 McCune 등에 의해 최초로 시행된 내시경적 역행성 쓸개이자 조영술은 담관(쓸개관) 및 췌관(이자관)질환의 중요한 진단 방법 중의 하나로 쓸개돌(담석)의 위치, 숫자, 모양 등을 파악하기 위해 십이지장(샘창자) 내시경을 이용하여 도관(cannula)을 십이지장유두(샘창자유두) 개구부를 통해 담관(쓸개관) 및 췌관(이자관) 내 삽입하여 조영하는 검사방법으로 현재는 췌관(이자관), 췌장(이자), 담도질환 등의 진단에 필수적 수기이다. 또한 이 수기를 이용하여 내시경적 유두괄약근절개술, 내시경적 역행성 담도배액술 등의 내시경적 치료가 획기적으로 발전하여 담관결석의 제거, 양성 또는 악성 질환에 의한 담췌관(쓸개이자관) 협착을 완화시키며 유두부 괄약근 내압 측정, 담즙(쓸개즙) 및 췌액(이자액)의 세포적, 화학적 검사 등에 널리 이용되고 있다.

2) 적응증

① 담낭(쓸개)나 췌장(이자)의 병변에 의한 황달의 발생이 의심되거나 황달의 감별진단 목적으로 담낭(쓸개) 및 췌장(이자)의 상태파악 목적
② 담낭(쓸개) 및 담도계 질환
③ 시술 전, 시술 후 담관(쓸개관) 및 췌관(이자관) 상태의 파악 목적
④ 췌장(이자) 질환으로는 재발성 급성 췌장염, 만성 췌장염, 가성 낭종, 농양, 종양 등이 있다.
⑤ 원인 미상의 상복부 통증
⑥ 기타 이자액이나 담즙(쓸개즙)의 채취, 생검, 연구목적으로 시행하기도 한다.

3) 검사 전 피검자관리

① 원칙적으로 입원을 하여 검사를 하며, 금식을 하는 것과 인후마취는 상부 소화관 내시경 검사와 동일하다.
② 피검자에게 수액공급이 필요한 경우가 많으며, 또한 검사직전에 피검자의 정맥혈관을 확보해 두어야 한다(20 G–18 G).
③ 피검자와 보호자에게 검사의 목적과 필요성 및 합병증에 대해 충분한 설명을 하며, 검사 및 수술에 대한 승낙서를 반드시 받아야 한다.
④ 검사 전 처방을 midazolam, buscopan, demerol을 준비해 둔다.
⑤ 피검자의 chart와 함께 strercher cart에 누운 채로 검사실로 이송한다.

4) 검사 전 기구관리

① 기기의 전원을 작동시키고 scope의 상태를 점검한다.
② Slide film 확인, 카메라 작동 확인, 비디오 확인, polaroid의 상태를 점검한다.
③ Dressing cart 위에 중방(일종의 포(布))을 편 후 필요한 물품을 준비한다.
④ 시술의에 따라 일반 catheter의 모양을 확인하고 조영제를 통과시킨다.
⑤ Balloon catheter의 풍선 모양을 확인한 후 조영제를 통과시킨다(air 방지).

⑥ Basket(대 · 중 · 소) 모양을 확인한 후 조영제를 통과시킨다.

⑦ Needle type paillotome의 needle의 모양과 그을음이 있으면 칼로 긁어 낸 후 핸들을 꽂는다.

⑧ Double type papillotome의 angle을 확인 후 핸들을 꽂고 조영제를 통과시킨다.

⑨ Guidewire는 0.025, 0.035를 따로 분류해 놓는다.

⑩ NBD는 생리식염수로 통과한 후 guidewire를 넣어 준비해 놓는다.

⑪ Bile bag과 연결관은 준비한다.

5) 검사 중 피검자 관리

① 피검자의 불안감에 대해 정서적인 지지를 해주며, 예상되는 불편감을 설명하여 협조를 구한다.

② 십이지장경이 위의 들문(분문부)를 통과하고 난 후에 buscopan을 주사하며 이때 피검자의 체위 변경을 도와주어 피검자를 엎드리게 하여 cannulation 후에 fluoro monitor상 조영이 잘 되도록 한다.

③ 검사 중 피검자가 고통을 호소하는 경우가 많으므로 의사의 지시에 따라 midazolam 등을 천천히 정주하며 완전히 잠이 들지 않도록 의식을 남겨두어 사고를 방지한다.

④ 수시로 피검자의 정맥혈관이 유지되는지와 혈압, 맥박 등 활력 징후를 관찰한다.

⑤ 담도 내 조영제 주입 시나 balloon 확상 시 생기는 고통에 대하여 설명해 준다.

⑥ 검사의 진행 정도를 설명해 주어 공포감과 긴장을 덜어준다.

6) 검사 후 피검자 관리

① 피검자의 협조로 검사가 잘 완료되었음을 알려주고 편안한 자세를 취하게 해준다.

② 검사 중에 흡입된 공기로 인해 배의 팽만감이 있으며 서서히 배출됨을 설명해 준다.

③ 필요시 의사의 처방에 의해 금식해야 함을 피검자와 보호자에게 설명해 준다.

7) 검사 후 기구관리

(1) 내시경 관리

쓸개관 내는 위 장관과 달리 무균 지역이므로 담도쓸개관 내로 삽입되는 부속기구가 지나가는 내시경의 생검관 내에는 멸균소독이 이루어져야 한다. 하지만 십이지장(샘창자)까지 내시경이 삽입되는 과정에서 위 장관의 분비물이나 정상 균주에 의해 오염되는 확률이 더 많으므로 완전멸균 상태로 유지되는 것은 불가능하다. 그러므로 일반적인 내시경 세척법을 적용하되, 특히 치료 내시경을 시행한 경우 시술 과정에서 혈액에 노출되는 경우가 많으므로 시술 때마다 이후 충분한 세척과 생검관 내부의 brushing, 소독, 건조가 이루어져야 한다. 또한 생검관 마개는 검사 때마다 교환하고 가능한 자동세척기를 이용한 세척을 시행하도록 한다. 내시경적 역행성 쓸개이자 조영술(ERCP) 검사와 관련되어 특히 주의하여야 할 내시경 감염은 피검자의 자신의 위장관에 정착하고 있는 균이 내시경 조작으로 인해서 피검자의 혈액에 감염되어 패혈증, 심내막염, 뇌농양, 경막하축농 등과, 폐쇄된 담관(쓸개관)의 조작으로 생기는 담도염이 발생할 수 있다.

(2) 부속기구 관리

① ERCP 검사에 사용된 부속기구는 다른 내시경적 시술에 비해 조영제의 사용이 빈번하므로 각 기구에 남아 있는 조영제의 성분을 미온수로 충분히 닦아낸다.

② 검사 종료 후 흐르는 물에 거즈를 이용하여 표면을 충분히 닦아주는데, 이때 약 30~40℃의 온수를 사용하면 조영제 제거가 다소 용이하다.

③ 주사기를 이용하여 각 기구 내부에 남아 있는 조영제 및 담즙(쓸개즙), 혈액, 분비물을 제거하기 위해 여러 번 물과 소독액을 통과시킨다.

④ 기구 내부에 공기를 주입하여 충분히 소독되는 저온 가스(EO) 소독을 시행하여 보관하도록 한다.

⑤ 소독을 시행하기 전 · 후로 기구의 형태나 기능이 정상인지 확인한다.

⑥ Balloon catheter 풍선이 터지지 않았는지 확인한다.

⑦ 바스켓은 철사의 모양이 잘 유지되는지 또는 전체적으로 꺾인 부위가 없는지 확인한다.

⑧ Guidewire는 선단부가 휘어진 곳은 없는지 확인한다.

⑨ 유도절개도의 wire가 끊어지지 않았는지 handle을 연결하여 당겨 보면서 확인한다.

4. 상부소화관의 내시경적 초음파단층 촬영술(Endoscopic ultrasoung scopy, EUS)

1) 기본개념

상부 소화관용 내시경적 초음파단층 촬영술(EUS)은 주파수가 7.5 MHz, 12 MHz용이 있으며 검사 도중 주파수의 변경이 가능하다. 최근 개발된 세경 초음파 탐촉자(miniature ultrasonic)인 UM-2R (12 MHz) 또는 UM-3R (20 MHz)은 통상의 내시경 검사 시 내시경 겸자공을 통해 초음파 탐촉자를 병변에까지 넣어 검사할 수 있도록 고안된 장비로써 심한 협착 등으로 검사할 수 없었던 부위의 병변도 검사할 수 있게 되었다(그림 15-4).

상부소화관용 EUS는 통상의 EUS로 검사가 곤란했던 담도계 종양, 근위부 담도(hepatic bifuraction, right and left hepatic duct) 종양의 평가, 병변의 평가 등에도 매우 유용하게 이용할 수 있게 되었다.

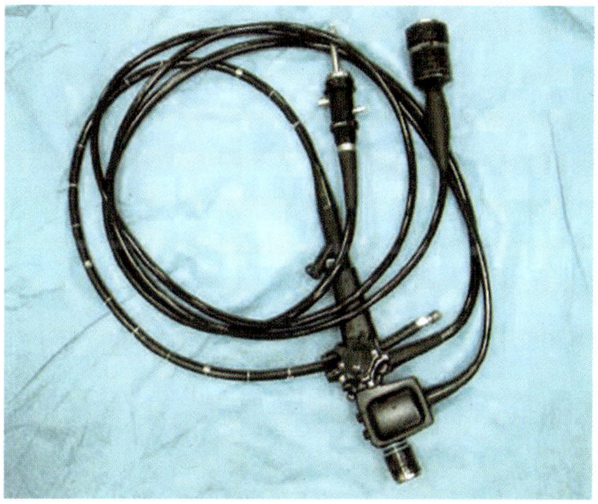

그림 15-4. 초음파 내시경

2) 적응증

① 식도암, 림프절 전이의 진단, 식도 정맥류, 식도 점막하 종양
② 위암: 암의 심달도, 림프절 전이, 원격전이, 위벽 내 병변의 상태 관찰
③ 수술 전 병기의 결정
④ 위점막하 종양: 점막하 종양의 양성 및 악성의 감별진단
⑤ 종괴의 발생 장소의 판정, 양성 및 악성의 추정 진단
⑥ 점막하 종양의 내시경적 치료의 대상선별이나 치료효과 판정
⑦ 위궤양: 궤양 단층상의 검토 가능, 궤양의 깊이, 반흔 조직의 확장 정도
⑧ 위점막하 종양과 벽외성 종괴에 의한 압박소견과의 감별진단
⑨ 점막의 재생구조 관찰, 궤양의 난치성 여부 감별
⑩ 췌장종양의 진단 및 심달도(혈관 침습 및 림프절 전이여부)
⑪ 췌관암(췌두부암, 췌체부, 미부암), 췌장낭성 종양, 점액분비성 췌장종양, 췌장도 세포종양(pancreatic islet cell tumor), insulinoma 만성 췌장염

3) 검사 전 피검자 관리

① 검사 전날 자정부터 금식을 한다.
② 입원환자는 반드시 눕는 카로 이송하고 외래환자는 검사 예약 시 검사당일 운전을 삼갈 것을 주지시키며 고령자는 보호자와 동반하도록 권유한다.
③ 위 내시경과 동일하나 경우에 따라 검사시간이 길어질 수 있으므로 검사 대상자의 나이 및 상태에 따라 오른쪽 팔에 정맥수액 주입을 유지한다. 특히 수면 EUS의 경우 반드시 수면내시경에 준한 전 처치를 시행한다.

④ 검사에 필요한 기본적인 chart 및 영상 FAX (CT, SONO) 등을 미리 점검하여 준비한다.

⑤ 틀니를 제거하고, 여성의 경우 립스틱을 깨끗이 지운 후 가소콜을 먹이고, 리도 카인으로 목 마취를 한다.

⑥ 전처치 시 buscopan 1 A를 IM하고 chart에 기록한다. 이때 피검자에게 전 처치로 인하여 어지러움, 입안(구강) 건조, 진땀이 날 수 있음을 알려 준다.

⑦ 검사 장비 및 기구를 점검하고 피검자의 등록번호 및 기록 상황을 입력한다. 이때 초음파 선단부에 부착되어 있는 balloon의 상태를 점검하고 공기를 완전히 제거해 놓는다. 또한 각 비디오테이프, 슬라이드 필름, 폴라로이드 페이퍼 및 리본 등을 점검해 놓는다.

⑧ 피검자는 왼쪽 옆으로 누운자세에서 시행하나 검사 중 자세를 바꿀 수 있음을 설명한다.

⑨ 전 처치 동안 피검자에게 검사목적 및 방법을 설명함으로써 긴장을 완화시키고 검사 동안 피검자가 협조할 수 있도록 유도한다.

⑩ 수면으로 시행 시 midazolam을 의사의 처방에 따라 3~5 mg 정맥 내로 서서히 주입한다. 이때 약제에 의한 부작용이 있을 수 있으므로 주의 깊게 관찰하고 기록한다.

4) 검사 중 피검자 관리

① 피검자에게 마우스피스를 물린 후 가능한 힘을 빼도록 부드러운 말로 긴장을 완화시킨다.

② 내시경(scope)에 윤활제를 바른 후 서서히 삽입한다. 이때 피검자에게 혀는 바닥에 가만히 두었다가 내시경이 목에 닿으면 의사의 지시에 따라 삼키도록 한다.

③ 내시경 삽입이 끝나면 피검자에게 침을 삼키지 말고 옆으로 흘리도록 설명하여 분비물로 인한 기도 내 흡인을 방지하며 몸을 이완시키며, 호흡은 배호흡을 하도록 설명한다. 검사 진행 중 필요한 물품을 잘 공급해 주고 시술자를 도와 피검자가 검사를 잘 받도록 도와준다.

④ 쓸개-이자관 검사 시 보통 초음파 내시경을 valve나 antrum에 위치시킨 후 검사를 한다. 도중에 자세를 엎드린 자세로 변경하는 경우 수액줄이 걸리지 않도록 조심한다.

⑤ 검사 중에 병변을 잘 보기 위하여 위에 물을 채우는 경우(water filled method)에는 biopsy valve를 제거하고 water supply unit와 연결된 tube를 biopsy channel에 연결하여 물을 주입한다. 이때 피검자에게는 배 팽만감을 느낄 수 있음을 미리 알려주고 곡반으로 분비물을 흘리도록 하여 기도 내로 흡인되지 않도록 피검자의 머리를 아래 방향으로 돌리도록 한다.

⑥ Miniprobe 이용 시 2 channel scope을 준비하고, 1 channel은 water supply 용도로 쓰며 다른 한 channel로 miniprobe를 삽입한다.

⑦ 검사시간이 길어질 경우 피검자에게 “조금 자세히 보고 있습니다. 긴장하지 마세요” 등의 말로 검사가 잘 진행되고 있음을 알려 긴장완화를 유도한다.

5) 검사 후 간호 관리

① 내시경을 제거한 후 마우스피스를 제거하고 티슈 등으로 분비물을 닦아 내도록 한다.

② 진정제로 인하여 어지러움이 있을 수 있으며 검사로 인하여 목에 통증과 부종이 느껴지며 배 팽만감이 있을 수 있음을 알리고 서서히 가라앉는다고 설명해 준다. 입원환자는 이송반에게 연락을 하고 외래 환자는 충분히 휴식을 취하고 귀가하도록 한다.

③ 검사 후 무리한 운동이나 운전 등을 피하도록 권유하며 식사는 목 마취가 풀리는 30~40분 후에, 검사 중 생검을 한 경우는 1시간 후에 가능함을 알려준다. 입원환자의 경우 담당의사의 지시에 따르도록 한다.

④ 검사 결과지와 사진을 피검자의 chart에 부착한다.

⑤ Probe 사용 시 검사 후 알코올로 닦아 꺾이지 않도록 보관장에 세워 보관한다.

순환생리기능검사학 및 기타 생리검사학 실습보고서

학교명: 학번: 이름:

순환생리기능검사학 및
기타 생리검사학

CHAPTER VII

인체공학 검사

Section

16 인체동작분석 검사

학습목표

1. 인체동작분석 검사의 기본 개념을 설명할 수 있다(B).
2. 인체동작분석 검사법을 설명하고 수행할 수 있다(B).

1. 인체동작분석 검사의 기본 개념

걷는 것을 포함한 모든 수의적 움직임은 뇌, 척수, 말초신경, 근육, 뼈, 그리고 관절에 관여하는 복잡한 과정에 모두 연관된다.

인체동작분석 검사는 걸음이 어떻게 진행되는지, 잘못된 걸음인지 3차원적 데이터를 이용하여 검사한다. 지체장애자의 큰 비중을 차지하는 뇌성마비 등 신경근육성 질환이나 인체를 움직이게 하는 부분을 다루는 외과적 영역을 진단하고 이러한 환자의 움직임을 원활하게 만드는 것을 기본으로 한다.

2. 인체동작분석 검사법

1) 검사의 필요성

사람이 걸음을 걸을 때에는 순식간에 이루어지는 일련의 과정이므로 시각적으로 인식하지 못하는 인체의 움직임을 3차원적 분석장비를 통하여 의료진의 한계를 극복하는 데 있다.

2) 검사 전 처치 및 준비

피검자가 검사에 지장이 없는 최소한의 복장으로 검사에 임할 수 있게 한다.

3) 검사기기의 종류

Vicon 512 motion capture system

① CCD camera

② Video camera

③ Marker

④ Dynamic electromyography

⑤ Force plate

4) 검사법

(1) 비디오 촬영(Video taping)

피검자의 걸음걸이를 실시간으로 녹화하여 병적 보행의 근거를 남기어 수술 전·후에 피검자보행에 대한 평가를 바로 한다(그림 16-1).

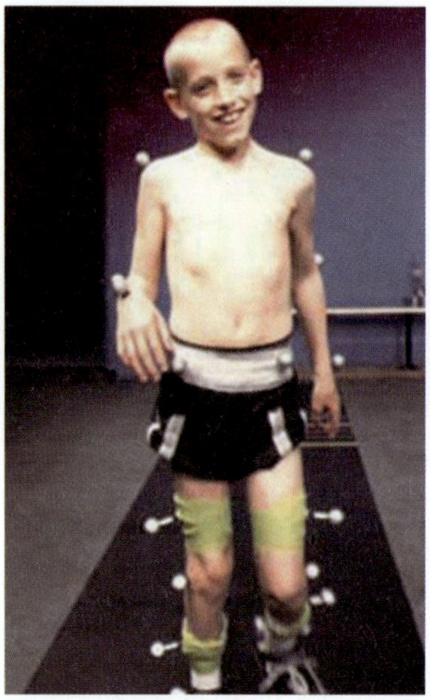

그림 16-1. 인체동작분석 검사 장면

(2) 운동역학과 운동형상학(Kinetics, kinematics)

- 운동역학(kinetics) 측정: 피검자가 보행하면서 힘판을 밟고 지나가는 동안 발 아래 걸리는 힘을 측정한다(그림 16-2).
- 운동형상학(kinematics) 측정: 힘에 대해 언급하지 않고 운동에 대한 영역의 데이터만을 보여준다.

(3) 역동적 근전도 검사(Dynamic electromyography)

피검자가 보행하면서 각 부분의 근육들이 순간순간 제 역할을 하여 정상적인 보행의 도움이 되는지를 검사한다(그림 16-3).

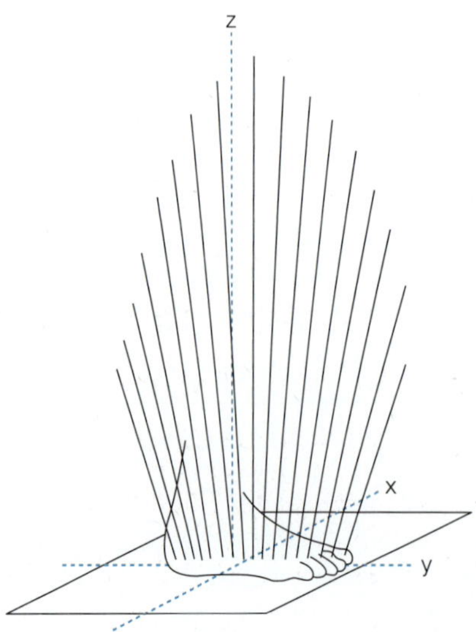

그림 16-2. 인체동작분석 검사(운동역학)

(4) 산소 소모량 측정(Energy consumption)

정상적인 보행과 비정상적 보행에서 작업의 완성도를 높이는 데 목적을 구하는 검사이다(그림 16-4).

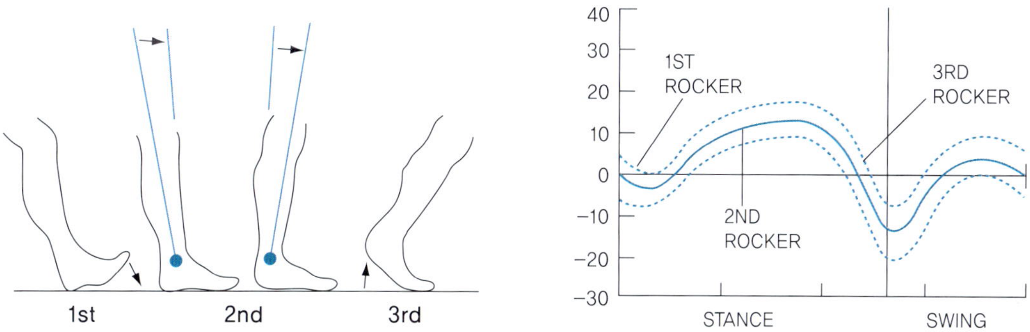

그림 16-3. 역동적 근전도 검사

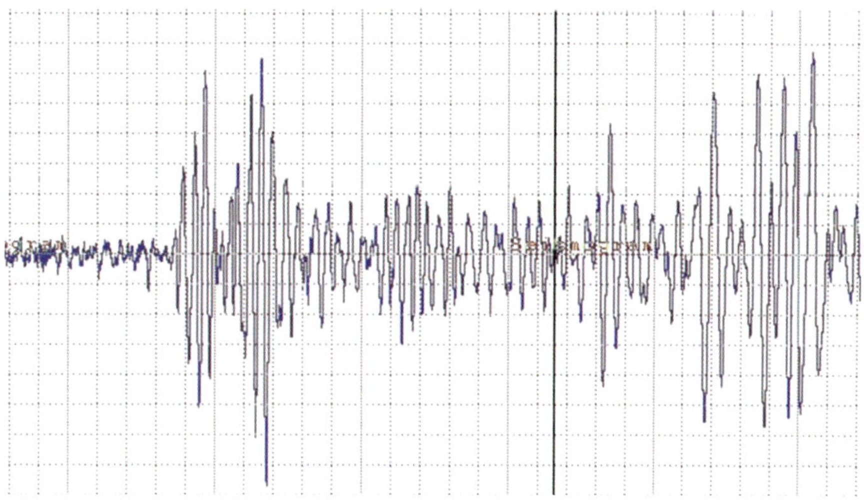

그림 16-4. 산소소모량 측정

(5) 질환 분석(그림 16-5)

뇌성마비, 인공관절치환술 전후, 변형교정술, 퇴행성관절, 파킨슨병 등.

(6) 관련 분야

스포츠의학, 산업의학, 인체공학, 애니메이션 등.

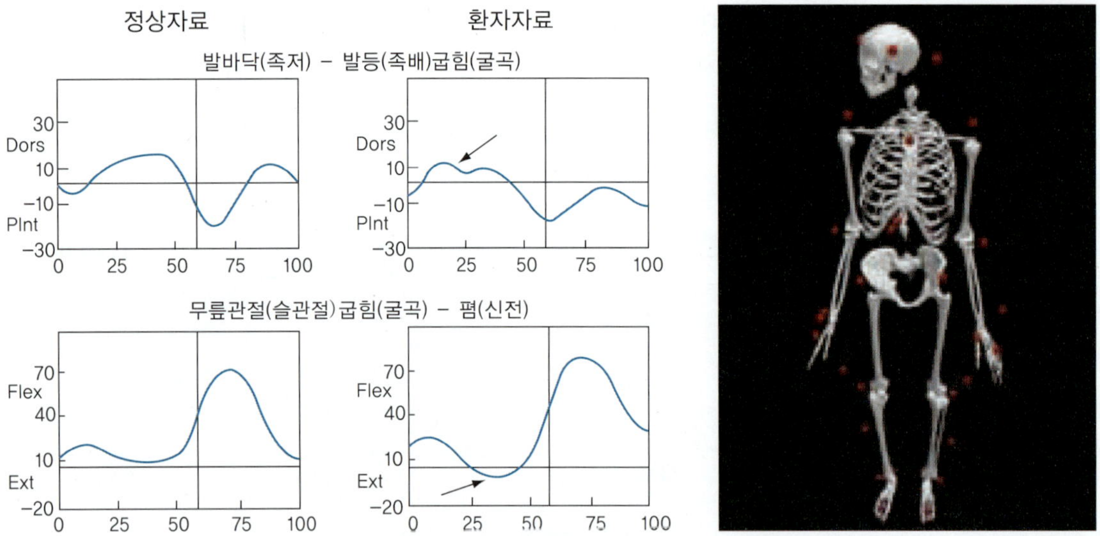

그림 16-5. 인체동작분석 검사 결과(정상과 비정상)

순환생리기능검사학 및 기타 생리검사학 실습보고서

학교명: 학번: 이름:

순환생리기능검사학 및
기타 생리검사학

CHAPTER VIII

뼈대계통 검사

Section

17 골밀도 검사

학습목표

1. 골밀도 검사의 기본 개념을 설명할 수 있다(B).
2. 골밀도 검사법을 설명하고 수행할 수 있다(B).

1. 골밀도 검사의 기본 개념

골밀도 측정법은 1963년 cameron과 sorenson에 의해 처음으로 임상에 도입되었으며 척추골을 포함한 전체 뼈대(골격)의 골밀도 측정이 가능하게 되었다. 측정기기에 따라 치밀뼈와 해번뼈를 분리 측정할 수 있게 되면서 골다공증의 진단과 치료효과의 판정은 물론 골절의 위험성을 예견하고 뼈에 영향을 미치는 대사성 질환의 판정에도 활용되고 있다.

골밀도가 골다공증에 이용될 수 있는 이유는 골밀도가 뼈강도(골강도)의 60~80%를 대변하고 골절의 발생과 밀접한 연관성이 있으며 비침습성이기 때문이다.

골밀도 측정방법에는 단순 방사선촬영 등 여러 가지 방법이 있으나 최근에 초음파를 이용한 골밀도 측정법이 임상에서 사용되고 있다.

1) 골다공증의 정의

미질병관리본부의 골다공증위원회(NIH Concensus Conference on Osteoporosis)에서는 '골다공증(osteoporosis)이란 절대적인 골량의 감소와 뼈조직(골조직)의 미세구조의 질 저하로 인해 뼈가 약해지고 골절이 쉽게 발생할 수 있는 전신성 골질환'이라고 정의하였다. 골다공증의 또 다른 중요한 특징은 뼈의 mineral/collagen ratio는 정상을 유지한다는 것인데, 이 비가 감소하게 되는 골연화증(osteomalacia)과 뚜렷하게 구별될 수 있는 소견이다. 세계보건기구(WHO)에서는 골밀도 측정기로 측정된 T-score를 기준으로 T-score가 -1.0까지를 정상, -1.0에서 -2.5까지를 골감소증(osteopenia), -2.5 이하를 골다공증으로 규정하였으나, 이것은 단순히 골밀도만으로 골다공증을 정의한 것으로 뼈 미세구조 변화에 따른 골절 위험도의 증가 및 연령 등의 다른 요소들은 고려되어 있지 않다.

2) 골다공증의 원인

골다공증의 원인은 여성에서 폐경 후나 남녀 모두에서 노인성으로 생기는데, 폐경 후의 골다공증은 해면질골의 감소로 척추 압박골절이 생기며 노인성 골다공증은 피질골과 해면질골 모두 약해져서 엉덩이 관절 주위에 골절이 호발한다. 골다공증을 잘 유발시키는 기존 질환으로 당뇨병, 갑상선기능항진증, 만성 신부전증, 류마티스 관절염에서 속발하며, 알코올이나 담배, 카페인의 과용이나 스테로이드나 제산제 같은 약제의 남용으로도 생길 수 있다.

증상은 요통과 가벼운 외상에도 쉽게 골절이 생기는데 척추 압박골절로 등이 굽게 되며 심하면 키도 작아지게 된다.

2. 골밀도 검사법

1) 정량적 초음파 측정법

초음파는 인간이 들을 수 있는 가청범위(20 Hz~20 KHz)를 벗어난 음파를 말한다. 이를 뼈대 측정에 이용할 경우 골밀도뿐만 아니라 뼈구조와 뼈의 탄성도까지 측정할 수 있다.

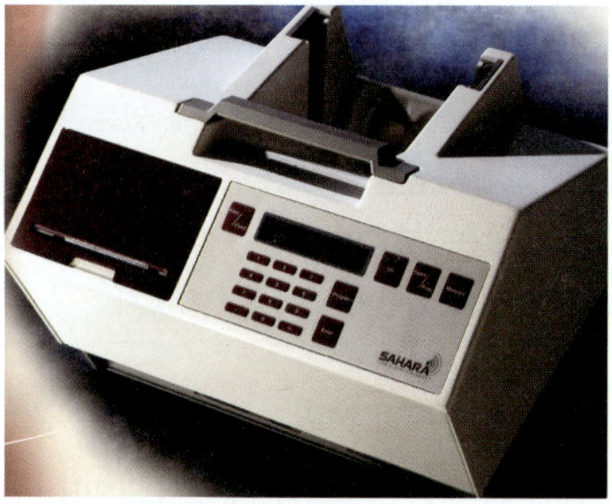

그림 17-1. 초음파 골밀도 측정기

최근에 물을 사용하지 않은 건조(dry) 방식은 비교적 저렴하고 방사능의 위험이 없다는 것이 장점이다(그림 17-1). 특히 뼈의 질적인 측면을 일부 반영하는 것으로 알려져 그 유용성이 기대되고 있다. 기존의 초음파 촬영기와는 달리 변환기(transducer)가 발신용과 수신용으로 나누어져 측정대상을 사이에 두고 마주보는 형태를 취한다(그림 17-1). 이 방법은 뼈조직을 통과하는 초음파의 감쇠와 속도를 측정하는 것으로 BUA (broadband ultrasound attenuation)와 SOS (speed of sound)의 두 가지 변수를 이용하여 골다공증을 진단하며 무릎뼈(슬개골), 발꿈치뼈, 정강뼈(경골), 발가락뼈(지골) 등에 적용할 수 있다.

BUA는 dB/MHz를 단위로 하여 뼈의 물리적 밀도와 압축력을 반영하며, SOS는 m/sec를 단위로 뼈의 탄성도, 뼈의 세기를 반영한다. 초음파의 속도(SOS)가 골밀도와 탄력성(elasticity)을반영하는데 탄력성의 경우 뼈의 구조적, 생체역학적 특성에 따라 결정되는 만큼 이와 연관성이 있는 것으로 추정된다.

<SAHARA 초음파 골밀도 측정기의 측정방법>

측정방법은 발꿈치뼈에 초음파를 투과시켜 측정하는 것으로 측정된 신호(signal)로부터 3개의 매개변수가 동시에 결정된다(그림 17-2).

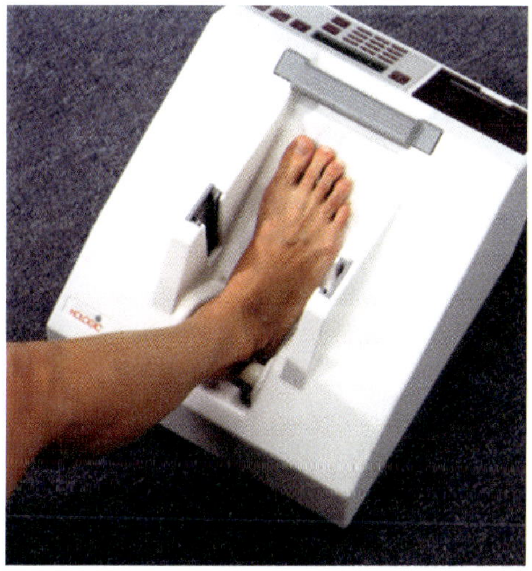

그림 17-2. 발꿈치뼈의 골밀도 측정

(1) BUA (Broadband ultrasound attenuation: 초음파 감소)

발신용 변환기(sending transducer)에서 초음파를 발생하여 측정 부위(발꿈치뼈, calcaneus)를 통과하여 나온 초음파를 수신용 변환기(receiving transducer)가 받는데, 이때 처음 발생한 초음파가 측정부위에서 얼마나 감소되는가를 측정하는 것이다.

측정단위는 뼈에 의해서 일으키는 소리의 loss를 db/MHz로 나타내고 측정범위는 20~130 db/MHz이다. 골밀도가 높을수록 이 수치가 높게 나타나고, 건강한 뼈는 BUA 값이 골다공증 뼈보다 높다. BUA는 뼈의 밀도, 미세구조, 뼈잔기둥의 분리정도를 측정하여 뼈의 질적인 면을 반영한다.

(2) SOS (Speed of sound: 초음파 속도)

초음파가 측정 부위를 통과하는 속도가 얼마나 빠른가에 따라 골밀도를 측정하는 것이다. 측정단위는 m/s로 표시되며 측정범위는 1,440~1,630 m/s이다. 이 또한 골밀도가 높을수록 수치가 높게 측정된다. 건강한 뼈는 골다공증 뼈보다 SOS 수치가 높다. SOS는 골밀도에 비례하여 속도의 증감이 있다.

(3) QUI (Quantitative ultrasound index/Stiffness)

종종 stiffness라고도 한다. 이는 BUA와 SOS 값에 의해 정해지는 매개변수로 뼈의 탄성도를 말한다. 즉, 뼈대에 가해지는 힘에 따라 눌러졌던 뼈가 원상태로 복원되는 정도를 말한다. 측정단위는 단순히 숫자로 표기되며 측정범위는 30~140이다. 골밀도가 높을수록 QUI 값이 높게 측정되고(탄성도가 높고), 골밀도가 낮을수록 탄성도가 낮게 나타낸다.

2) 진단

세계보건기구(WHO)에서는 BMD T-score로 골다공증을 진단하고 있다(그림 17-3). BMD (bone mineral density)는 뼈의 무기질, 즉 골밀도를 나타낸다.

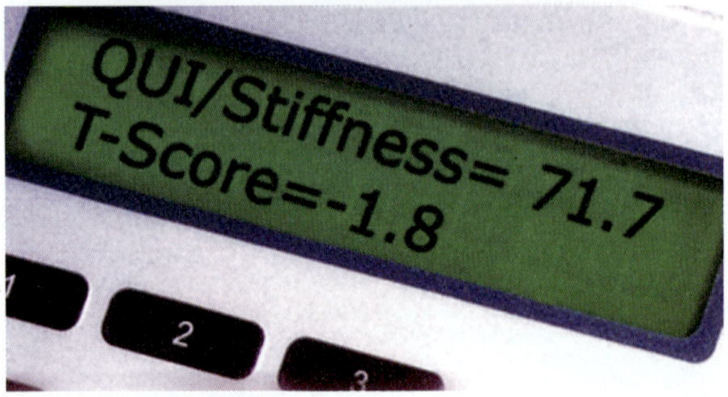

그림 17-3. T-score 지표

- T-score −1.0 이상인 경우: normal(정상)
  T-score −1.0에서 −2.5: osteopenia(골감소증)
  T-score −2.5 이하인 경우: osteoporosis(골다공증)

순환생리기능검사학 및 기타 생리검사학 실습보고서

학교명: 학번: 이름:

순환생리기능검사학 및
기타 생리검사학

CHAPTER IX

체열 검사

Section

18 체열 진단 검사

학습목표

1. 체열 진단 검사의 기본 개념을 설명할 수 있다(B).
2. 체열 진단 검사법을 설명하고 수행할 수 있다(B).

1. 체열 진단 검사의 기본 개념

1) 체열 진단 검사의 역사

신체의 피부에는 많은 혈관과 신경이 밀집되어 말단 부위 체온 조절에 중요한 역할을 한다. 체표면에서 수 mm 이내의 혈류 조절은 주로 자율신경계에 의해서 조절되고 인체표면의 국소적, 비대칭적 온도변화는 많은 사람들의 관심의 대상이 되었다. 기원전 400년 전 히포크라테스는 인체의 온도분포를 이용하여 질병을 알아내어 치료에 이용하고자 하였으며 몸에 진흙을 바른 후 빨리 건조되는 곳에 질환이 있다고 추측한 것이 체열 검사의 시초이다.

1800년에 William Herschel에 의해 적외선이 발견되었으며, 1948년 Leo Massopurt가 임상적으로 적외선 촬영을 시행하였고, 1956년 Lawson이 유방암 환자에서 암 부위의 체열 변화를 측정하여 보고하였다.

1973년 Duensing은 신경근육질환의 진단에 적외선 체열촬영을 처음 사용하였고, 1982년 Pochaczevsky와 Wexler는 접촉식 액정 체열 촬영 장치를 사용한 검사가 요추간판탈출을 비롯하여 신경근 병변의 진단에 매우 유용하다고 보고하였다.

1985년 Mills 등은 요추강협착증 환자에서 다리를 부분별로 구획을 정하여 체열분포의 정량적인 분석을 시행하였으며, 최근에는 컴퓨터 적외선 체열 영상진단 시스템을 개발해 사용하고 있다.

2) 체열 진단 검사의 원리 및 특징

체열 진단검사는 인체에서 방출되는 열을 탐지하여 체표면에서의 열의 분포를 나타내어 질병을 관찰하는 방법이다. 체열은 정상적인 인체기능, 질병, 상처로부터 발생되는데 이것을 광학사진과 유사한 방법으로 수집해 전기적 신호로 변환하여 영상으로 나타낸 것이다. 영상은 실시간 관찰이 가능하며 대부분 인화지나 폴라로이드 필름에 기록한다.

체열 진단 검사법의 종류는 초음파 열진단법, 액정 적외선 체열법, 컴퓨터 적외선 열진단법이 있으나 최근에는 컴퓨터 적외선 열진단법이 주로 이용된다. 이 방법은 인체로부터 방출되는 적외선을 검출장치로 검출하여 영상으로 기록하는 방법으로 인체로부터 방출되는 적외선의 파장범위는 20~240 nm 정도이다. 검출기의 감도를 높이기 위해서 검출기는 낮은 온도를 유지해야 한다. 최근에는 액체 결정체가 개발되어 임상에서 이용하고 있다.

액정 적외선 체열진단법에서는 콜레스테롤 유도체의 분자회전력을 이용한 액체상의 결정체로 환부의 열에 의한 온도차를 0.2℃까지 감지할 수 있다. 검출기의 온도범위는 3~5℃ 정도이고, 10개 정도의 검출기를 이용하여 21~40℃까지 측정 가능하다. 낮은 온도 부위는 갈색으로 나타나고, 온도 상승에 따라서 밝은 갈색, 황갈색, 노랑, 초록, 밝은 청색, 암청색 순서로 나타난다.

최근에는 컴퓨터 및 전자공학 기술의 급속한 발달로 신체에 접촉하지 않고 편안한 자세로 촬영할 수 있는 컴퓨터 적외선 체열 진단 시스템이 개발되어 이용하고 있다.

이상과 같이 적외선 체열 진단 검사법은 인체의 피부표면에서 자연적으로 방출되는 극미량의 적외선을 감지하여 인체의 통증 부위 및 질병 부위의 미세한 체열 변화를 컴퓨터가 컬러 영상으로 보여주어 신체의 이상 유무를 진단하는 검사방법이다. 감각신경섬유에의 자극, 즉 통증이 있는지 없는지를 객관적으로 시각화하여 측정, 평가, 진단할 수 있는 유일한 진단 검사방법이다.

액정 체열 촬영 검사는 온도 변화에 따른 색상의 변화가 일정하지 않고 인접 색상으로의 갑작스러운 변화가 일어나 자연스럽지 못하여, 신체의 굴곡 부위 촬영과 넓은 부위를 검사할 경우 어려움이 있다. 반면에 컴퓨터 적외선 체열 진단 시스템은 편안한 자세에서 전신을 촬영할 수 있으며 인체의 모든 질환 부위의 미세한 체열 변화도 정량적으로 정확히 측정할 수 있는 장점이 있다.

컴퓨터 적외선 체열 영상진단 시스템은 하드웨어 시스템, 적외선 검출기, 스캐너, 데이터 처리장치, 저장장치, 흑백 및 컬러모니터, 키보드 등으로 구성된다(그림 18-1).

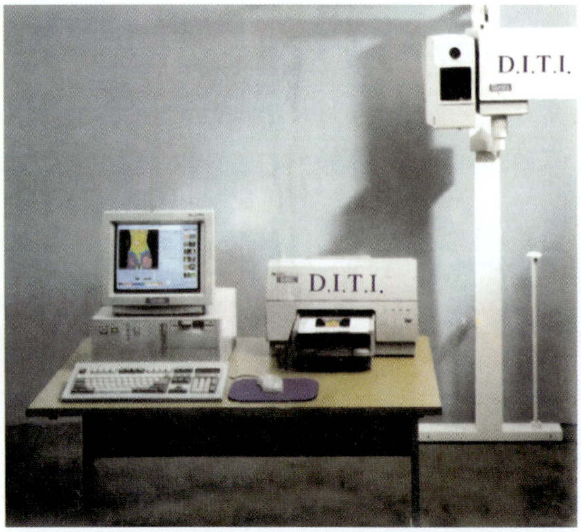

그림 18-1. 컴퓨터 적외선 체열 진단 시스템

인체에서 방출된 적외선을 인듐 안티모니 화합물(indium antimonide)이나 카드뮴 수은 텔루라이드 화합물(cadmium mercury telluride)을 이용한 검출기가 감지하여 A/D 변환기를 거쳐 컴퓨터에 저장된다.

컴퓨터를 조작하여 검사 부위의 위치와 크기를 조절할 수 있고, 그 부위에 제한온도를 정확하게 측정할 수 있으며, 일정한 온도범위만 나타내어 동일 온도 부위에 대한 비교 관찰과 일정온도 이하의 영상을 제거하여 의심 부위를 관찰할 수 있다. 피검자의 몸에서 방사되는 적외선 열에너지가 카메라에 의해 적외선을 전기적 신호로 변화시키고 증폭하여 영상화한 것으로, 이 영상은 조직에서의 온도 차이를 세밀하게 나타낼 수 있어야 임상적으로 의의가 있다.

인체에서 방출되는 체열은 감지장치에 도달할 때까지 방해를 받지 않아야 하므로 피검자는 탈의해야 하고 검사목적 부위의 인근조직에서 방출되는 적외선은 제거해야 한다. 적외선은 직진하므로 피검자는 장치의 정면에 위치시켜 직접 검사해야 한다.

2. 체열 진단 검사의 유용성 및 임상적용 질환

적외선 체열 진단 검사법은 인체의 해부학적 이상 유무를 진단하는 컴퓨터단층촬영장치(CT)나 자기공명영상장치(MRI)와는 달리 인체의 생리학적인 기능의 이상 유무를 찾아내는 진단 검사법으로 인체에 방사선 노출이 없고 통증이나 해가 없으며 신체 부위별로 정확한 진단이 가능하다. 수술전후의 신경근을 비롯한 여러 부위에 대한 이상 부위를 계속적으로 추적하는 것이 가능하고, 체내에 신경학적, 생리학적 이상 유무의 판단을 가능하게 하며, 임상적용질환은 아래와 같다.

1) 척추계 질환

급만성 요통 및 좌골신경통, 척추디스크 질환, 척추관협착증, 척추분리증 및 전방전위증

2) 신경계 질환

말초신경손상, 척수손상, 자율신경계질환, 땀과다증, 삼차신경통, 뇌졸중 후유증, 편두통, 안면신경장애

3) 근골격계 질환

퇴행성 관절염, 각 종 류마티스, 뼈 및 연부조직 종양, 운동–감각신경근염, 혈전증, 근육이완, 급성 염좌, 오십견(어깨), 경부통(목)

4) 심혈관계 질환

말초혈관장애, 버거스씨병, 심혈관혈전증, 레이노드씨병, 혈관문합술 후 효과확인, 무혈성 괴사, 선단청색증

5) 이비인후과 및 치과계 질환

부비동염, 악관절 질환, 아래턱뼈 염증질환

6) 비뇨생식계 질환

고환정맥류, 척추신경 손상에 의한 마비성 발기부전

7) 외과 및 부인과 질환

유방암, 부갑상샘 또는 갑상샘질환, 전이성암, 화상, 유방종양, 자궁종양, 냉증

8) 기타

알레르기성 피부염, 수술 전후 통증효과 확인, 피부 및 각막이식 수술 후의 효과판정, 교통사고 환자 통증 확인

3. 체열 진단 검사법

1) 피검자의 준비사항

- 검사 24시간 전부터
  - 각종 물리치료를 중단해야 한다.
  - 피부에 자극을 주는 모든 검사와 치료를 피해야 한다.
  - 복용 중인 약은 중지해야 한다. 단, 치료제인 경우는 주치의와 상의해야 한다.
- 검사당일
  - 미지근한 물로 샤워해야 한다.
  - 로션이나 연고는 바르지 않아야 한다.
  - 접착하는 파스 제품류는 사용하지 않아야 한다.
  - 담배나 알코올성 음료는 일체 삼가야 한다.
  - 불가피한 경우를 제외하고는 코르셋 등 보조기를 착용하지 않아야 한다.
  - 의복은 편안한 옷으로 입고 신체에 부착하는 모든 액세서리(반지, 시계 등)는 착용하지 않아야

한다(속옷은 가급적 흡수성이 좋은 면류를 착용하는 것이 좋다).

- 탈의 후 10분간 체온을 안정시켜야 하며, 체온을 안정시키는 동안에는 병소 부위를 자극하지 말아야 한다.

2) 검사 전 설명과 동의

검사 전에 반드시 피검자에게 충분한 설명을 하고 동의를 구한다. 검사의 필요성, 검사 전의 준비, 검사의 내용, 검사의 장점이나 단점 등 검사의 전반에 걸쳐 상세하게 설명한다. 또한 검사 전에 음식, 음주, 흡연, 약제사용의 제한 및 검사 당일의 탈의와 순화(온도 등의 검사실 환경에 적응하는 것)의 필요성 등에 대해서도 동의를 얻어야 한다.

3) 검사 주의사항

체온의 변화를 일으키는 원인은 다양하다. 예를 들어 식사나 흡연 외에도 내·외복약이나 임상 검사, 검사실의 환경, 화장품까지도 검사할 체온에 영향을 주는 경우가 있으며, 감기에 걸려도 피부온도가 변한다. 검사의 재현성을 유지하기 위해서 검사 시에는 측정 환경이나 생체의 상태를 일정하게 유지하여 온도 변화를 초래하는 인자를 가능한 배제해 주어야 한다.

체열 진단 검사는 다음과 같은 조건에 따라서 실시해야 하는 것이 바람직하다.

① 공기 이동이 없는 검사실 내에서 실시한다. 바람은 체표온도에 큰 영향을 미치므로 냉·난방기 등은 잠시 동안 끈다.

② 실내온도는 25℃ 이상으로 유지한다(중립온도는 벌거벗은 상태에서는 약 29~31℃, 가벼운 옷을 입거나 상반신 노출 상태에서는 약 25~29℃가 되게 한다).

③ 실내 습도는 통상 50% 전후로 유지한다(상대 습도는 50~70%).

④ 15~30분간 검사실의 온도에 대한 적응 과정을 거친다.

⑤ 검사 시 체위를 일정한 방향으로 향하게 한다. 통상 정면에서 측정한다.

⑥ 주위의 열원, 적외선을 차폐한다. 태양광, 백열등, 스토브 등은 칸막이 등으로 차폐한다. 단, 형광등이나 유리를 통한 외부광선의 영향은 비교적 적은 편이다.

⑦ 옷, 모자, 마스크, 화장품, 립스틱, 아이섀도, 크림, 안대, 콘택트렌즈, 매니큐어, 시계, 액세서리, 반지 등을 제거한다. 체표면의 방사율에 차이가 발생하는 것은 외부의 온도변화에 의한 것일 수도 있다.

⑧ 검사 전 음식, 운동, 흡연, 음주 등을 제한한다. 검사 직전의 음식 섭취와 과도한 운동은 피한다. 4시간 이상 금연하고, 검사 전날은 금주한다.

⑨ 영향을 미칠 수 있는 각종 임상 검사를 제한한다. 근전도 검사, 혈관 및 림프관 조영검사는 24시간 이내에는 실시하지 않는다. 생검이나 침을 이용하는 근전도 검사는 72시간 이내에 실시하

지 않는다.

⑩ 영향을 미치는 각종 치료를 제한한다. 혈류변화를 가져올 수 있는 약물의 내 · 외복약, 습포약의 사용 등은 검사 당일에 중지한다.

⑪ 검사의 재현성과 시간에 따른 변화를 확인하기 위해 최초에 촬영한 영상과 동일 부위를 마지막에 한 번 더 확인하는 것이 좋다.

⑫ 생체의 내인성 온도변화를 고려한다. 일내주기, 월내주기, 연내 주기, 성주기, 심박주기 등이 체온의 변화에 관여할 수도 있다.

⑬ 당일의 신체상황을 고려한다.

⑭ 검사 중에는 불편한 자극이나 부하를 주지 않도록 배려한다.

⑮ 일반적으로 왼 · 오른쪽을 동시에 촬영한다. 동일 개체 내에서 동시에 왼 · 오른쪽의 차이를 비교하면 외적인자가 대부분 제거된다. 검사 전에는 가능한 측정 부위에 손을 대지 않는다.

4) 검사 시 기재 사항

피검자나 측정 환경에 대해서는 아래의 항목이 따라 기재하는 것이 바람직하다.

① 연령, 성별, 주소

② 신장, 체중, 팔다리 길이, 지방층의 두께

③ 피검자명

④ 마지막 음식 섭취 시간 및 흡연시간

⑤ 옷을 입은 양

⑥ 성주기, 운동경력

⑦ 신체 운동 가능성의 정도

⑧ 기타 체온분포에 영향을 미칠 것으로 판단되는 신체상황(검사 부위의 상태, 검사 시의 치료내용, 다른 검사내용, 기왕증)

⑨ 검사연월일과 시각(체온이 아침에 낮아지는 일내변동의 경향이 있기 때문에 이른 아침의 검사는 피한다).

⑩ 날씨, 외부온도, 실온, 습도, 주변 벽 온도의 시간에 따른 변화

⑪ 검사실 온도의 적응시간

⑫ 체온

⑬ 측정 부위와 체위

⑭ 중심온도와 측정 온도범위. 일반적으로 온도범위를 작게 하면 명암이 명확하게 되어 선명한 결과를 얻을 수 있다.

⑮ 그 외의 측정 조건(혈압, 모니터 등 검사 중간에 실시한 각종 계측 결과도 기재한다).

5) 검사 순서

(1) 검사실의 준비

보다 좋은 측정을 위해 일정한 환경조건의 유지가 가능한 항온, 항습, 무풍 상태가 유지된 검사실이 필요하다. 또한 검사에 영향을 주는 광원, 열원도 가능한 배제해야 한다.

가능하면 검사실에 영향을 미치지 않는 광원, 열원을 갖춘 독립된 공조 설비가 있는 전용 검사실을 사용하는 것이 바람직하다. 또한 피검자가 입실하기 전에 미리 검사실 내의 환경조건을 검사에 적당한 정상 상태로 유지하는 것도 잊어서는 안 된다. 검사 직전에 체열 진단 검사 장비의 전원을 켜는 것은 너무 늦으므로 사전에 켜고 워밍업을 해두어야 한다. 검사 중에는 검사자나 다른 피검자의 출입도 제한해야 한다.

(2) 검사 실시

실제로 검사 방법은 사용 장비의 정해진 소작법에 따른다. 정상인의 경우 아침에 피부 표면 온도가 낮아지는 경향이 있기 때문에 이른 아침의 검사는 가능한 피한다. 통상 정면에서 촬영하는 경우가 많지만 필요할 경우 측면이나 비스듬한 상태로 촬영하기도 한다.

일반적으로 건강한 정상인의 경우 약간의 피부온도 좌우차가 있지만, 좌우차가 0.5℃ 이상의 차이가 있을 경우 질병이 있을 가능성이 높고, 1℃ 이상의 좌우차가 있을 때는 이상이 있다고 생각해도 좋다. 더욱이 동일 개체 내에서 동시에 좌우 차이를 비교하면 대부분의 외적 인자가 제거되는 이점도 있다. 정면 촬영의 경우 좌우를 동시에 촬영하는 것이 일반적이다.

피검자 아닌 다른 사람으로부터의 방사가 측정결과에 영향을 미칠 가능성이 있기 때문에 촬영 시 검사실에는 피검자 이외는 무인상태로 유지하는 것이 바람직하다(그림 18-2).

6) 측정조건과 검사기록의 보존과 활용

측정조건에 따라서 검사 결과가 달라지기 쉬운 검사이기 때문에 검사의 재현성을 유지하는 것이 중요하고, 측정조건을 충실하게 기록해 두지 않으면 안 된다.

4. 체열 진단 검사의 임상적 판단 기준

적외선 체열 진단 검사에서 정상 성인은 체열분포 양상이 항상 좌우가 대칭적 양상을 보이는 것에 반해, 양쪽 체열분포의 비대칭적 양상은 비정상으로 진단하는 가장 중요한 요소가 된다.

정상 체열생리 기전이 인체의 체온은 시상하부의 온도 조절중추를 통한 되먹이기 기전에 의해 유지되며, 신체의 양쪽에 동시에 밀접한 영향을 주기 때문에 체열분포가 대칭적으로 나타나고 정상적

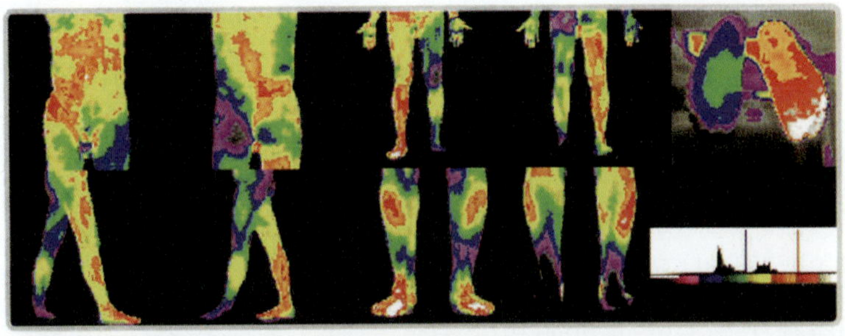

- 진단명
  허리디스크
  (Lumbosacral Disc (L5))
- Position
  하체촬영 시 자세
  (Lumbar Position)

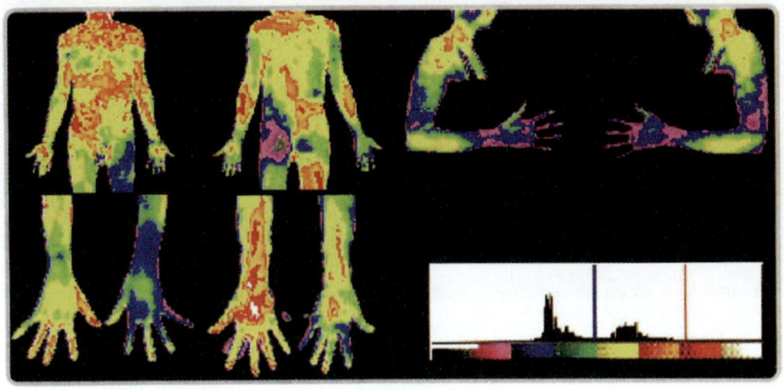

- 진단명
  목디스크
  (Cervical Disc (C8))
- Position
  하체촬영 시 자세
  (Cervical Position)

그림 18-2. 컴퓨터 적외선 체열 진단 검사 결과

인 신체의 왼 · 오른쪽 온도차이는 평균 0.3℃ 이내이다.

따라서 체열분포의 심각한 비대칭적 양상을 보일 때에는 병적으로 간주되며, 국내의 경우 왼 · 오른쪽의 온도차가 0.5~0.7℃ 이상의 차이를 보여야만 비정상적인 양상으로 인정하고 있다.

적외선 체열 진단 검사에서 촬영된 영상에 나타나는 각각의 색깔은 촬영 부위의 절대적인 온도분포를 나타내는 것이 아니라, 왼 · 오른쪽의 상대적인 온도분포를 나타내므로 검사에서 정확한 비교는 검사당일에 촬영된 체열영상의 왼 · 오른쪽의 온도차이의 변화와 체열분포 모습에 중점을 두어야 한다.

이상과 같이 적외선 체열 진단 검사는 환자의 치료 및 수술 전 · 후의 체열 촬영을 통한 왼 · 오른쪽의 온도차와 체열이상 모습의 유무가 진단의 기초자료가 되어 치료의 효과, 병증확정을 판단할 수 있다.

찾아보기

국문색인

ㄱ

가슴유도 / 47
각 / 29
각차단 / 48, 79
간편법 / 90, 93
갑상샘항진(증) / 50, 220
강도 / 218
검사자 관점 / 79
결절 / 57
결절간심방전도로 / 26
결절사이심방전도로 / 26, 28
고도 방실차단 / 163, 164
고역특성 / 63
고열 / 146, 148
고칼륨혈증 / 151, 176
고칼슘혈증 / 50, 51, 177
고평부 / 32
고혈압 / 99, 136
골다공증 / 283
골다공증위원회 / 283
골드버그 / 43
골밀도 / 283
굴(동)부정맥 / 150
공기압 혈량측정법 / 243
과민성 목동맥팽대 / 146
과상기 / 37
관상동맥 / 25, 51
관상동맥질환 / 140, 146
관상순환 / 25
관상정맥 / 25
관성 T파 / 57
광 혈류량검사 / 249
교감신경 / 26
교류 / 113
교류식 / 60
교류장애 제거장치 / 65, 113
교류전원 / 66
교정 / 64, 122
교정보턴 / 63
교정파 / 112
교통반 / 37
굴심방결절 / 18, 23, 26, 27, 128
근전도 / 7, 112
급성심근경색증 / 51, 145
급성 심막염 / 204
급속충만기 / 39
기능적 융합체 / 37
기록부 / 59, 61
기립경사 검사 / 253
기준선 / 39
기질성잡음 / 220

ㄴ

날숨(호식) / 41
내시경적 초음파단층 촬영술 / 268
뇌파 / 7
뇌혈관 질환 / 51
느린 심실박출기 / 222

느린 충만기 / 41, 223
늘어진하강 / 53

ㄷ

다발갈래 / 29
단극가슴유도 / 73
단극유도법 / 43
단회부하검사 / 207
당뇨병심근병증 / 50
대동맥판막 / 20, 222
대동맥판막협착증 / 203
대장 내시경 검사 / 263
덧전도로 / 29
동맥경직도 / 236
동맥경화 / 236, 247
동맥경화진단 / 5
동맥경화진단검사 / 235
동방결절 / 18, 23, 27
동방차단 / 151, 152
동빈맥 / 41, 148
동서맥 / 41, 149
동요 / 112
동정맥루 / 220
동정맥샛길 / 220
동정지 / 151
두개경유 도플러 / 8
두 봉우리 / 55
들숨(흡식) / 41
등가이중층 / 32
등용이완기 / 39
등용적수축기 / 39
등용적확장기 / 39
등(용)적수축 / 221
등(용)적확장 / 223
디기탈리스 / 45, 175, 212
디기탈리스 제제 / 146

ㄹ

류마티스성 심장병 / 146

ㅁ

만성폐쇄폐질환 / 99
맥박파속도 / 236
맥파 검사 / 5
목동맥-넓적다리동맥 맥박파속도 / 236
문턱강도 / 31
문턱전위 / 31

ㅂ

바닥선 동요 / 64, 65, 110
박출기 / 39
반달판막 / 39
반시계방향 / 100
반시계방향회전 / 79, 102
반월판 / 20, 39
발가락-위팔 압력 지수 / 238
발가락-팔 압력 지수 / 240
발목-위팔압력지수 / 239
방실결절 / 26, 28
방실다발 / 26, 47
방실이음부 / 28
방실접합부 / 28, 47
방실접합부 조기수축 / 153
방실차단 / 38, 47
방실판막 / 20, 39, 219
버퍼증폭기 / 63
보정 / 63
보통이상기 / 35
부교감신경 / 26
부정맥 / 45, 128
부전도로 / 29
부하심전도 / 5
분극 / 30

분리식 경청 / 230
분열 / 57
분절별 압력 지수 / 240
분절별 혈압 측정 / 249
불분극전극 / 62
불완전방실차단 / 163
불응기 / 32, 35
비디오 촬영 / 276
비만증 / 48
비침습적 검사 / 5
빈도 / 218
빈맥형 부정맥 / 147
빈혈 / 148
빠른 심실박출기 / 222
빠른 충만기 / 39, 223

ㅅ

사이막 / 19
사이원반 / 37, 44
산소 소모량 측정 / 277
삼중부하 / 207
삼첨판막 / 20
삼첨판역류 / 138
상대불응기 / 35
상대정맥 / 18
선별검사 / 61
선천성 심장병 / 146
선천성 심장질환 / 219
세포결합체 / 37
소리의 강도 / 220
속빈장기 / 18
수공기 / 36
수축기 / 39, 221
수축성 / 38
수축전기 / 224
수평면 유도 / 71
수평하강 / 53
숨뇌 / 25
승모판막증 / 50
승모판성 P파 / 133
시간 / 57, 58
시계방향 / 100
시계방향회전 / 101
시정수 / 63, 64
실무율 법칙 / 35, 38
심근경색증 / 25, 53, 79
심근병증 / 45
심근손상 / 48
심근층 / 21, 22
심근허혈 / 54, 140
심기전력(탈분극) / 100
심낭삼출액 / 48
심낭염 / 142
심내막 / 21, 22
심내막밑허혈 / 53
심내막하경색증 / 54
심내막하허혈 / 53
심박곡선도 / 5
심방 / 18, 19
심방간전도로 / 26
심방빈맥 / 157
심방사이막 / 19
심방사이전도로 / 26, 28
심방세동 / 159
심방수축 / 39
심방수축기 / 41, 224
심방전도로 / 26
심방조기수축 / 153
심방조동 / 159
심방중격 / 19
심부전 / 48
심실 / 18, 19, 23, 35, 229

심실구출기 / 221, 222
심실근육 / 23
심실근육세포 / 32
심실 내 차단 / 166
심실박출기 / 39, 221, 222
심실부정맥 / 48, 146
심실비대 / 52, 79
심실빈맥 / 159
심실사이막 / 19
심실사이벽 / 83
심실세동 / 161
심실수축 / 39
심실수축기 / 23
심실위부정맥 / 146
심실조동 / 161
심실중격 / 19, 83
심실충만기 / 39
심실탈분극 / 83, 84
심실확장기 / 23, 223
심실 흥분시간 / 52
심외막 / 21, 22
심음 / 218, 219
심음도 / 5
심잡음 / 218, 219
심장가쪽벽유도 / 80
심장근육층 / 21, 22
심장기전력 / 93
심장도관 / 65, 66
심장동맥 / 25, 51
심장동맥질환 / 203
심장막삼출 / 48
심장막염 / 45
심외막 / 21, 22
심장박출량 / 41
심장벽 / 21
심장속막 / 21, 22
심장순환 / 25
심장 자극전도계통 / 26
심장전도계통 / 27
심장전도근육섬유 / 29
심장주기 / 23, 39
심장차단 / 71
심장초음파 / 8
심장 활동전위 / 31
심전계 / 59, 66, 75
심전도 / 5
심전도기 / 59, 66, 75
심전도 전극풀 / 108
심한 축편위 / 91, 99
심한 폐고혈압 / 99
쌍극유도 / 44

ㅇ

아래대정맥 / 20
아밀로이드증 / 48
안정막전위 / 30
약물 부하시험 / 212
양성파 / 47
양심방확대 / 132
양심실비대 / 135
에인트호벤 / 43
에인트호벤의 역삼각형 / 74
역동적 근전도 검사 / 276
역치전위 / 31
연수 / 25
열펜 / 61
오른쪽회전 / 79
완속충만기 / 41
완전방실차단 / 163
완충증폭기 / 63
왼관상동맥판막 / 20
왼다발 / 166

왼뒤첨판 / 20
왼앞섬유다발 / 166
왼 · 오른다발갈래 / 34, 47
우각 / 166
우각차단 / 99, 166
우관상동맥판막 / 20
우관첨 / 20
우다발 / 166
우뒤첨판 / 20
우심방 / 18, 19
우심방확대 / 132
우심실 / 18, 19, 20
우심실비대 / 99, 135, 138
우심실비대(RVH)의 심전도 / 138
우심증 / 45, 99
우축편위 / 99
운동부하 검사 / 204, 241, 249
운동역학 / 276
운동형상학 / 276
원발성 폐고혈압 / 138
위내시경 검사 / 259
위대정맥 / 18
위암 / 259
위팔-발목동맥 맥박파속도 / 238
위팔-발목 압력 지수 / 238
유강장기 / 18
유도법 / 44
유도코드 / 59
유발전위 / 7
은-염화은 / 62
음성파 / 57
음질 / 218
이마면유도 / 71
이상Q파 / 143
이중부하 / 207
이행대 / 79
이행부위 / 79
이형협심증 / 142
인공산물 / 111
인공심장박동조율기 / 45
인공파형 / 124
인체동작분석 검사 / 275
일과성(간헐성) 부정맥 / 189
일회박출량 / 41
임계협착 / 247
임상생리학 / 3
임피던스 / 62
입력부 / 59, 61

ㅈ

자극전도 장애 / 146
자극형성 장애 / 146
자동성 / 25, 26
자전거 에르고미터 / 212
작은 칸수 / 88
장력전달 혈량측정법 / 247
재분극 / 30, 31
저산소 부하시험 / 212
저칼륨혈증 / 50, 51
저칼슘혈증 / 51, 177
적외선 체열 진단 검사법 / 292
전극코드 / 63
전극풀 / 62
전기축 / 91
전도성 / 37
전두면유도 / 71
전신부종 / 48
전압 / 57, 58
전원부 / 59, 65
전위차 / 30
전해질불균형 / 51
절대불응기 / 35

점액부종 / 48
접지선 / 66
접지전극 / 62
정상 / 90
정상굴리듬 / 50
정상동리듬 / 50
정상 동성 리듬 / 41
정상동조율 / 41
정상 심음도 / 225
정상 전기축 / 98
제 I심음 / 225
제 II심음 / 227
제 III심음 / 227
제 IV심음 / 228
조기수축 / 153
조기심실수축 / 99, 192
조기흥분증후군 / 172
좌각 / 166
좌각전섬유속 / 166
좌각차단 / 99, 166
좌각후섬유속차단 / 99, 171
좌관첨 / 20
좌심방 / 18, 19
좌심방확대 / 132, 134
좌심실 / 18
좌심실부하 / 50
좌심실비대 / 50, 51, 99, 135, 136
좌심실비대(LVH)의 심전도 / 136
좌 · 우각 / 47
좌축편위 / 98
주파수 / 218
주파수 영역 / 14
중심전극 / 77
증폭 / 75
증폭단극유도법 / 76
증폭 단극 팔다리유도 / 93
증폭단극팔다리유도 / 71, 73, 75, 76, 77, 81
증폭단극팔다리 유도법 / 43
증폭부 / 59, 61
증폭팔다리유도 / 49
지나치기전위 / 31
지방증 / 48
지속 시간 / 208, 218
직류식 / 60
진폭 / 63

ㅊ

차동증폭기 / 65
체열 진단검사 / 291
체온저하 / 51
초과전위 / 31
최대보행거리 / 241
축편위 / 98
충만기 / 223
취약기 / 36
침습적 검사 / 5

ㅋ

퀴니딘 / 45, 151, 212
퀴닌중독 / 51
클릭음 / 231

ㅌ

탈분극 / 30, 32
특수심장전도계통 / 44
틈새이음 / 38

ㅍ

파행증 / 241
폐기능 / 6
폐기종 / 48
폐동맥 / 20
폐동맥판 / 20

폐동맥판막협착증 / 220
폐동맥판협착증 / 133, 138
표준12유도 / 5, 47, 62, 71
표준유도 / 81
표준팔다리유도 / 71, 72, 81
푸르키네섬유 / 29
프랭크 윌슨 / 43
피검자 관점 / 79
피부 임피던스 / 63

ㅎ

하대정맥 / 20
항부정맥 약물과다 사용 / 51
항부정맥제 / 146
허벅지-위팔 압력 지수 / 238
허용 전류치 / 65
허혈 / 54
허혈성 심장병 / 189
허혈성 심장질환 / 189
현선전류계 / 43
혈량측정법 / 243
혈류매개이완측정법 / 247
혈압지수 검사 / 238
혈액순환 / 23
협심증 / 25
홀터감시 / 62, 66
확장기 / 39, 229
할동전위 / 31, 32
활동전위곡선 / 32, 35
황달 / 266
후기이행 / 79
흥분성 / 35
히스다발 / 26, 28
히스속 / 28

영문색인

A

Abnormal Q wave / 143
absolute refractory period, ARP / 35
Accessory pathway / 29
action potential / 32
action potential curve / 32, 35
acute myocardial infarction, AMI / 51
adiposity / 48
Air-filled plethysmography, APG / 243
All or None law / 38
alternating current, AC / 60
ambulatory blood pressure monitoring / 5
anasarca / 48
angina pectoris / 25
ankle brachial pressure index / 239
aortic valve / 20
arrhythmia / 45, 128
arterial stiffness / 236
arteriovenous fistula / 220
artrial systole / 39
Atherosclerosis diagnostic test / 5, 235
Atrial fibrillation, Af / 159
Atrial flutter, AF / 159
Atrial premature contraction / 153
atrial systole / 41, 224
Atrial tachycardia, AT / 157
atrioventricular block, AV block / 38, 47
atrioventricular node, AV node / 26, 28
atrioventricular valve, AV valve / 20
atrium / 18, 19
augmented / 75
automaticity / 25, 26, 35
AV block / 228
AV bundle / 26

AV junction / 28
AV valve / 39
Axis deviation / 98

B

Bachmann's bundle / 28
bi-atrial enlargement, BAE / 132
bicycle ergometer / 212
bi-ventricular hypertrophy, BVH / 135
brachial-ankle index / 238
brachial-ankle PWV, baPWV / 238
Buffer amplifier / 63
Bundle branch / 29
bundle branch block, BBB / 48, 52, 79

C

Calibration / 63
Cardiac action potential / 31
cardiac catheter / 65, 66
Cardiac conducting system / 26
cardiac cycle / 23, 39
cardiac output / 41
cardiomyopathy / 45
carotid-femoral PWV, cfPWV / 236
central terminal, CT / 77
claudication / 241
click / 231
Clinical physiology / 3
clockwise rotation / 100
Colonovideoscopy / 263
complete AV block / 163
Conductivity / 37
Contractility / 38
coronary artery / 25, 51
Coronary artery disease, CAD / 49
coronary circulation / 25
coronary vein / 25
counter clockwise rotation / 79, 100
critical stenosis / 247

D

depolarization / 30, 32
Repolarization / 30
dextrocardia / 45, 99
diabetic cardiomyopathy / 50
diastole / 39
digitalis / 45
Digitalis / 175, 212
direct current, DC / 60
double two step test / 207
drift / 112
Duration / 218
Dynamic electromyography / 276

E

Echocardiography / 8
Electrical axis / 91
electrical potential / 30
Electrocardiograph / 59, 66, 75
Electrocardiography, ECG / 5
Electroencephalography, EEG / 7
electrolyte imbalance / 51
Electromyography, EMG / 7, 112
endocardium / 21, 22
Endoscopic ultrasoung scopy, EUS / 268
Energy consumption / 277
epicardium / 21, 22
Evoked potential, EP / 7
Excitability / 35
exercise ECG test / 204
exercise stress test / 241

F

flow-mediated dilatation, FMD / 247
Frank N. Wilson / 43
Frequency / 218
frontal plane lead / 71

G

gap junction / 37
Gastrovideoscopy / 259
Goldberger / 43
ground electrode / 62

H

Head-up tilt test, HUT / 253
heart failure / 48
high degree AV block / 163
His bundle / 26, 28, 47
hollow organ / 18
Holter monitoring / 62, 66
horizontal depression / 53
horizontal plane lead / 71
Hum noise / 113
hypercalcemia / 51, 177
Hyperkalemia / 176
hyperthyroidism / 50, 220
Hypocalcemia / 177
hypopotassemia / 50

I

impedance / 62
incomplete AV block / 163
indeterminate axis / 99
inferior vena cava, IVC / 20
Intensity / 218
interatrial conduction tract / 26, 28
interatrial septum / 19
intercalated disc / 37, 44
internodal atrial conduction tract / 26, 28
interventricular septum / 19, 83
isovolumetric contraction / 221
Isovolumetric contraction period / 39
isovolumetric relaxation / 223
Isovolumetric relaxation period / 39

J

Junctional premature contraction, JPC / 153

K

kinematics / 276
Kinetics / 276

L

Lead cord / 63
left anterior fascicle, LAF / 166
left atrial enlargement, LAE / 132
left atrium, LA / 18, 19
left axis deviation, LAD / 98
left bundle branch / 166
left coronary cusp / 20
left or right bundle branch / 47
left posterior cusp / 20
left ventricle, LV / 18
left ventricular hypertrophy, LVH / 50, 51, 135, 136

M

maximum walking distance / 241
Mechanocardiography, MCG / 5
medulla oblongata / 25
mV / 58
myocardial infarction, MI / 25, 79
myocardial ischemia / 54

Myocardial ischemia / 140
myocardium / 21, 22
myocardium layer / 21
myxedema / 48

N

negative wave / 57
NIH Concensus Conference on Osteoporosis / 283
no axis deviation, NAD / 98
noninvasive test / 5
normal axis / 98
normal sinus rhythm, NSR / 41, 50

O

organic murmur / 220
osteoporosis / 283
overshoot potential / 31

P

Pericardial effusion / 48
pericarditis / 45
Phonocardiography, PCG / 5
plateau / 32
Plethysmography / 243
Polarization / 30
preexcitation syndrome / 172
presystole / 224
primary amyloidosis / 48
PR segment / 52
pulmonary artery, PA / 20
pulmonary artery valve / 20
pulmonary emphysema / 48
Pulmonary function test, PFT / 6
Pulse Wave Velocity, PWV / 236
Purkinje fiber / 29

Q

quinidine / 45, 151, 212
quininism / 51

R

rapid ventricular ejection / 222
rapid ventricular filling / 223
rapid ventricular filling period / 39
reduced ventricular ejection / 222
reduced ventricular filling / 223
refractory period / 35
relative refractory period, RRP / 35
repolarization / 31
resting membrane potential / 30
right atrial enlargement, RAE / 132
right atrium, RA / 18, 19
right axis deviation, RAD / 99
right bundle branch / 166
right coronary cusp / 20
right posterior cusp / 20
right ventricle, RV / 18, 19
right ventricular hypertrophy, RVH / 99, 135, 138
rightward rotation / 79

S

sagging depression / 53
screening test / 61
sec / 57, 58
Segmental pressure test / 240
semilunar valve / 20, 39
septum / 19
single two step test / 207
Sinoatrial block, SA block / 152
sinoatrial node, SA node / 18, 23, 27, 128
sinus arrest / 151

Sinus arrhythmia / 150
sinus bradycardia / 41, 149
sinus tachycardia / 41, 148
slow ventricular filling period / 41
Standard limb leads / 71
Strain gauge plethysmography, SPG / 247
string galvanometer / 43
stroke volume / 41
ST segment / 53
subendocardial infarction / 54
subendocardial ischemia / 54
superior vena cava, SVC / 18
supernormal period / 35, 37
supraventricular arrhythmia / 146
syncytium / 37
Systole / 39

T

T파 / 167
thigh-brachial index / 238
threshold intensity / 31
Threshold potential / 31
Time constant / 63, 64
toe-brachial index, TBI / 238, 240
Tone quality / 218
Transcranial doppler, TCD / 8
transitional zone / 79
tricuspid valve / 20
triple two step test / 207

V

ventricle / 18, 19, 35
ventricular arrhythmia / 48, 146
ventricular diastole / 23, 223
ventricular ejection / 221, 222
Ventricular ejection period / 39
Ventricular fibrillation, Vf / 161
ventricular filling / 223
Ventricular filling period / 39
Ventricular flutter, VF / 161
ventricular hypertrophy, VH / 52, 79
ventricular systole / 23, 39, 221
Ventricular tachycardia, VT / 159
Video taping / 276
voltage / 57
vulnerable period, VP / 36

기타색인

0단계 / 32
1.0 (10 mm/mV) / 58
1도 방실차단 / 163
2도 방실차난 / 163
2봉성파 / 57
2상성파 / 57
2채널 검사법 / 191
3도 방실차단 / 228
3배수 계산 방법 / 87
3채널 검사법 / 191
6방향유도축 / 83
6초 계산 방법 / 87
12가지의 표준 심전도 기록법 / 43
24시간혈압검사 / 5
24시간(홀터)심전도 / 5

순환생리기능검사학 및 기타 생리검사학(3판)

2017년 3월 1일 1판 발행
2018년 1월 30일 1판 2쇄 발행
2019년 2월 20일 1판 3쇄 발행
2020년 2월 3일 1판 4쇄 발행
2021년 2월 20일 2판 1쇄 발행
2022년 1월 30일 2판 2쇄 발행
2023년 2월 20일 2판 3쇄 발행
2024년 9월 2일 3판 발행
2025년 8월 20일 3판 2쇄 발행

저　　자 : 김효신 · 유성률 · 김병원 · 김성희 · 오지은 · 유정윤 · 최고은 · 황수미 · 최소라

발 행 자 : 남학순
발 행 처 : 도서출판 고려의학
(02880)　서울 성북구 성북로9길 1 보문빌딩 3층
전화 : (02) 765-0333, 0337 / 팩스 : (02) 743-2288
이 메 일 : kmedbook@daum.net
홈페이지 : www.komb.co.kr
신고번호 : 제 2022-000006호

ISBN 979-11-92422-58-9

정가 : 31,000원